스트레칭의

유연한 관절과 활력있는 근육을 위한 해부학과 생리학의 원리

과학

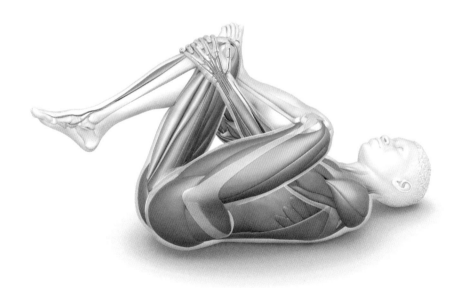

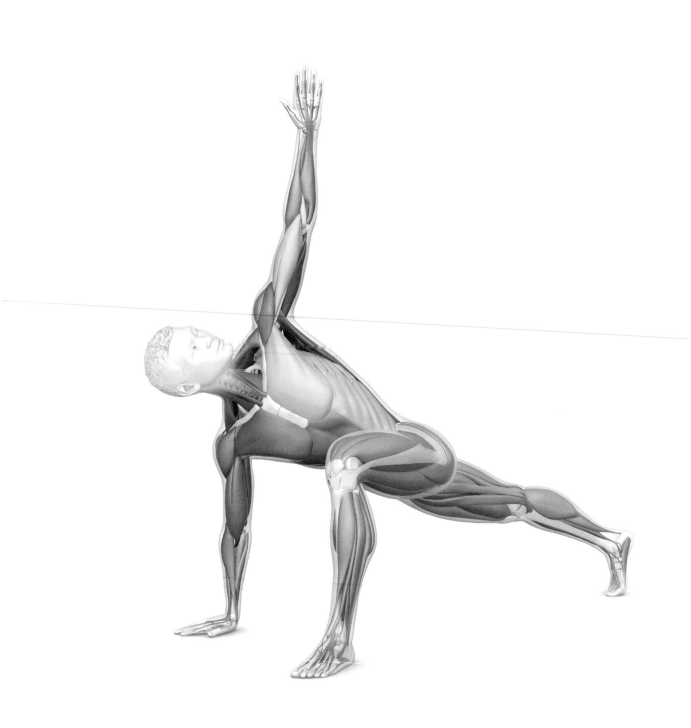

스트레칭의 과학

유연한 관절과 활력있는 근육을 위한 해부학과 생리학의 원리

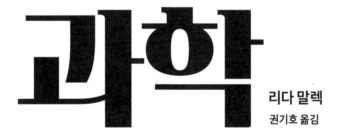

리다 말렉

권기호 옮김

차례

머리말

오늘날 세계인들은 모순된 신체 활동을 하며 살아가고 있다. 현대의 편리함에도 불구하고 신체 활동 부족 비율이 증가해 자신의 몸을 더 잘 이해하고 더 많이 움직여야 한다는 목소리도 커지고 있다.

다양한 형태의 신체 활동은 건강한 라이프 스타일의 주춧돌이며 질병 위험을 관리하고 줄일 수 있는 수단이다. 신체 활동은 삶의 질을 향상하고 목적 의식을 갖게 하며, 통증 치료를 위해 사용하는 오피오이드 같은 약물에 대한 의존도를 낮출 수 있다. 스트레스와 불안이나 우울 같은 증상을 완화하는 것부터 심장을 튼튼하게 하고 뼈를 강화하고 수명을 연장하는 것까지, 운동이 정신 건강과 신체 건강에 가져다주는 효과는 수없이 많다.

우리는 대체로 일상적인 신체 활동이나 편안하게 사는 데 필요한 힘과 유연성의 중요성을 잘 느끼지 못한다. 부상이나 노화로 그것이 불가능해야 비로소 깨닫게 된다. 고통스러울까 봐 운동을 하지 못하거나, 운동에 대한 사회적 분위기에 주눅이 들면 개선이 어려울 수 있다. 물리 치료사인 내가 자주 받는 질문은 바로 "스트레칭은 어떨까요?"이다.

각자의 목표에 따라 대답이 다를 수 있지만, 이 책에서 나는 해부학과 생리학의 세세한 내용을 충분히 전달하면서 이해하기 쉽게 설명하려고 한다. 인체는 정말 너무나 놀랍다. 인체를 깊이 이해할수록 사람들은 자기 몸에 대한 긍정적인 믿음을 키우고 부상을 줄이고 궁극적으로 더 건강하고 활력 있는 삶을 살 수 있다.

이 책의 목표는 다음과 같다.

1. 움직임에 관한 해부학과 과학을 소개한다.
2. 신체 활동의 장벽을 낮춘다.
3. 다양한 인생 단계와 활동에 적합한 유연성 운동 프로그램을 제공한다.
4. 신체의 적응력에 맞는 건강한 라이프 스타일을 갖게 한다.

스트레칭과 신체 활동에 관한 과학과 연구는 시간의 흐름을 따라 서서히 발전해 왔으며 지금도 계속되는 연구를 통해 발전을 이어가고 있다. 이 책은 스트레칭에 대한 편견을 없애고, 유연성을 늘리는 다양한 테크닉을 집중 조명하고, 최신 과학적 근거를 한데 모아 독자가 자신의 스트레칭에 관해 현명한 판단을 할 수 있게 돕고자 한다.

나는 이 책에서 인내와 적극성, 그리고 무엇보다 자신에 대한 애정의 중요성을 강조하고 싶다. 우리의 몸은 서로 다 달라서 운동의 진척도 사람마다 달라 보일 수 있다. 자신의 몸에 귀를 기울이고, 몸에 필요한 것에 맞게 조율하고, 운동하는 내내 작은 성과 하나하나에도 기뻐하는 것이 매우 중요하다. 궁극적인 목표는 인체 자체와, 인체가 단기적으로뿐만 아니라 평생에 걸쳐 활동성을 유지하는 데 필요한 것들에 대한 이해를 늘리는 것이다.

이 책을 쓰는 것은 나의 뜨거운 관심사인 '인체와 움직임'에 대해 다른 사람들에게 알릴 수 있는 소중한 기회가 되었다. 가장 정확한 정보를 찾아가는 과정에서 내가 지닌 편견을 성찰할 수도 있었다. 이 책은 소극적인 정적 스트레칭을 넘어 자신의 움직임을 분

> 66 99
>
> **유연성 훈련은 가동성에 긍정적인 영향을 미쳐 활동적인 라이프 스타일로 통하는 관문 역할을 하며, 몸과 신체 능력에 대한 인식을 키울 수 있다.**

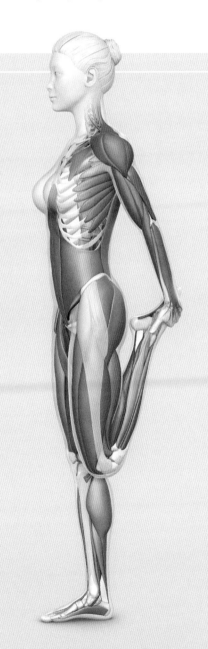

석하도록 이끌어 주는 안내서이다. 또한 인체에 대한 찬사이면서 인체가 움직이는 멋지고 복잡한 방식에 대한 찬사이기도 하다.

나는 여러분이 이 책을 통해 더 활력 있고 건강한 라이프 스타일을 향해 나아갈 수 있기를 진심으로 소망한다. 부디 여러분이 이 책에서 기운과 영감을 받아 운동의 가치를 알게 되고 각자에게 딱 들어맞는 유익한 운동으로 가득한 삶을 누리기를 바란다. 여러분도 나처럼 운동을 좋아하게 되기를 희망한다!

리다 말렉, PT, DPT, CSCS
협회 공인 스포츠 임상 전문가
물리 치료사
공인 근력 및 컨디셔닝 전문가

스트레칭이란 무엇인가?

스트레칭은 인도의 요가, 중국의 기공 수련처럼 고대 문명에서 오랫동안 실시되었다.
하지만 1940년대에 들어서야 스트레칭은 대중적인 피트니스로 성행했고 서구에서
유연성이 매우 중시되었다. 그래서 스트레칭에 대한 이해가 크게 향상되었다.

❝ ❞

자신의 움직임을
분석하면서 다양한
종류의 스트레칭을
다양한 자세,
유지 시간과 강도로
실시해 봐야 한다.
그러다 보면 나중에는
움직임의 목표에 따라
그에 맞는 스트레칭을
선택하게 된다.

이 책에 대하여

피트니스의 세계에서 스트레칭의 역할과 영향을 이해하는 것은 쉽지 않을 수 있다.
개인적 경험, 나이, 습득한 정보에 따라 다양한 관점이 있다. 이 책은 최신 근거를 한데
모아놓았으므로 여러분은 자신의 신체 건강에 관해 신빙성 있는 결정을 내릴 수 있다.

우리는 어린 학생 시절부터 스트레칭에 대해 배웠다. 하지만 연구에 따르면 스트레칭은 우리가 배운 것과 미묘한 차이가 있다. 예를 들면 스트레칭의 종류와 그것을 언제 어떻게 하느냐에 따라 효과가 달라질 수 있다. 또한 스트레칭을 이용해 일상에서의 움직임을 개선하거나 운동 능력을 향상할 수도 있다.

이 책은 인체 해부학과 생리학은 물론이고 신경계통과 통증 과학에 대해서까지 알려줌으로써 다양한 스트레칭 동작의 적합성과 이점을 파악할 수 있게 돕는다. 또한 모든 수준에 맞춰 다양한 동작을 소개하면서 각자가 선택한 신체 활동을 보완할 수 있는 프로그램도 제공한다.

생활에 스트레칭을 접목하려면 적극적인 노력이 있어야 한다. 유연성 훈련의 이점은 매우 크다. 하지만 신체 건강에는 스트레칭뿐만 아니라 규칙적인 신체 활동, 긍정적인 사고 방식, 적절한 회복까지 필요하다. 아울러 자기 몸의 특성, 과학적 근거의 변동, 그리고 최상의 결과를 거두는 데 필수적인 개인화된 접근법도 고려해야 한다.

자신만의 운동 계획을 시작하면서 이 책을 지침서로 삼아 볼 수 있다. 어느 페이지에서든 시작할 수 있다. 시작하기에

너무 늙은 나이도 너무 어린 나이도 없다. 신체 활동의 새로운 면을 분석하고 자기 몸의 복잡한 특성을 이해해 가는 과정을 즐기면 된다.

용어에 관한 일러두기

이 책에서는 다음과 같이 정의된 용어를 사용한다. 관절 가동 범위(range of motion, ROM)란 관절에서 일어날 수 있는 움직임의 정도를 나타낸다. 스트레칭(stretching)은 관절 가동 범위를 늘리기 위해 몸 안이나 밖에서 가해지는 힘에 의해 이루어지는 움직임이다. 유연성(flexibility)이란 근육으로 관절을 늘려 관절 가동 범위 내에서 자유롭게 움직일 수 있는 능력을 말한다. 가동성(mobility)이란 관절 가동 범위 내에서 또는 동작 패턴에 따라 적절한 유연성, 안정성, 운동 조절을 통해 효율적으로 움직일 수 있는 능력을 일컫는다.

근거 없는 통념 깨기

이 페이지에서는 스트레칭에 관한 근거 없는 통념을 깨뜨리고 오해를 밝혀내고, 널리
논의됐지만 대체로 잘못 인식된 문제를 바로잡는 데 꼭 필요한 내용을 제공하려고 한다.

근거 없는 통념

사실

" "
스트레칭은
모든 부상을 예방한다.

스트레칭만으로는 모든 원인에 의한 부상을 예방하는 데 충분하지 않다.

연구에 따르면 스트레칭이 근육힘줄(근건) 손상과 근육 과도긴장의
위험에 대처하는 데 도움이 된다고 하지만, 모든 원인에 의한 부상을
예방할 수 있는지는 아직 확실하지 않다. 부상 위험을 줄이는 교육에
개인별 접근법이 포함되어야 한다(50쪽 참고).

" "
스트레칭은
근육통을 없애 준다.

스트레칭은 지연발병근육통에는 큰 효과가 없다.

지연발병근육통(delayed-onset muscle soreness, DOMS)에 대처하기 위한
스트레칭은 운동 후 72시간까지만 근육통에 아주 미미한 변화를 보였다.

" "
모든 스트레칭은
똑같다.

스트레칭에는 많은 유형이 있으며 모두 제각각의 특성을 이용한다.

대부분의 사람들은 '스트레칭'이라는 단어를 들으면 정적이고 소극적인
유형을 떠올린다. 하지만 동적이고 적극적인 스트레칭을 비롯해 다른
많은 유형의 스트레칭도 이용되고 있으며 그것들을 분류할 수 있는
방법도 다양하다(40쪽 참고).

" "
운동 전 스트레칭은 운동 능력에
부정적 영향을 미칠 수 있다.

정적 스트레칭은 운동 능력에 부정적 영향을 미칠 수 있지만, 동적 스트레칭은 운동 능력에 긍정적 영향을 미칠 수 있다.

체조나 무술처럼 관절 가동 범위가 큰 운동의 경우, 운동 전에 동적
스트레칭을 하면 유연성을 개선해 운동 능력을 향상할 수 있다.

" "
스트레칭은 신경계통의
변화만 일으킨다.

스트레칭을 하면 신경 변화와 구조 변화가 함께 일어난다.

스트레칭을 하면 신경 변화 외에 조직 수준에서의 변화도 일어난다.
예를 들면 근육과 힘줄의 조직 굳음(강직)이나 근육다발(근속) 길이 변화가
나타날 수 있으며, 작은 혈관 구조의 변화(44쪽 참고)도 일어날 수 있다.

스트레칭의 생리학

인체 해부학과 생리학을 이해하는 것은 움직임의 역학과 평생에 걸친 신체 활동의 중요성을 제대로 인식하는 데 필수적이다. 이 장에서는 인체의 뛰어난 적응력, 근육뼈대계통(근골격계통), 신경계통, 뇌, 통증 과학을 살펴본다. 그러면서 모든 연령대가 할 수 있는 스트레칭과 그 이점을 중점적으로 소개한다.

움직임의
해부학

신체 활동과 운동은 의도적인 움직임을 요한다. 이것은 신경계통에 의해 조절되는 근육 수축의 결과인 움직임을 통해 몸이 환경에 적응하는 것을 의미한다.

뇌는 자발운동(수의운동)을 제어한다. 이마엽(전두엽) 바로 뒤에 위치한 운동겉질(운동피질)은 뇌와 척수로 신호를 내보낸다. 운동신경세포는 뼈대근육(골격근) 세포나 섬유를 활성화해 수축시킨다. 호흡계통과 심장혈관계통을 통해 신경근육 활동이 이루어짐으로써, 일하는 조직에 산소를 지속적으로 공급한다. 고유감각 되먹임(피드백)과 감각 되먹임을 통해 신체는 환경이나 신체 상태의 변화에 반응해 움직일 수 있다.

팔다리(사지)
대상이나 목표 위치로 움직인다.

시각계통
빛 자극을 감지하고 해석하며, 몸의 움직임에 따라 안뜰계통(아래 참고)과 함께 작용한다.

운동겉질
뇌의 운동겉질은 신호를 발생시켜 근육에 명령을 내린다.

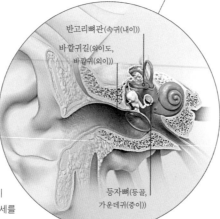

안뜰계통

반고리뼈관 (속귀(내이))

바깥귀길(외이도, 바깥귀(외이))

등자뼈(등골, 가운데귀(중이))

안뜰계통(전정계통), 즉 안뜰기관(전정기관)은 평형을 유지하는 데 이용된다. 반고리뼈관은 머리 회전을 감지하며 각가속도(angular acceleration)에 민감하다. 이석(평형모래)기관은 중력을 감지하며 선가속도(linear acceleration)에 민감하다. 이 감각 정보는 균형감을 유지하고, 머리 자세를 감지하고, 안정적인 시선을 유지하는 데 이용된다.

스트레칭을 하면
어떤 효과가 있을까?

스트레칭은 움직임으로 시작된다. 뇌는 근육으로
자발운동을 제어해 몸의 자세를 잡는다. 목표
근육이나 근육군(muscle group)에 늘이거나
당기는 힘을 가하는 것이다. 이것은 다양한 유형의
스트레칭에서처럼 능동적 또는 수동적으로
이루어질 수 있다. 지금까지의 연구에 따르면,
스트레칭은 뼈대근육의 신경적, 비신경적 적응을
통해 유연성과 관절 가동 범위를 향상하는 것으로
밝혀졌다. 아직 알아내야 할 것이 많지만, 새롭게
떠오르는 분야인 역학 생물학(mechanobiology,
기계 생물학)에서 세포와 조직의 역학적 구조가
물리적 힘에 어떻게 반응하는지에 대한 연구를
계속하고 있다.

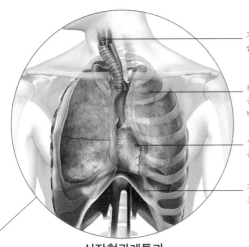

기관은 중심 숨길(기도)이다.

허파(폐)는 혈액에 산소를 공급하고 이산화탄소를 배출한다.

심장은 혈액을 뿜어 내 온몸으로 보낸다.

가로막(횡격막)은 수축해 호흡을 돕는다.

심장혈관계통과 호흡계통

심장혈관계통은 조직에 혈액을 보내서 세포에
필수영양소를 공급하고 노폐물을 제거한다.
호흡계통은 (에너지 생산에 필요한) 외부의 산소와
(에너지 생산에서 나오는 노폐물인) 세포의 이산화탄소를
교환한다. 이러한 호흡 과정과 순환 과정은 운동 중에
증가해 신체의 요구를 충족한다.

스트레칭이 근육 조직에 미치는 영향

스트레칭을 하면 근육다발(근속) 길이를
늘이고, 스트레칭 내성을 키우고,
긴장성 반사 작용을 줄임으로써
관절 가동 범위를 확장할 수 있다.
일부 연구에 따르면, 스트레칭은 근육
횡단면 면적을 늘리고 근육섬유(근섬유)의
깃각(우상각)을 변화시킨다.

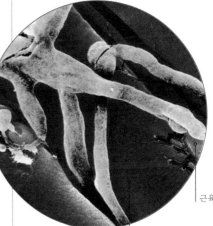

근육세포(근세포)의 핵

뼈대근육은 기다란 다핵 근육섬유로 이루어져 있다.

근력
근육 긴장을 지속시켜 관절각을 유지한다.

신장성
근육을 수축시켜 제어한다.

공간에서의 움직임
공간 속의 신체는 고유감각 되먹임을
통해 중추신경계통과 교류한다.
그래서 움직임이 교정되고, 자세
안정성이 유지되고, 공간 인식이
가능해진다.

월드 그레이티스트 스트레칭(140쪽 참고)

동작의 종류

인체는 여러 운동면(plane of motion)에서 기능한다. 기본적인 운동 용어에 익숙해지려면 동작과 관절 형태를 설명하는 데 사용되는 용어를 이해하고 그것들이 이 책에 등장하는 스트레칭 동작들과 어떤 관련이 있는지 아는 것이 중요하다.

해부학적 자세(오른쪽)는 과학에서 인체에 대해 사용하는 표준적인 방향을 나타낸다. 이를 통해 구조의 위치를 명확하고 일관성 있게 설명할 수 있다. 이 자세는 양발을 나란히, 발가락은 앞을 향해, 양손은 양옆에, 손바닥은 앞을 향한 채 서 있는 인체를 보여 준다. 해부학적 자세를 가로지르는 3가지의 운동면이 움직임과 방향을 설명하는 데 사용된다.

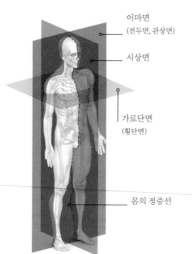

이마면
(전두면, 관상면)

시상면

가로단면
(횡단면)

몸의 정중선

운동면
운동은 하나 또는 여러 개의 운동면을 따라 움직일 수 있다. 이마면과 시상면은 몸을 각각 앞과 뒤, 오른쪽과 왼쪽으로 나눈다. 회전 운동은 가로단면을 따라 일어난다.

척주(등골뼈)
척주는 몸 전체에 하중을 분산하는 역할을 한다. 척주 전체가 관여해 다음 각 동작을 수행할 수 있다.

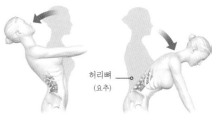

허리뼈
(요추)

폄(신전)
몸을 젖혀 척주를 뒤로 편다.

굽힘(굴곡)
몸통을 앞으로 움직여 척주를 굽이지게 한다.

팔꿈관절(주관절)
팔꿈관절은 위팔(상완)과 아래팔(전완)의 연결부이다. 팔과 손을 사용해야 하는 운동에 관여한다.

폄(신전)
아래팔을 내려 팔을 곧게 편다.

굽힘(굴곡)
아래팔을 올려 팔을 굽힌다.

정중선

오른쪽   왼쪽

안쪽(내측)   가쪽(외측)

위(상)

아래(하)

앞(전)   뒤(후)

몸쪽(근위)   몸쪽(근위)

먼쪽(원위)   먼쪽(원위)

위치 설명
안쪽과 가쪽은 정중선을 기준으로 설명한다. 배 쪽이 앞이고 등 쪽이 뒤이다. 이는곳에서 가까우면 몸쪽이고 멀면 먼쪽이다.

엉덩관절(고관절)
이 절구관절(구상관절)은 몸무게를 지탱하고 안정성을 유지할 수 있는 구조이다. 복합 동작과 개별 동작이 가능하다.

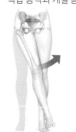 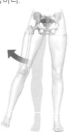 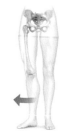 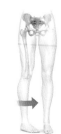

모음(내전)
넓적다리(대퇴)를 정중선 쪽으로 움직인다.

벌림(외전)
넓적다리를 정중선에서 먼 쪽으로 움직인다.

가쪽돌림(외회전)
넓적다리를 바깥쪽으로 돌린다.

안쪽돌림(내회전)
넓적다리를 안쪽으로 돌린다.

어깨관절(견관절)

팔이음**뼈**(shoulder girdle, 어깨이음구조)는 접시위팔관절(관절상완관절), 봉우리빗장관절(견봉쇄골관절), 복장빗장관절(흉쇄관절), 어깨가슴관절(견갑흉관절)로 이루어져 있다. 몸에서 가장 많이 움직이는 관절 중 하나이며 다양한 움직임이 가능하다.

굽힘(굴곡)
어깨관절을 이용해 팔을 앞으로 움직인다.

폄(신전)
어깨관절을 이용해 팔을 뒤로 움직인다.

모음(내전)
팔을 정중선 쪽으로 움직인다.

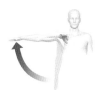

벌림(외전)
팔을 정중선에서 먼 쪽으로 움직인다.

가쪽돌림(외회전)
어깨관절을 이용해 팔을 바깥쪽으로 돌린다.

안쪽돌림(내회전)
어깨관절을 이용해 팔을 안쪽으로 돌린다.

돌림(회전)
정중선을 축으로 해 몸통을 오른쪽이나 왼쪽으로 돌린다.

가쪽굽힘(외측굴곡)
몸통을 정중선으로부터 오른쪽이나 왼쪽으로 기울인다.

손목관절(수관절)

손목관절은 굽히고, 펴고, 안쪽이나 가쪽으로 움직이는 동작이 가능하다. 아래팔에서 손의 뒤침과 엎침 동작이 일어난다.

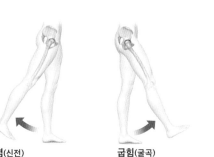

뒤침(회외)
아래팔을 돌려서 손바닥이 앞을 향한다.

엎침(회내)
아래팔을 돌려서 손바닥이 뒤를 향한다.

무릎관절(슬관절)

정강넙다리관절(경대퇴관절)과 무릎넙다리관절(슬개대퇴관절)은 몸에서 가장 큰 윤활관절인 무릎관절을 구성한다. 섬세한 움직임이 가능하며, 주로 굽히거나 펴는 동작을 하고 몸무게를 지탱하는 데 큰 역할을 한다.

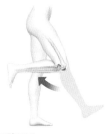

굽힘(굴곡)
무릎관절을 굽히면 발이 넙적다리와 가까워진다.

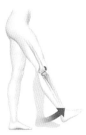

폄(신전)
무릎관절을 펴면 발이 앞쪽으로 움직인다.

폄(신전)
넙적다리를 뒤로 펴 무릎을 엉덩관절 뒤쪽으로 움직인다.

굽힘(굴곡)
넙적다리를 앞으로 내밀어 무릎을 엉덩관절 앞쪽으로 움직인다.

발목관절(족관절)

발목관절은 이동(보행)에 관여하며 발과 관절을 이루어 안쪽들림(내번), 가쪽들림(외번)을 비롯한 많은 동작을 수행한다.

등쪽굽힘(배측굴곡)
발과 발가락이 위쪽을 향하게 한다.

발바닥쪽굽힘(족저측굴곡)
발과 발가락이 아래쪽을 향하게 한다.

근육계통

근육계통에는 심장근육(심근)과 민무늬근육(평활근)도 있지만,
신체 근육 조직의 대부분은 뼈대근육(골격근)이다.
뼈대근육은 힘줄로 뼈에 붙어 있으며 뼈를 당겨
움직임을 일으킨다.

근육은 대체로 모양, 위치, 부착 부위,
근육섬유(근섬유) 이는곳(기시점)에
따라 이름이 붙는다. 뼈대근육은 주로
자발적인 자극에 반응해 수축한다.
스트레칭처럼 부하가 실리는 상황에서
근육의 작동 방식을 좌우하는 4가지
근육 특성은 신장성(extensibility),
탄성(elasticity), 수축성(contractility),
흥분성(excitability)이다. 각각의
근육섬유에는 기능적 능력을 결정하는
서로 다른 생리적, 구조적 특성이 있다.

확대해서 보면 서로
나란히 달리는
근육 원섬유(근원섬유)가
보인다.

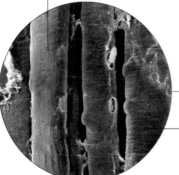

뼈대근육섬유(골격근섬유)

이 근육섬유는 수천 개의 근육원섬유로 구성된
기다란 원통 모양의 다핵 세포로 이루어져 있다.
여기에는 근육 수축을 일으키는 단백질이 들어 있다.

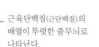
근육단백질(근단백질)의
배열이 뚜렷한 줄무늬로
나타난다.

가슴 근육
큰가슴근(대흉근)
작은가슴근(소흉근)

갈비사이근(늑간근)

위팔근(상완근)

배 근육
배곧은근(복직근)
배바깥빗근(외복사근)
배속빗근(내복사근)
(깊이 있어 보이지 않음)
배가로근(복횡근)

**엉덩관절(고관절)
굽힘근**
엉덩허리근(장요근)
(엉덩근(장골근)과
큰허리근(대요근))
넙다리곧은근(대퇴직
(넙다리네갈래근
(대퇴사두근) 참고)
넙다리빗근(봉공근)
모음근(내전근)(아래

모음근(내전근)
긴모음근(장내전근)
짧은모음근(단내전근)
큰모음근(대내전근)
두덩근(치골근)
두덩정강근(박근)

넙다리네갈래근(대퇴사두근)
넙다리곧은근(대퇴직근)
안쪽넓은근(내측광근)
가쪽넓은근(외측광근)
중간넓은근(중간광근)
(깊이 있어 보이지 않음)

**발목관절(족관절)
등쪽굽힘근(배측굴근)**
앞정강근(전경골근)
긴발가락폄근(장지신근)
긴엄지폄근(장모지신근)

팔꿉관절(주관절) 굽힘근
위팔두갈래근(상완이두근)
위팔근(상완근)(깊이 있음)
위팔노근(상완요근)

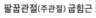

얕은 근육

깊은 근육

16

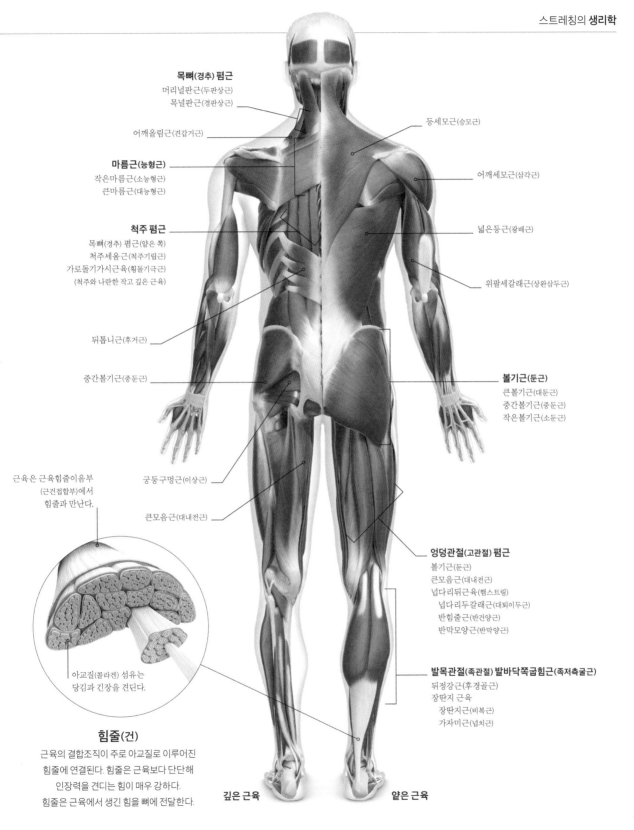

목뼈(경추) 폄근
머리널판근(두판상근)
목널판근(경판상근)

어깨올림근(견갑거근)

마름근(능형근)
작은마름근(소능형근)
큰마름근(대능형근)

척주 폄근
목뼈(경추) 폄근(얕은 쪽)
척주세움근(척주기립근)
가로돌기가시근육(횡돌기극근)
(척주와 나란한 작고 깊은 근육)

뒤톱니근(후거근)

중간볼기근(중둔근)

근육은 근육힘줄이음부
(근건접합부)에서
힘줄과 만난다.

궁둥구멍근(이상근)

큰모음근(대내전근)

아교질(콜라겐) 섬유는
당김과 진장을 견딘다.

힘줄(건)
근육의 결합조직이 주로 아교질로 이루어진
힘줄에 연결된다. 힘줄은 근육보다 단단해
인장력을 견디는 힘이 매우 강하다.
힘줄은 근육에서 생긴 힘을 뼈에 전달한다.

등세모근(승모근)

어깨세모근(삼각근)

넓은등근(광배근)

위팔세갈래근(상완삼두근)

볼기근(둔근)
큰볼기근(대둔근)
중간볼기근(중둔근)
작은볼기근(소둔근)

엉덩관절(고관절) 폄근
볼기근(둔근)
큰모음근(대내전근)
넙다리뒤근육(햄스트링)
넙다리두갈래근(대퇴이두근)
반힘줄근(반건양근)
반막모양근(반막양근)

발목관절(족관절) 발바닥쪽굽힘근(족저측굴근)
뒤정강근(후경골근)
장딴지 근육
장딴지근(비복근)
가자미근(넙치근)

깊은 근육　　**얕은 근육**

17

근육 사슬과 근육군

근육은 몸을 다양한 운동면으로 움직일 수 있는 시스템으로 작동한다. 근육을 분류하고 근육의 작동 원리를 개념화하기 위해 생물 역학(생체 역학)과 해부학을 기반으로 많은 이론이 제시되었다.

근육은 개별 근육 기능에 집중하기보다 그것이 움직이는 관절과 인접한 근육을 아는 것이 더 유용할 수 있다. 흔히 '코어(core)'라고 부르는 중심근육(코어근육) 부위에는 배와 척주, 골반, 엉덩이에 분포하는 대근육(겉근육)과 소근육(속근육), 그 주변 근육과 관절이 포함된다. 이러한 근육들이 함께 작동해 힘을 만들어 내고 온몸에 전달한다.

대근육

대근육은 소근육보다 얕은(피부와 가까운) 곳에 있다. 대근육은 크기도 더 크고 부착된 관절에 힘을 만들어 내는 능력도 더 크다. 중심근육 부위의 대근육은 소근육과 힘께 작동해 팔(상지)과 다리(하지) 사이에서 하중을 전달하는 역할을 한다. 대근육과 소근육에 각각 또는 함께 초점을 맞춘 중심근육 단련 프로그램과 일반 운동을 통해 허리통증(요통)을 관리할 수 있다.

대근육은 긴모음근과 짧은모음근, 큰모음근(대내전근), 두덩정강근, 두덩근을 포함한 엉덩관절(고관절) 모음근(내전근) 전체, 그리고 허리네모근, 큰허리근, 배바깥빗근, 배속빗근, 배곧은근, 중간볼기근으로 구성되어 있다.

소근육

중심근육 가운데 소근육은 피부 아래 깊이 위치하며, 하나 또는 여러 개의 척추뼈에 붙어 있다. 관절과의 인접성과 위치 때문에 당연히 뼈의 제어와 작은 움직임에 영향을 미친다. 일반적으로 강하고 큰 움직임은 일으키지 못한다. 소근육에는 가로막, 뭇갈래근, 배가로근, 골반바닥 근육이 포함된다. 이 근육들을 적절히 제어하면 움직임, 호흡, 배변뿐만 아니라 척주 굳음(강직)에도 영향을 미칠 수 있는 배안(복강) 압력을 조절할 수 있다.

움직임 시스템

대근육 계통과 소근육 계통은 넓은등근(광배근), 엉덩관절 굽힘근, 넙다리네갈래근(대퇴사두근)을 비롯한 다른 근육들과 함께 작동해 움직임을 만들어 낸다. 근육 '슬링'처럼 신체 근육군 간에 움직임이 전달되는 방식을 이해하는 데 도움이 되는 다양한 이론이 있다. 근막이나 결합조직은 온몸에 존재하고 구조적 지지력을 제공하기 때문에, 근육에서 발생하는 힘을 뼈에 전달할 수 있다. 몸통이나 몸통 주변의 근육들이 함께 작동하는 방식을 이해하면 특정한 움직임 목표에 맞는 적절한 운동을 선택하는 데 도움이 될 수 있다.

작은가슴근(소흉근)
두 번째, 세 번째 갈비뼈(늑골)에서 일어난다(기시한다).

목빗근(흉쇄유돌근)
복장뼈(흉골)와 빗장뼈(쇄골) 아래에 붙는다.

가로막(횡격막)
복장뼈, 갈비뼈, 척주에 붙는다.

허리네모근(요방형근)
골반, 갈비뼈, 척주에 붙는다.

뭇갈래근(다열근)
척추뼈의 양쪽에 위치한다.

배가로근(복횡근)
골반, 등허리근막(흉요근막), 갈비뼈에 붙는다.

골반바닥(골반저) 근육
골반의 바닥을 형성하는 근육

두덩근(치골근)
골반에서 일어난다.

짧은모음근(단내전근)
골반에서 일어난다.

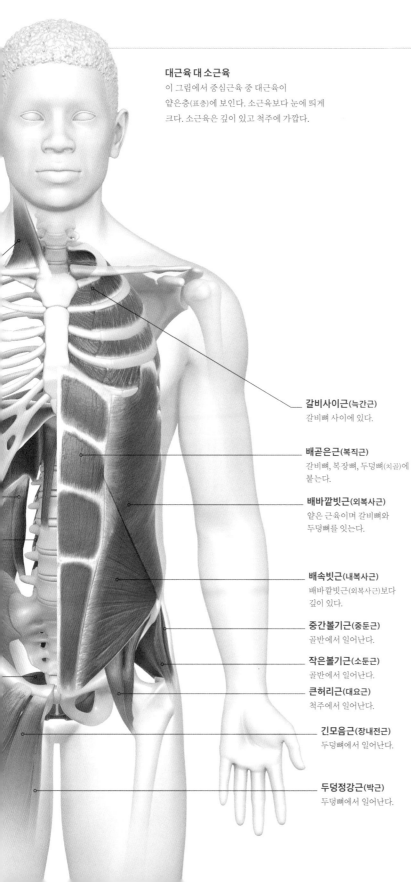

대근육 대 소근육

이 그림에서 중심근육 중 대근육이
얕은층(표층)에 보인다. 소근육보다 눈에 띄게
크다. 소근육은 깊이 있고 척주에 가깝다.

갈비사이근(늑간근)
갈비뼈 사이에 있다.

배곧은근(복직근)
갈비뼈, 복장뼈, 두덩뼈(치골)에
붙는다.

배바깥빗근(외복사근)
얕은 근육이며 갈비뼈와
두덩뼈를 잇는다.

배속빗근(내복사근)
배바깥빗근(외복사근)보다
깊이 있다.

중간볼기근(중둔근)
골반에서 일어난다.

작은볼기근(소둔근)
골반에서 일어난다.

큰허리근(대요근)
척주에서 일어난다.

긴모음근(장내전근)
두덩뼈에서 일어난다.

두덩정강근(박근)
두덩뼈에서 일어난다.

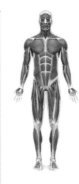

앞빗슬링(전사슬링)

이 슬링에는 배바깥빗근,
배속빗근, 반대쪽 긴모음근이
속한다. 이것은 엉덩관절과
골반을 안정시키고 운동 중에
가속, 돌림(회전), 감속, 방향
전환을 돕는다.

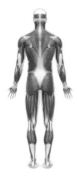

뒤빗슬링(후사슬링)

이 슬링은 넓은등근,
등허리근막으로 이루어져 있다.
걷기(보행)의 디딤기(입각기)나
추진기 같은 움직임 중에
몸통과 골반을 지지한다.

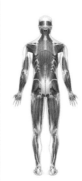

깊은세로슬링(심부종슬링)

이 슬링에는 척주세움근(척주기립근),
뭇갈래근, 엉치결절인대(천결절인대),
등허리근막, 넙다리두갈래근
(대퇴이두근)이 포함된다. 앞뒤로
움직이거나 몸을 세운 자세로
유지할 수 있게 돕는다.

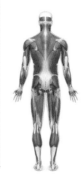

가쪽슬링(외측슬링)

가쪽슬링은 중간볼기근, 작은볼기근,
넙다리근막긴장근(대퇴근막장근),
엉덩정강띠(장경대)로 이루어져 있다.
이 슬링은 이마면(전두면) 움직임을
돕고 한쪽 다리로 서서 움직이는 동안
엉덩관절과 골반을 안정시킨다.

근육의 작동 원리

근육은 힘줄(건)로 뼈에 붙어 있다. 자발운동(수의운동)에서 신경계통은 신경에 신호를
일으켜 다양한 방식으로 근육을 수축시킨다. 힘줄은 근육에서 생성된 힘을 뼈에 전달해
관절을 움직일 수 있게 한다.

신장성(편심) 수축과 단축성(동심) 수축은 등장성 수축이어서 근육의 길이가 변한다. 등척성 수축은
근육 길이가 변하지 않아 관절각이 그대로 유지되는 근육 활동이다. 근육은 그 성능에 영향을 미치는
4가지 특성을 지니고 있다.

　　신장성은 근육이 외부 힘을 이용해 늘어나는 능력을 말한다. 탄성은 근육이 안정길이(휴식길이)로
돌아가는 능력이다. 수축성은 능동 장력을 일으키는 능력이며, 흥분성은 근육이 자극에 얼마나 잘
반응하는지를 나타낸다.

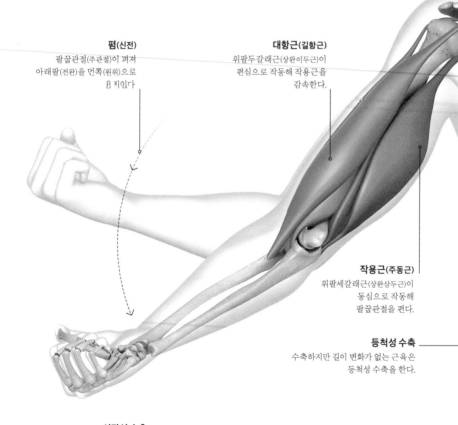

폄(신전)
팔꿉관절(주관절)이 펴져
아래팔(전완)을 먼쪽(원위)으로
움직인다

대항근(길항근)
위팔두갈래근(상완이두근)이
편심으로 작동해 작용근을
감속한다.

작용근(주동근)
위팔세갈래근(상완삼두근)이
동심으로 작동해
팔꿉관절을 편다.

등척성 수축
수축하지만 길이 변화가 없는 근육은
등척성 수축을 한다.

신장성 수축
신장성 수축은 덤벨 바이셉스 컬 동작의 두 번째(하강) 단계에서처럼
수축력이 근육에 가해지는 저항력보다 작아서 근육이 길어질 때
일어난다. 근육이 상당한 신장력을 낼 수 있어야 하므로 이러한 유형의
스트레칭은 근육을 적절히 단련해서 실시해야 부상 위험을 줄일 수 있다.

작용근, 협동근, 대항근

움직임을 일으키는 근육은 작용근이다. 움직임을 간접적으로 돕는 근육은
협동근(협력근)이라 한다. 주동근, 즉 작용근에 맞서거나 감속시키는 근육은
대항근이라 한다. 근육은 당기기만 하고 밀 수가 없으므로, 특정한 움직임을
일으키려면 일정 수준으로 긴장되어야 한다.

작용근(주동근)
위팔두갈래근은
동심으로 작동해
팔꿉관절 굽힌다.

단축성 수축
단축성 수축은 덤벨 바이셉스 컬 동작의
첫 번째(상승) 단계에서처럼 수축력이
근육에 가해지는 저항력보다 커서 근육이
짧아질 때 일어난다.

굽힘(굴곡)
팔꿉관절을 굽혀 아래팔을
몸통에 가깝게 한다.

대항근(길항근)
위팔세갈래근은
위팔두갈래근에 대항하는
근육군이다.

근육 장력

능동 장력은 근육원섬유마디(근절) 내에서 미오
신잔섬유(굵은근육잔섬유)와 액틴잔섬유(가는근육
잔섬유)가 서로 미끄러지듯 지날 때 발생하는 힘이
며, 근육이 안정길이일 때 가장 크게 발휘된다. 수
동 장력은 작용근이 활성이든 아니든 대항근이
길어질 때 발생한다. 근육 길이가 늘어남에 따라
수동적인 근육 조직은 최대 길이에 도달해 더 이
상의 길이 증가에 저항한다. 대부분의 스트레칭
동작은 이 길이를 바꾸는 것을 목표로 한다.

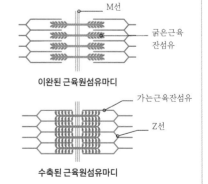

M선

굵은근육
잔섬유

이완된 근육원섬유마디

가는근육잔섬유

Z선

수축된 근육원섬유마디

21

근육의 해부학

뼈대근육(골격근) 세포는 가는 근육섬유로 이루어진 기다란 원통형 다발이다. 근육섬유는
액틴잔섬유(가는근육잔섬유)와 미오신잔섬유(굵은근육잔섬유)로 이루어져 있으며, 두 잔섬유(미세섬유)가 서로 미끄러지듯
지나가면서 근육 수축을 일으킨다. 근육세포에는 에너지를 생산하는 미토콘드리아(사립체)와, 근육 수축을 일으키기
위해 칼슘 이온을 저장하고 분비하는 막 시스템인 근육세포질그물(근육형질그물, 근육형질세망)이 있다.

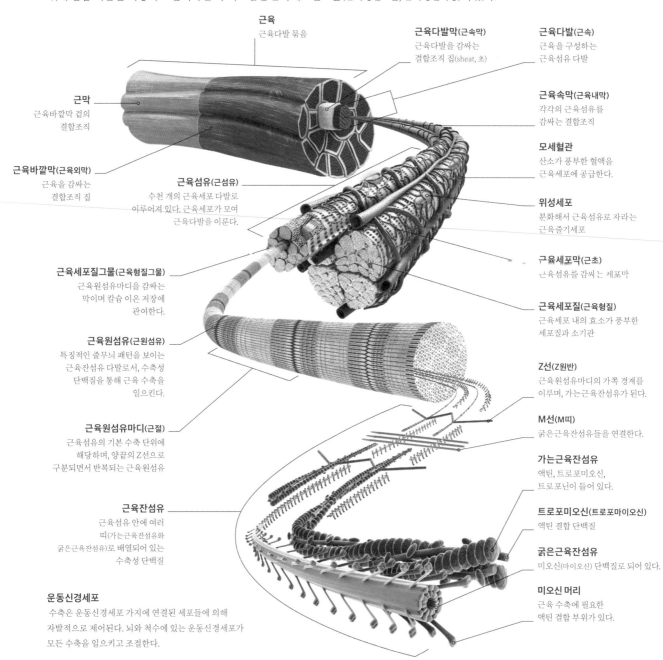

근육
근육다발 묶음

근육다발막(근속막)
근육다발을 감싸는
결합조직 집(sheat, 초)

근육다발(근속)
근육을 구성하는
근육섬유 다발

근막
근육바깥막 겉의
결합조직

근육속막(근육내막)
각각의 근육섬유를
감싸는 결합조직

근육바깥막(근육외막)
근육을 감싸는
결합조직 집

근육섬유(근섬유)
수천 개의 근육세포 다발로
이루어져 있다. 근육세포가 모여
근육다발을 이룬다.

모세혈관
산소가 풍부한 혈액을
근육세포에 공급한다.

위성세포
분화해서 근육섬유로 자라는
근육줄기세포

근육세포질그물(근육형질그물)
근육원섬유마디를 감싸는
막이며 칼슘 이온 저장에
관여한다.

근육세포막(근초)
근육섬유를 감싸는 세포막

근육세포질(근육형질)
근육세포 내의 효소가 풍부한
세포질과 소기관

근육원섬유(근원섬유)
특징적인 줄무늬 패턴을 보이는
근육잔섬유 다발로서, 수축성
단백질을 통해 근육 수축을
일으킨다.

Z선(Z원반)
근육원섬유마디의 가쪽 경계를
이루며, 가는근육잔섬유가 된다.

M선(M띠)
굵은근육잔섬유들을 연결한다.

근육원섬유마디(근절)
근육섬유의 기본 수축 단위에
해당하며, 양끝의 Z선으로
구분되면서 반복되는 근육원섬유

가는근육잔섬유
액틴, 트로포미오신,
트로포닌이 들어 있다.

트로포미오신(트로포마이오신)
액틴 결합 단백질

근육잔섬유
근육섬유 안에 여러
띠(가는근육잔섬유와
굵은근육잔섬유)로 배열되어 있는
수축성 단백질

굵은근육잔섬유
미오신(마이오신) 단백질로 되어 있다.

미오신 머리
근육 수축에 필요한
액틴 결합 부위가 있다.

운동신경세포
수축은 운동신경세포 가지에 연결된 세포들에 의해
자발적으로 제어된다. 뇌와 척수에 있는 운동신경세포가
모든 수축을 일으키고 조절한다.

길이와 장력의 관계

오른쪽 그래프는 근육이 다양한 길이에서 발휘할 수 있는
장력과 힘의 크기를 설명하는 기본 틀이다. 일반적으로
근육은 길이가 짧을수록 더 큰 장력을 만들어 내고, 수동
장력(이를테면 스트레칭 동작의 마무리 단계)이 증가함에 따라
길이가 길어질수록 더 작은 장력과 힘을 낸다.

구분

— 전체 장력

··· 수동 장력

— 능동 장력

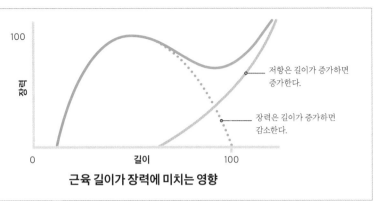

저항은 길이가 증가하면
증가한다.

장력은 길이가 증가하면
감소한다.

근육 길이가 장력에 미치는 영향

현미경 수준에서 본 근육 수축

짧아지거나 길어지는 뼈대근육의 수축은 다양한 단백질과
화학 신호의 상호 작용으로 이루어지는 복잡한 과정이다.
하나의 운동신경세포와 거기에 연결된 근육섬유가 하나의
운동 단위이다. 운동신경세포에서 근육섬유로 신경 자극이
전달되면 액틴잔섬유가 반복적으로 근육원섬유마디의 중심
쪽으로 당겨져 장력을 만들어 낸다.

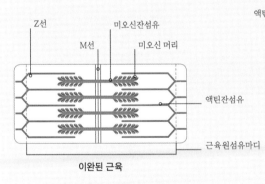

Z선
M선
미오신잔섬유
미오신 머리
액틴잔섬유
근육원섬유마디

이완된 근육

교차결합(연결다리)이
액틴잔섬유를 당겨 장력을
만들어 냄으로써 근육이
수축된다.

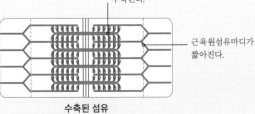

근육원섬유마디가
짧아진다.

수축된 섬유

교차결합

액틴잔섬유
미오신
머리

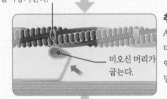

결합

에너지를 얻은 미오신 머리가
액틴과 결합해 근육잔섬유들 간에
'교차결합'을 형성한다.

액틴이 끌어당겨진다.

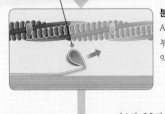

미오신 머리가
굽는다.

추진

ADP와 인산염이 방출된다.
미오신 머리가 회전하고 굽으면서
액틴잔섬유를 당겨 M선 쪽으로
밀어 낸다.

교차결합 분리

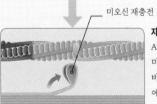

분리

ATP 분자(화학 에너지)가 미오신에
부착되어 액틴과 미오신의 결합을
약화시키면 미오신 머리가 분리된다.

미오신 재충전

재충전

ATP가 에너지를 방출한다. 그러면
미오신 머리가 원래 위치로 돌아가
바로 세워지고 다음 주기를 위한
에너지가 재충전된다.

뼈대계통
(골격계통)

성인의 뼈대는 연골과 뼈로 구성되어 있다.
뼈는 신체를 지지하고 주요 장기를 보호하고,
움직일 수 있게 해 준다. 뼈는 고도로 특화된
살아 있는 결합조직이다.

뼈는 평생 끊임없이 재생되며 뼈에 실리는
부하에 따라 재형성(재구성)될 수 있다.
또한 필수 무기질을 저장하며, 내부의
뼈속질은 적혈구 생성에 중요한 역할을 한다.
뼈는 부위별로 크기, 모양, 강도가 다양하다.

머리뼈(두개골)
뇌와 안구를 보호한다.

아래턱뼈(하악골)
아래 턱선을 형성하며 머리뼈에서
가장 큰 뼈이다.

빗장뼈(쇄골)
어깨뼈와 복장뼈를
연결하며, 어깨 동작에서
중요한 역할을 한다.

복장뼈(흉골)
3개의 분절로 이루어져 있고,
갈비뼈와 연결된다.

갈비뼈(늑골)
12쌍이 척주와 연결되어
가슴우리(흉곽)를 형성한다.

골반
볼기뼈(골반골) 2개와 엉치뼈,
꼬리뼈(미추)로 이루어져 있다.

손목뼈(수근골)
손목관절(수관절)을
이루는 8개의 작은 뼈

손허리뼈(중수골)
손바닥을 이루는
5개의 긴뼈

손가락뼈(수지골)
손가락을 이루는
14개의 뼈

무릎뼈(슬개골)
넙다리네갈래근(대퇴사두근)
힘줄(대퇴사두근건)과
무릎힘줄(슬개건)이 붙는 부착점

발목뼈(족근골)
발목을 이루는 7개의 뼈

발허리뼈(중족골)
발 앞부분을 이루는 5개의 긴뼈

발가락뼈(족지골)
발가락을 이루는 14개의 뼈

해면뼈(해면골)

뼈속질(골수)

치밀뼈(치밀골)

뼈막(골막)

뼈의 구조
대부분의 뼈는 바깥쪽에 겉질뼈(피질골)라는 두꺼운
겉껍데기가 있고, 안쪽에는 뼈속질이 든 그물망 모양의
기둥뼈, 즉 해면뼈가 있다. 겉의 뼈막에는
많은 감각신경섬유가 있어서 부상에 민감하다.

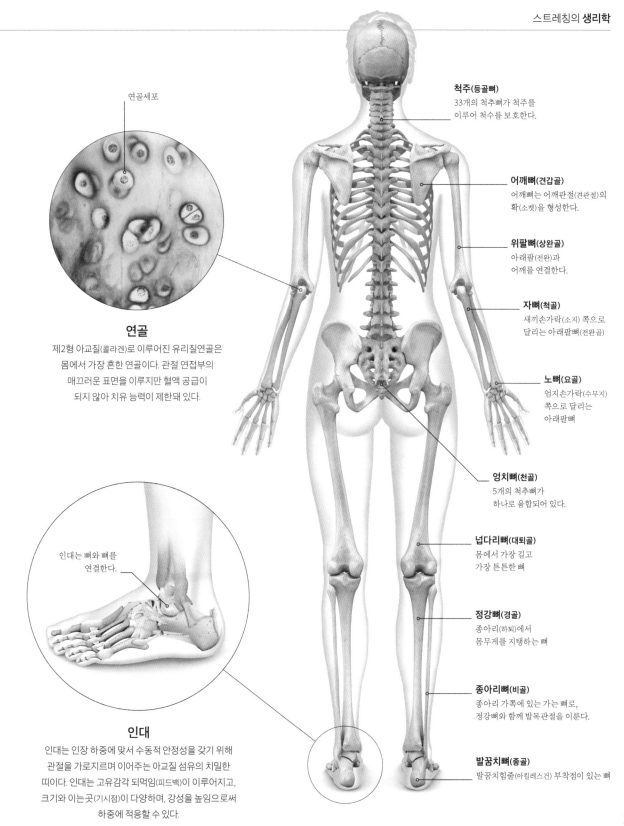

연골세포

연골
제2형 아교질(콜라겐)로 이루어진 유리질연골은
몸에서 가장 흔한 연골이다. 관절 연접부의
매끄러운 표면을 이루지만 혈액 공급이
되지 않아 치유 능력이 제한돼 있다.

척주(등골뼈)
33개의 척추뼈가 척주를
이루어 척수를 보호한다.

어깨뼈(견갑골)
어깨뼈는 어깨관절(견관절)의
확(소켓)을 형성한다.

위팔뼈(상완골)
아래팔(전완)과
어깨를 연결한다.

자뼈(척골)
새끼손가락(소지) 쪽으로
달리는 아래팔뼈(전완골)

노뼈(요골)
엄지손가락(수무지)
쪽으로 달리는
아래팔뼈

엉치뼈(천골)
5개의 척추뼈가
하나로 융합되어 있다.

넙다리뼈(대퇴골)
몸에서 가장 길고
가장 튼튼한 뼈

정강뼈(경골)
종아리(하퇴)에서
몸무게를 지탱하는 뼈

종아리뼈(비골)
종아리 가쪽에 있는 가는 뼈로,
정강뼈와 함께 발목관절을 이룬다.

발꿈치뼈(종골)
발꿈치힘줄(아킬레스건) 부착점이 있는 뼈

**인대는 뼈와 뼈를
연결한다.**

인대
인대는 인장 하중에 맞서 수동적 안정성을 갖기 위해
관절을 가로지르며 이어주는 아교질 섬유의 치밀한
띠이다. 인대는 고유감각 되먹임(피드백)이 이루어지고,
크기와 이는곳(기시점)이 다양하며, 강성을 높임으로써
하중에 적응할 수 있다.

척주

인간의 척주는 33개의 척추뼈가 층층이 쌓여 있다. 척추뼈몸통의 크기는 지탱하는
몸무게에 맞게 아래로 내려갈수록 커진다. (몸의 중심을 기준으로) 안쪽과 바깥쪽으로
굽은 척주의 자연스러운 곡선은 시상면에서 머리와 몸의 역학적 균형을 잡아 준다.
비정상적인 척주굽이(척주만곡)는 선천적이거나 외부 요인에 의해 발생할 수 있다.

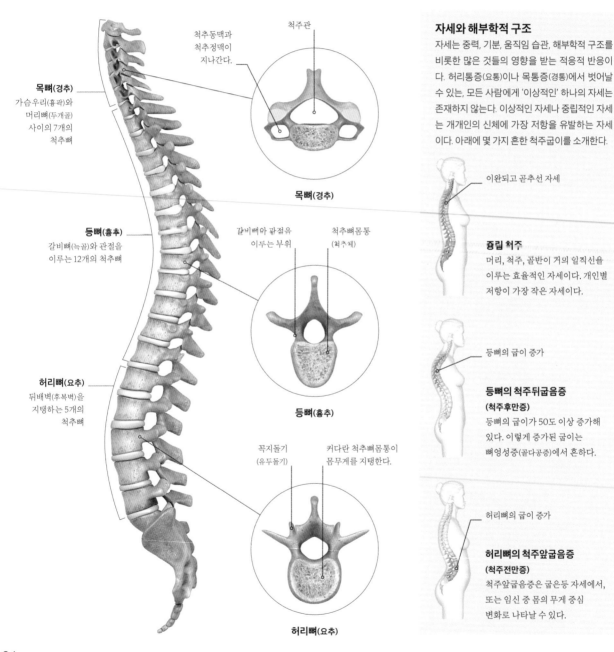

**척추동맥과
척추정맥이
지나간다.**

척주관

목뼈(경추)
가슴 우리(흉곽)와
머리뼈(두개골)
사이의 7개의
척추뼈

목뼈(경추)

등뼈(흉추)
갈비뼈(늑골)와 관절을
이루는 12개의 척추뼈

**갈비뼈와 관절을
이루는 부위**

**척추뼈몸통
(척추체)**

등뼈(흉추)

허리뼈(요추)
뒤배벽(후복벽)을
지탱하는 5개의
척추뼈

**꼭지돌기
(유두돌기)**

**커다란 척추뼈몸통이
몸무게를 지탱한다.**

허리뼈(요추)

자세와 해부학적 구조

자세는 중력, 기분, 움직임 습관, 해부학적 구조를
비롯한 많은 것들의 영향을 받는 적응적 반응이
다. 허리통증(요통)이나 목통증(경통)에서 벗어날
수 있는, 모든 사람에게 '이상적인' 하나의 자세는
존재하지 않는다. 이상적인 자세나 중립적인 자세
는 개개인의 신체에 가장 저항을 유발하는 자세
이다. 아래에 몇 가지 흔한 척주굽이를 소개한다.

이완되고 곧추선 자세

중립 척주
머리, 척주, 골반이 거의 일직선을
이루는 효율적인 자세이다. 개인별
저항이 가장 작은 자세이다.

등뼈의 굽이 증가

**등뼈의 척주뒤굽음증
(척주후만증)**
등뼈의 굽이가 50도 이상 증가해
있다. 이렇게 증가된 굽이는
뼈엉성증(골다공증)에서 흔하다.

허리뼈의 굽이 증가

**허리뼈의 척주앞굽음증
(척주전만증)**
척주앞굽음증은 굽은등 자세에서,
또는 임신 중 몸의 무게 중심
변화로 나타날 수 있다.

골반

골반은 볼기뼈(골반골) 2개, 엉치뼈(천골), 꼬리뼈로 이루어져 있다. 골반은
몸통뼈대(축골격)와 아랫몸(하체)을 연결하며, 엉덩관절(고관절)과 중심근육
부위를 제어하는 강력한 근육들의 부착점이 있다. 골반안은 배안과 이어져
있으며, 골반바닥(골반저) 근육들에 의해 지지된다.

위앞엉덩뼈가시(전상장골극)
골반 앞 양쪽으로 만져지는
'힙포인트(hip point)'

엉치엉덩관절(천장관절)
움직임이 거의 없는 윤활관절

볼기뼈절구(관골구)
엉덩관절의 확(소켓)이며,
넙다리뼈(대퇴골)와
관절을 이룬다.

골반입구(위골반문)
배안(복강)과 골반안(골반강)
사이의 통로(개구부)이며,
구조물들이 지난다.

꼬리뼈(미추)
4개의 꼬리뼈가 융합되어 있다.

여성 골반

두덩결합(치골결합)
이 관절은
척추사이원반(추간판)처럼
섬유연골로 되어 있다.

궁둥뼈결절(좌골결절)
'앉으면 닿는 뼈'에 해당하는
골반의 맨 아랫부분

허리골반 인식

근육 긴장도와 통증, 뼈 형태는 골반의
자세와 기울어진 방식에 영향을 미칠
수 있다. 중립 골반이 이상적인 자세이
긴 하나, 골반기울임(골반경사)은 개인
마다 매우 다양할 수 있다. 허리골반(요
골반) 움직임을 이해하면 특정 운동을
할 때 중심근육(코어근육)과 골반 자세
를 제어하는 데 도움이 될 수 있다.

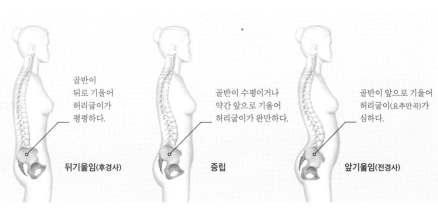

골반이
뒤로 기울어
허리굽이가
평평하다.

뒤기울임(후경사)

골반이 수평이거나
약간 앞으로 기울어
허리굽이가 완만하다.

중립

골반이 앞으로 기울어
허리굽이(요추만곡)가
심하다.

앞기울임(전경사)

관절

관절은 두 뼈가 맞닿는 부위이다. 몸에는 3종류의 관절이 있다. 섬유관절, 연골관절, 윤활관절. 섬유관절은 머리뼈(두개골)의 봉합처럼 고정되어 있다. 연골관절은 두덩결합(치골결합)처럼 연골로 이루어져 있다.

윤활관절은 자유롭게 움직일 수 있어서 몸에서 주된 기능을 하는 관절이다. 무릎관절 같은 경첩관절은 대개 굽히거나 펼 수 있다. 엉덩관절이나 어깨관절 같은 절구관절(구상관절)은 벌리거나, 모으거나, 돌릴 수 있다.

관절 움직임의 종류

굽힘(굴곡)	관절각이 작아진다.
폄(신전)	관절각이 커진다.
벌림(외전)	팔다리(사지)가 몸통에서 멀어진다.
모음(내전)	팔다리가 몸통과 가까워진다.
가쪽돌림(외회전)	팔다리가 몸에서 멀어지는 쪽으로 회전한다.
안쪽돌림(내회전)	팔다리가 몸통을 향해 안쪽으로 회전한다.
축돌림(축회전)	척주가 축을 중심으로 회전한다.
발바닥쪽굽힘 (족저측굴곡)	발이 몸통에서 먼 쪽으로 굽는다.
등쪽굽힘(배측굴곡)	발이 몸통을 향해 굽는다.

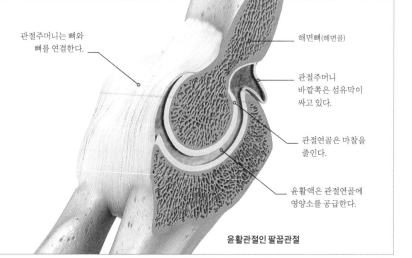

손목관절(수관절)과
손가락 폄

팔꿉관절(주관절)과 팔꿉관절 폄

어깨관절 돌림

팔 뻗은 쪽으로
척주 돌림

어깨관절(견관절) 벌림

엉덩관절(고관절)
굽힘

발목관절(족관절)
발바닥쪽굽힘과
안쪽들림(내번)

무릎관절(슬관절)
굽힘

스레드 더 니들(94쪽 참고)

관절 내부

윤활관절은 관절안(관절강)이 있고 움직일 수 있다는 특징이 있다. 특화된 결합조직인 윤활막은 윤활액을 만들어 내고 관절면에 영양소를 공급한다. 윤활막과 관절주머니(관절낭)에서 생겨나는 지방덩이는 관절의 움직임에 따라 안팎으로 자유롭게 이동할 수 있어 뼈와 뼈 사이에서 쿠션 역할을 한다.

관절주머니는 뼈와
뼈를 연결한다.

해면뼈(해면골)

관절주머니
바깥쪽은 섬유막이
싸고 있다.

관절연골은 마찰을
줄인다.

윤활액은 관절연골에
영양소를 공급한다.

윤활관절

특화된 형태의 결합조직인 관절연골이 관절 내 각 뼈의 관절면을 감싼다. 관절연골은 구조적 지지, 쿠션(완충), 미끄럼(활주) 역할을 한다.

윤활관절인 팔꿉관절

관절 가동 범위

관절을 어디까지 움직일 수 있는지는 근육, 뼈 구조, 물렁조직(연부조직), 인대, 그리고 그 주변의 뼈에 따라 달라진다. 이를테면 무릎관절을 굽히면 넓적다리(대퇴)와 장딴지가 서로 맞닿는다.

어깨관절 벌림과 안쪽돌림

팔꿉관절 굽힘

척주 중립

엉덩관절 굽힘, 벌림, 안쪽돌림

무릎관절 폄

발목관절 등쪽굽힘

스탠딩 힙 서클(148쪽 참고)

어깨관절 안쪽돌림

엉덩관절 굽힘과 모음

척주 굽힘

무릎관절 굽힘

발목관절 발바닥쪽굽힘

차일드 포즈(78쪽 참고)

관절염

뼈관절염(골관절염, osteoarthritis, OA)은 관절 조직의 무결성에 변화가 생기는 염증성 질환이다. 무증상인 경우도 있지만, 초기 증상이 있는 환자는 통증과 관절 굳음(강직)을 겪을 수 있다. 주요 병리학적 변화로는 관절연골, 윤활막, 연골밑뼈(연골하골)의 이상이 있다. 스트레칭은 관절 가동 범위를 유지하고 골관절염을 관리하는 데 도움이 될 수 있다.

병의 경과

골관절염이 진행됨에 따라 뼈가 붓고, 관절주머니가 두꺼워지고, 윤활액이 삼출되고, 뼈증식(골증식)이 일어나며, 관절 가동 범위와 관절 기능에 악영향이 미친다.

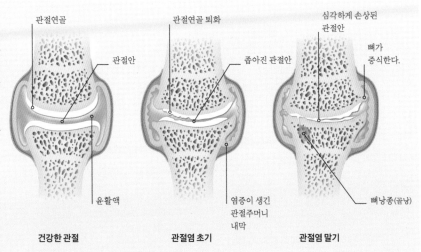

관절연골

관절안

윤활액

건강한 관절

관절연골 퇴화

좁아진 관절안

염증이 생긴 관절주머니 내막

관절염 초기

심각하게 손상된 관절안

뼈가 증식한다.

뼈낭종(골낭)

관절염 말기

신경계통

신경계통은 내부나 외부 자극에 대한 신체의 반응을
제어하고 조율하는 세포, 조직, 기관의 네트워크이다.
신경계통은 중추신경계통(central nervous system, CNS)과
말초신경계통(peripheral nervous system, PNS)으로 나뉜다.

중추신경계통에는 뇌와 척수가 있으며, 말초신경계통의
데이터를 처리하고 해석해 반응을 만들어 낸다.
말초신경계통은 자발운동(수의운동)과 감각 지각을
조절하는 몸신경계통(체성신경계통)과 심박수와 호흡
같은 비자발적 기능을 조절하는 자율신경계통으로
나뉜다. 자율신경계통은 다시 교감신경계통과
부교감신경계통으로 나뉜다. 교감신경계통은
스트레칭에서의 팔다리(사지) 자세 등 신체에
대한 감각 정보를 받아들여 그것으로 움직임을
조정하거나 개선한다.

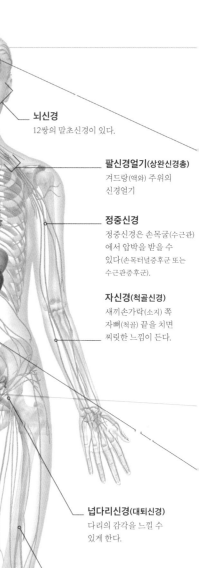

뇌신경
12쌍의 말초신경이 있다.

팔신경얼기(상완신경총)
겨드랑(액와) 주위의
신경얼기

정중신경
정중신경은 손목굴(수근관)
에서 압박을 받을 수
있다(손목터널증후군 또는
수근관증후군).

자신경(척골신경)
새끼손가락(소지) 쪽
자뼈(척골) 끝을 치면
찌릿한 느낌이 든다.

넙다리신경(대퇴신경)
다리의 감각을 느낄 수
있게 한다.

궁둥신경(좌골신경)
몸에서 가장 큰 신경

정강신경(경골신경)
궁둥신경의 가지

**종아리신경(비골신경)의
발가락 가지**
발에 감각을 제공한다.

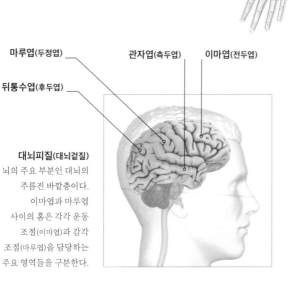

마루엽(두정엽)

뒤통수엽(후두엽)

관자엽(측두엽)

이마엽(전두엽)

대뇌피질(대뇌겉질)
뇌의 주요 부분인 대뇌의
주름진 바깥층이다.
이마엽과 마루엽
사이의 홈은 각각 운동
조절(이마엽)과 감각
조절(마루엽)을 담당하는
주요 영역들을 구분한다.

말초신경
뇌와 척수 이외의 감각신경, 운동신경, 자율신경은
신체의 나머지 부분과 이어져 있다. 몸과 중추신경계통 간에
정보를 전달해 움직임을 제어한다.

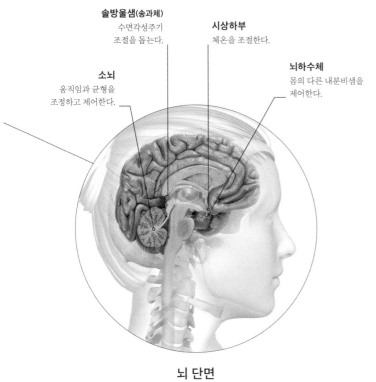

솔방울샘(송과체)
수면각성주기
조절을 돕는다.

시상하부
체온을 조절한다.

뇌하수체
몸의 다른 내분비샘을
제어한다.

소뇌
움직임과 균형을
조정하고 제어한다.

뇌 단면

소뇌는 부드럽고 조율된 움직임의 계획과 실행, 운동 학습을 돕는다.
뇌의 주요 내분비샘들은 호르몬을 혈류로 분비해 다양한 신체 기능을
제어한다. 호르몬은 장기, 근육, 여타 조직에 신호를 전달한다.

신경역동학

신경은 몸 전체를 달리므로 움직임에 따른
다양한 부하에 대응할 수 있어야 한다.
근육뼈대계통(근골격계통)은 신경이 들어 있는
인터페이스(상호 연결망) 역할을 한다. 여기에는
근막, 피부, 뼈, 근육, 심지어 혈관까지 포함된다.
부상을 입거나 움직임이 원활하지 않으면 신경이
정상적인 자극을 받지 못해 고통스러운 증상이
나타날 수 있다. 신경을 가동하는 신경역학
테크닉은 신경 관련 통증을 줄일 수 있다.

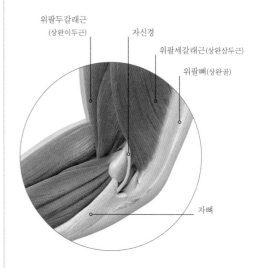

위팔두갈래근
(상완이두근)

자신경

위팔세갈래근(상완삼두근)

위팔뼈(상완골)

자뼈

근육뼈대계통 인터페이스

근육을 통과하고 뼈 주위를 지나는 신경은 늘어남, 압박,
미끄럼 같은 형태로 가해지는 힘을 받을 수 있다. 건강한 팔에서
볼 수 있듯이 역학적 인터페이스를 통해 신경 조직이 건강하게
작동하면 몸과 팔다리를 편하게 움직일 수 있다.

척수
뇌와 몸 간의
신호 전달을 중계한다.

척수신경
신체 각 부분의 감각과
움직임을 제어한다.

척추뼈(척추골)
척수를 감싸서
보호한다.

척수

이 척추뼈 투시도는 뼈로 된 척주 안에
척수가 싸여 있는 모습을 보여 준다.
척수를 통해 뇌와 여타 신체 부위 간에
정보가 오간다. 척수신경은 척추뼈 사이
양쪽에 있는 작은 구멍으로 나온다.

통증의 본질과 이론

사람마다 생물학적, 심리적, 사회적 요인에 따라 통증을 다르게 경험한다. 통증에 대한 신경계통의 역할을 이해하는 것은 효과적인 통증 관리 전략을 개발하는 데 중요하다.

통증이란 무엇인가?

국제 통증 연구 협회(IASP)에서는 통증을 "실질적 또는 잠재적 조직 손상이나 그와 유사한 원인으로 인한 불쾌한 감각적, 정서적 경험"으로 정의한다. 통증은 뜨거운 난로에 닿는 것과 같은 위험에 처하거나 뼈가 부러지는 것 같은 문제가 생겼을 때 신체에 경보를 울릴 수 있다.

통증은 사람마다 강도, 특성, 지속 시간이 크게 다를 수 있다. 통증이 항상 조직 손상을 나타내는 것은 아니며, 강도가 잠재적 위협의 수준과 항상 일치하는 것도 아니다. 예를 들어 종이에 베인 작은 상처는 상당히 고통스러울 수 있지만 외과적 중재가 필요하지 않을 수 있다.

국제 통증 연구 협회에서는 통증이란 감각신경세포뿐만 아니라 "생물학적, 심리적, 사회적 요인에 의해서도 다양한 정도의 영향을 받는 개인적 경험"이라고 말한다. 통증은 특정 부상으로 인한 일시적인 감각일 수 있으며 근본 원인이 해결되면 완화될 수 있다. 또한 만성적으로 몇 주 또는 몇 년 동안 지속될 수 있으며 개인의 삶의 질에 큰 영향을 미칠 수 있다.

통증에는 복합적인 요인이 작용한다. 따라서 약물이나 물리 치료 같은 여타 중재를 포함한 다양한 통증 관리 선택지가 있다. 스트레칭 같은 운동은 통증 지각을 줄여주며, 만성 통증 질환과 관련된 스트레스와 우울증을 완화하고 기분을 좋게 해 정신 건강에 긍정적 영향을 미칠 수 있다. 운동이 통증 관리에 중요한 역할을 할 수는 있지만, 개인별 조건에 가장 알맞은 운동 유형은 전문가와 상의해서 결정해야 한다.

중추감작

중추신경계통과 말초신경세포는 모든 통증 지각 경로에 관여한다. 전자는 반응 신호나 통증 신호를 생성하기 전에 후자가 보내온 정보를 해석한다. 때로는 뇌가 이 신호를 증폭해 신경계통이 통증에 과민반응하게 함으로써 중추감작(central sensitization)을 유발하기도 한다. 이러한 유형의 통증은 스트레스, 만성 근육뼈대계통(근골격계통) 통증, 복통, 두통 등 다양한 상황에서 나타날 수 있다.

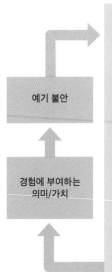

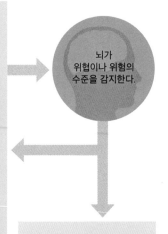

통증은 어떻게 생길까?
뇌가 신체 조직에 닥친 위협을 지각할 수 있는 방식에는 많은 요인이 영향을 미친다. 그것들은 뇌의 반응을 일으켜서 근육통이나 불안 같은 증상이 나타날 수 있다.

- 몸에서 오는 감각 수용
- 과거의 경험
- 문화적 요인
- 사회적 환경/업무 환경
- 위협이나 위험의 결과에 대한 예상
- 개인적 믿음이나 지식이나 논리

예기 불안

경험에 부여하는 의미/가치

뇌가 위협이나 위험의 수준을 감지한다.

통증, 움직임, 면역계통, 신경계통, 내분비계통(호르몬)을 통해 신체 보호를 위한 반응이 실행된다.

통증의 종류

허리통증(요통) 같은 만성 근육뼈대계통 통증은 세계적으로 장애를 유발하는 주요 원인이다. 세계 보건 기구에 따르면 세계 인구의 최대 33퍼센트가 어떤 형태든 근육뼈대계통 통증을 겪고 있다고 한다. 통증의 흔한 유형을 이해하면 통증 관리, 치료 효과 개선, 경제적 부담 완화에 도움이 될 수 있다.

통증의 3가지 종류

통증에는 다양한 종류가 있지만 크게 통각성 통증, 신경병성 통증, 통각가소성 통증이라는 3가지 주요 유형으로 분류할 수 있다.

통각성 통증(nociceptive pain)은 비신경 조직의 실질적 또는 위협적 손상으로 인해 발생한다. 이 통증은 일반적으로 '아린' 통증으로 표현되며 부상이나 염증 같은 명확한 근본 원인이 있는 특정 부위에 국한될 수 있다. 신경병성 통증(neuropathic pain)은 신경 장애나 손상으로 인한 통증을 말한다. 이 통증은 보통 '타는 듯한', '쿡쿡 쑤시는' 또는 '욱신거리는' 통증으로 표현된다.

신경병성 통증은 감각 저하 같은 감각 결손이 함께 나타나기도 한다. 특히 손과 발에 '바늘로 찌르는 듯한 통증'이나 쇠약감 또는 무감각이 나타날 수 있으며, 암 치료를 받고 있는 사람에게 더 심하게 나타날 수 있다. 신경병성 통증은 ('신경 눌림'을 일으키는) 정형외과 질환이나 당뇨병 같은 대사 질환에서도 발생할 수 있다.

조직 손상이나 위협이 있다는 명확한 근거가 없음에도 불구하고 변해 버린 통각으로 인해 통각가소성 통증(nociplastic pain) 또는 정신신체성 통증(psychosomatic pain)이 생길 수 있다. 환자는 신체

여러 부위에서 이런 통증을 한꺼번에 느낄 수 있다. 그것은 허리통증이나 섬유근육통(섬유근통), 즉 피로와 기억력 문제와 기분 문제를 동반하는 광범위한 근육뼈대계통 통증 같은 만성 통증 질환과 관련 있는 것으로 보인다.

연관통

연관통(referred pain)은 통증 발생 부위가 아닌 다른 부위에서 느껴지는 통증이다. 연관통의 정확한 메커니즘은 밝혀지지 않았지만, 통증 신호를 전달하는 신경들이 척수와 뇌에서 제어되는 방식과 관련 있는 것으로 보인다. 신체의 여러 부위에서 오는 통증 신호를 전달하는 신경 경로가 척수의 동일한 신경세포를 거치기 때문에 뇌가 신호를 해석할 때 혼동을 일으킬 수 있다. 예를 들면 심장이 아픈데 팔에 통증이 나타나거나, 간이 아픈데 어깨에 통증이 나타날 수 있다. 연관통의 하위 범주에 방사통(radiating pain)이 있으며, 이것은 같은 척수신경뿌리의 지배를 받는 부위를 따라 통증이 느껴지는 경우이다(왼쪽 피부분절 그림 참고).

연관통은 원인에 따라 다양한 패턴으로 발생할 수 있으며, 일부 질병을 진단하는 데 도움이 될 수 있다.

피부분절

피부분절(dermatome)은 척주와 연결된 특정 신경을 따라 지도처럼 나타낸 피부 영역이다. 몸에는 30개의 피부분절이 있다. 목신경(경신경) 8개, 가슴신경(흉신경) 12개, 허리신경(요신경) 5개, 엉치신경(천골신경) 5개다. 각 척수신경뿌리(척수신경근)는 통증 같은 감각 정보를 피부 영역에서 뇌로 중계한다. 척수신경의 기능 장애나 손상은 해당 영역에 통증을 유발할 수 있다(오른쪽 연관통 그림 참고).

구분
- 🔴 세갈래신경(삼차신경) 분포 (얼굴 피부의 감각신경 분포를 나타낸다.)
- 🔵 목 영역
- ⚪ 가슴 영역
- 🔴 허리 영역
- ⚪ 엉치 영역

피부분절도

움직임과 뇌의 기능

움직임 과정은 뇌에서 시작한다. 운동앞겉질(전운동피질)이 계획을 세우고, 일차운동겉질(일차운동피질)이 근육과 의사소통하면서 그것을 실행한다. 이것은 자발운동(수의운동)을 가능하게 하는 주요 운동신경로로 신경 신호를 보내는 방식으로 이루어진다.

근육 제어

겉질척수로(피질척수로)는 근육과의 소통과 자발운동을 담당하는 척수로이다. 움직임을 수행하기 위해 뇌는 운동 계획을 세운다. 그런 다음 척수의 겉질척수로를 따라 특정 근육섬유로 신호를 보내면 근육섬유가 수축해 몸을 움직인다.

운동겉질(운동피질) 외에 뇌의 다른 영역도 움직임을 제어하고 개신하는 역할을 한다. 예를 들면 소뇌와 바닥핵(기저핵)은 움직임을 조율해 원활하고 정확하게 실행되도록 하는 데 관여한다.

몸의 자세나 접촉에 대한 인식 같은 신체 감각 정보는 실행되고 있는 움직임을 조절하거나 개선하는 데 이용된다.

일반적으로 움직임에서는 뇌와 여러 신체 부위나 계통 사이에 복잡한 상호 작용이 일어나며, 그 모든 것이 함께 작동해 정밀하고 정확하게 신체 움직임을 조정하고 실행한다.

운동 학습
운동으로 훈련하면 신경계통이 더 효율적으로 움직임을 제어하고 불필요한 근육 활성화를 줄이게 된다. 움직임에 필요한 근육만 활성화하고 불필요한 근육은 억제하는 법을 익히기 때문이다.

뇌
운동겉질은 근육에 신호를 보내서 움직이게 하고, 감각겉질(감각피질)은 근육에서 오는 정보를 받아들인다.

척수
뇌로 가거나 뇌에서 오는 신호를 중계한다.

숙련도가 높아짐에 따라 작용근과 대항근 사이의 움직임 제어가 더 잘 된다.

운동 겉질에 대한 감각겉질이 되먹임(피드백)

척수에 대한 감각겉질이 되먹임

작용근 활성화

대항근 활성화

작용근(주동근)
장딴지근(비복근)은 편심으로 작동해 발꿈치를 내린다.

대항근(길항근)
발목관절(족관절) 등쪽굽힘근은 발목관절 발바닥쪽굽힘근과 반대로 작동한다.

뇌 건강

규칙적인 운동은 신경발생(neurogenesis)과 신경가소성을 촉진해 뇌신경을 보호하는 효과가 있는 것으로 밝혀졌다. 뇌로 가는 혈류량이 증가하면 산소와 영양소가 충분히 전달되어 신경발생을 도울 수 있다. 걷기나 스트레칭 같은 저강도 운동은 신경세포의 성장과 생존을 촉진하는 뇌유래신경영양인자(BDNF)의 생성을 증가시키는 것으로 나타났다.

신경발생

운동을 하면 학습과 기억에 중요한 역할을 하는 뇌 영역인 해마에서 새로운 신경세포의 성장이 촉진될 수 있다. 이 신경발생 과정에 대한 운동의 효과는 알츠하이머병 같은 신경계통 질환자를 포함한 모든 연령대에서 나타날 수 있다. 약간의 일상 활동도 모든 연령대의 뇌 건강에 상당히 유익할 수 있다.

신경가소성

신경가소성(neuroplasticity)은 뇌 구조와 기능의 적응적 변화를 수반하는 과정이다. 운동과 신체 활동은 뇌를 자극해 새로운 신경 연결을 형성하고 기존 연결을 재구성한다. 쉽지 않거나 학습이 필요한 운동은 새로운 요구에 따라 뇌가 적응하고 재구성하도록 유도함으로써 신경가소성을 촉진한다.

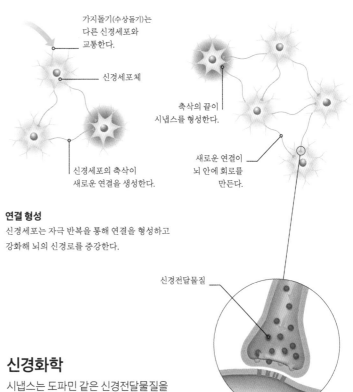

가지돌기(수상돌기)는 다른 신경세포와 교통한다.

신경세포체

축삭의 끝이 시냅스를 형성한다.

신경세포의 축삭이 새로운 연결을 생성한다.

새로운 연결이 뇌 안에 회로를 만든다.

연결 형성
신경세포는 자극 반복을 통해 연결을 형성하고 강화해 뇌의 신경로를 증강한다.

신경전달물질

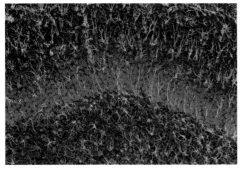

새로운 뇌세포
뇌 해마의 현미경 이미지에 신경세포체가 분홍색으로 표시되어 있다. 운동은 새로운 신경세포의 생성을 촉진한다.

마음과 근육의 연결

마음과 근육의 연결(Mind-muscle connection)은 특정 근육의 수축에 집중해 운동 중에 원하는 움직임을 시각화하는 능력을 말한다. 근육 활성화를 강화하고 숙련을 촉진할 수 있다. 목표 근육군을 의식적으로 제어함으로써 운동 조절 능력을 향상하고 운동 중에 근육섬유를 가동하는 능력을 높일 수 있다. 근육 성장과 근력 향상에 도움이 될 수 있으며 저항 운동(resistance training)에 주로 이용되지만 스트레칭과 여타 운동에도 활용될 수 있다.

신경화학

시냅스는 도파민 같은 신경전달물질을 통해 서로 교통하는 두 신경세포 사이의 접합부 또는 연결 지점이다. 시냅스를 통한 신경세포들 간의 교통 과정은 뇌가 정보를 처리하고 전달하는 방식이며, 학습, 기억, 움직임 등 다양한 뇌 기능에 중요한 역할을 한다.

시냅스
신경세포가 시냅스를 통해 다른 신경세포로 신호나 신경전달물질을 보내면 다른 신경세포가 신호를 수신해 그에 따라 반응한다.

관절 가동 범위와 유연성

관절 움직임과 근육 활성화와 조직 탄성의 생물 역학적 특성은 유연성에 영향을 미치며,
일반적으로 유연성은 관절 가동 범위(range of motion, ROM)에 의해, 그리고 관절 주변
물렁조직(연부조직)이 관절 가동 범위에 적응하는 방식에 따라 결정된다.

스트레칭을 하면 어떻게 될까?

간단히 말하면, 스트레칭을 하는 동안 근육과 물렁조직이 안정길이(휴식길이) 이상으로 늘어나서
몸에 다양한 생리적 반응이 일어날 수 있다. 이러한 반응의 정도는 나이나 생리적 특성 같은 개인적 요소와,
강도나 자세 유지 시간 같은 스트레칭 요소에 따라 달라진다.

한 사람의 움직일 수 있는 능력은 관절 가동 범위, 근력, 신경 협응, 고유감각(움직임을 감지하는 신체 능력)에 따라 달라진다. 대부분의 스트레칭과 가동성 훈련은 관절 가동 범위를 개선하는 데 초점을 맞추기 때문에 몸의 복잡성을 이해하려면 용어를 명확히 하는 것이 중요하다.

'관절 유연성'은 하나 또는 서로 연관된 여러 관절의 관절 가동 범위이다. 예를 들면 발목관절(족관절) 등쪽굽힘(배측굴곡)에는 여러 관절의 움직임이 필요하다. 관절 가동 범위는 근육의 장력에 따라 능동적으로 또는 수동적으로 조정될 수 있다. 능동적 관절 가동 범위는 수동적 관절 가동 범위와 다를 수 있다. '관절 가동성'은 두 관절면 사이의 관절주머니(관절낭) 내 움직임을 의미한다. 관절 가동성은 뼈관절염(골관절염) 같은 관절면의 변화와, 관절을 감싸는 관절주머니의 변화로 인해 제한될 수 있다. '근육 신장성'은 근육의 길어지는 능력, 또는 대항근을 수축시키는 것과 같이 외부 힘에 의해 늘어나는 능력이다. '수축성'은 근육 부착점을 당겨서 강제로 장력을 발생시키는 능력이다. '탄력성'은 근육이 수축하거나 늘어났다가 원래 길이로 돌아가는 성질을 말한다.

반사

스트레칭 자세를 취할 때마다 몸에서는 많은 일이 일어난다. 늘임반사(신장반사)와 골지힘줄반사(골지건반사) 같은 반사는 몸을 부상으로부터 보호한다.

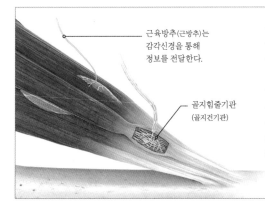

근육방추(근방추)는 감각신경을 통해 정보를 전달한다.

골지힘줄기관 (골지건기관)

뇌로의 되먹임(피드백)

근육방추는 뼈대근육(골격근) 근육섬유(근섬유) 안에 있는 감각 기관으로, 근육 길이의 변화를 감지한다. 근육방추 내부의 섬유에는 늘임반사를 유발하는 감각신경종말이 있어 근육을 수축시킴으로써 더 이상 늘어나지 않게 한다. 골지힘줄기관은 근육 힘줄(건)에 있는 감각 수용체이다. 골지힘줄기관은 근육 수축 중에 근육의 장력이나 힘을 감시하는 데 중요한 역할을 한다. 이 두 감각 기관은 함께 작용해 근육의 길이와 장력을 조절하고 고유한 근육 기능을 유지한다.

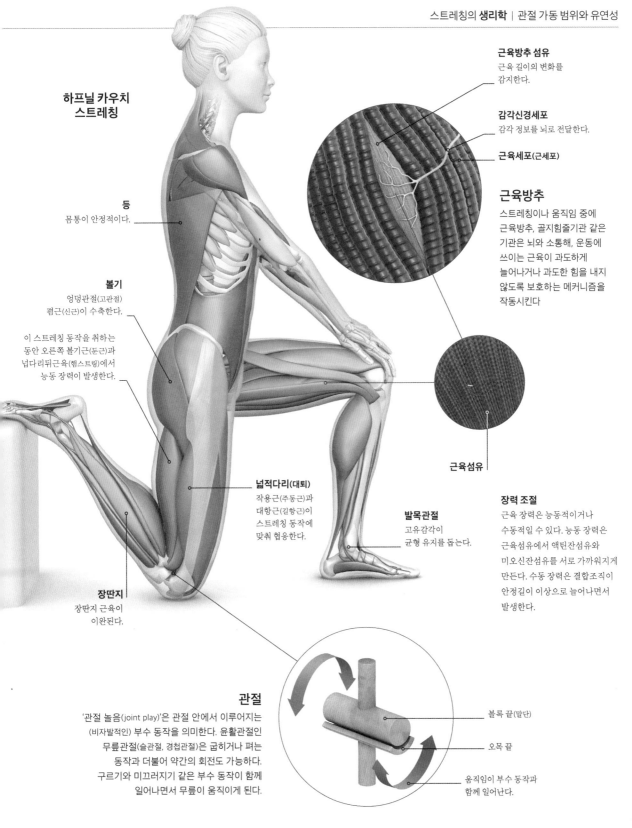

하프닐 카우치 스트레칭

등
몸통이 안정적이다.

볼기
엉덩관절(고관절)
폄근(신근)이 수축한다.

이 스트레칭 동작을 취하는
동안 오른쪽 볼기근(둔근)과
넙다리뒤근육(햄스트링)에서
능동 장력이 발생한다.

장딴지
장딴지 근육이
이완된다.

넓적다리(대퇴)
작용근(주동근)과
대항근(길항근)이
스트레칭 동작에
맞춰 협응한다.

발목관절
고유감각이
균형 유지를 돕는다.

근육방추 섬유
근육 길이의 변화를
감지한다.

감각신경세포
감각 정보를 뇌로 전달한다.

근육세포(근세포)

근육방추
스트레칭이나 움직임 중에
근육방추, 골지힘줄기관 같은
기관은 뇌와 소통해, 운동에
쓰이는 근육이 과도하게
늘어나거나 과도한 힘을 내지
않도록 보호하는 메커니즘을
작동시킨다

근육섬유

장력 조절
근육 장력은 능동적이거나
수동적일 수 있다. 능동 장력은
근육섬유에서 액틴잔섬유와
미오신잔섬유를 서로 가까워지게
만든다. 수동 장력은 결합조직이
안정길이 이상으로 늘어나면서
발생한다.

관절
'관절 놀음(joint play)'은 관절 안에서 이루어지는
(비자발적인) 부수 동작을 의미한다. 윤활관절인
무릎관절(슬관절, 경첩관절)은 굽히거나 펴는
동작과 더불어 약간의 회전도 가능하다.
구르기와 미끄러지기 같은 부수 동작이 함께
일어나면서 무릎이 움직이게 된다.

볼록 끝(말단)

오목 끝

**움직임이 부수 동작과
함께 일어난다.**

근육 굳음과 유연성의 측정

근육 굳음(강직)은 근육 조직의 생물 역학적 특성으로, 근육의 유연성과 관절 가동 범위에 영향을
미칠 수 있다. 이를 측정하는 방법은 오랫동안 발전해 왔다.

일반적으로 스트레칭 프로그램의 목표는
스트레칭 유형에 상관없이 특정 관절이나
신체 부위의 가동 범위를 개선하는 것이다.
대개 사람들은 달리기, 테니스, 근력 운동
같은 특정 활동이나 운동을 시작하기에
앞서, 또는 일상적인 신체 활동의 일부로,
또는 단지 유연성을 향상하고 근육 굳음을
완화하기 위해 스트레칭을 하려고 한다.
가동 범위를 측정하는 것은 스트레칭 진척
정도를 추적하는 가장 보편적인 방법이다.

근육의 굳음과 결림

근육 굳음은 근육 늘임에 대한 저항이나
유연성 감소로 나타난다. 근육 굳음은
근육섬유의 구성, 근육 온도, 주변 조직의
점도(점성도)나 두께 같은 요인의 영향을
받는다. 과거에는 정확한 측정 방법이 없어

근육 굳음을 측정하기가 어려웠다. 신체
표면을 눌러 이상을 감지하는 손촉진 같은
기존 방법은 주관적일뿐더러 검사자의
숙련도에 따라 결과가 달랐다. 전단파를
이용해 조직 굳음을 보여 주는 초음파
탄성영상검사(elastography)는 특정
물렁조직(연부조직) 부위의 굳음을 정량화할
수 있는 유망한 새로운 방법이다.

근육 결림은 근육에서 느껴지는
움직임에 대한 저항감이나 불편감을
말한다. 이것은 근육 피로, 근육통, 심리적
또는 정서적 스트레스 같은 요인에 영향을
받는 주관적 경험이다. 근육 결림은 근육
굳음과 관련이 있을 수도 있고 없을 수도
있으며, 다른 결합조직 질환을 동반할 수도
있다. 증상 평가를 위한 개인별 설문지나
시각통증등급(시각아날로그척도)에서 주관적

데이터를 수집하면 증상 변화를 측정할 수
있다. 그러나 주관적인 근육 결림 측정은
다양한 요인의 영향을 받을 수 있으므로
근육 기능에 대한 종합적인 평가를 하려면
객관적인 측정을 함께 실시해야 한다.

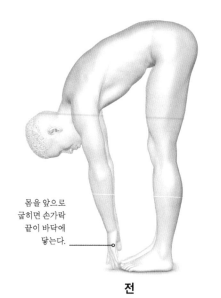

몸을 앞으로
굽히면 손가락
끝이 바닥에
닿는다.

전

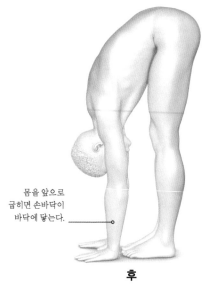

몸을 앞으로
굽히면 손바닥이
바닥에 닿는다.

후

간단한 평가

발가락에 손 닿기 같은 간단한
가동 범위 평가를 통해 지속적인
노력에 따른 유연성 변화를
추적할 수 있다. 이 동작을
실시하면 넙다리뒤근육(햄스트링),
궁둥신경(좌골신경),
엉덩관절(고관절)을 비롯한
여러 구조가 역학적 스트레스를
받는다.

나이, 성별, 유전

이 세 가지 요인은 모두 다양한 방식으로 근육 유연성에 영향을 미칠 수 있다. 근육 유연성 감소는 노화와
관련이 있으며, 호르몬과 관절 구조, 그리고 근육이나 힘줄, 결합조직의 유전적 구성도 중요한 요소이다.

근육 유연성은 일반적으로 성인 초기부터 노년기까지 일생에 걸쳐 꾸준히 감소한다. 이것은 구조적 변화와 결합조직의 변화, 신체 활동의 변화 등 여러 가지 요인에 의해 발생한다. 저항 운동(근력 운동)은 신체 기능을 개선하고 유산소 운동은 심장혈관 건강에 도움이 될 수 있지만, 일상 생활을 위한 기본적인 가동성은 여전히 부족하다. 유연성 운동을 한다고 해서 관절 구조처럼

전반적인 변화가 일어나는 것은 아니지만, 일부 변화는 가능하다. 특히 엉덩관절 굽힘근과 다리를 대상으로 하는 유연성 운동은 걸음걸이와 균형감을 개선하고 노인의 허리통증(요통)을 줄이는 데 도움이 되는 것으로 밝혀졌다. 관절 구조는 성별에 따라 다를 수 있다. 대체로 여성은 엉덩관절 폭이 더 넓고 다리 유연성이 더 크다. 하지만 유연성의 개인차는 훈련이나 생활 방식

같은 요인의 영향을 받을 수도 있다. 특정한 유전적 차이가 관절 구조와 아교질(콜라겐)의 차이로 이어질 수 있으며, 이것은 관절 가동 범위와 근육, 힘줄(건)의 특성에 영향을 미칠 수 있다.

과다가동성

전신관절과다가동성(generalized joint hypermobility, GJH)은 관절의 과도한 가동 범위를 야기하는 유전 질환이다.
간혹 섬유근육통(섬유근통, 전신성 통증), 불안, 근육뼈대계통(근골격계통) 부상 같은 문제와 관련이 있다.

관절과다가동성은 무증상인 전신관절과다가동성부터 희귀 유전성 과다가동성 질환인 엘러스-단로스 증후군(Ehlers-Danlos syndromes, EDS)에 이르기까지 다양한 질환을 포괄한다. 이러한 질환을 이해하기 위한 연구가 이어져 진척을 보이고 있지만, 여전히 제대로 파악하지

못하고 있다. 증상은 일반적으로 무릎처럼 부하가 실리는 관절의 광범위 통증, 근육통, 신경통, 중추민감화(중추감작) 통증 등이 있다. 진단과 분류는 일련의 검사를 통해 이루어진다. 발레, 체조, 수영 같은 일부 활동에서 관절과다가동성의 유병률이 더 높다. 엘러스-단로스 증후군이 있는

사람은 관절통이나 신체 불안정, 쉽게 멍이 드는 피부, 그리고 소화계통, 비뇨계통, 심장혈관계통을 비롯한 여러 신체 계통에 증상이 나타날 수 있다.

과다가동성 증상의 스펙트럼

과다가동성에는 수많은 종류가 있으며 증상은 사람마다 복합적인 요인에 의해 나타난다.
과다가동성의 정도가 증상의 중증도와 항상 일치하는 것은 아니다.

말초 관절과다가동성	국소 관절과다가동성	전신 관절과다가동성	증상성 관절과다가동성
● 손과 발에 발병	● 하나 또는 몇몇 관절에 발병	● 5개 이상 관절에 발병	● 관절과다가동성스펙트럼장애 (HSD)와 엘러스-단로스 증후군
● 무증상	● 무증상	● 무증상	● 유전성
		● 동반질병(동반이환) 없음	● 근육뼈대계통에 발병
			● 통증과 동반질병이 흔함(빈발)

스트레칭의 종류

간단히 말하자면, 이 책에 소개되는 스트레칭에는 정적 스트레칭(static stretch)과 동적 스트레칭(dynamic stretch),
고유감각신경근육촉진(PNF) 스트레칭이 있다. 어느 스트레칭을 선택할지는 개인의 목표와 능력에 달려 있다.

동적 스트레칭

이 스트레칭은 기존 관절 가동 범위 내에서 관절을 통제된 방식으로 움직이고
그것을 여러 번 반복한다. 동적 스트레칭의 2가지 주요 유형에는 능동 스트레칭(active
stretch)과 탄동 스트레칭(ballistic stretch)이 있다.

동적 능동 스트레칭에서는 하나 또는 여러 개의 관절을 최대 관절 가동 범위까지 움직이고 그것을 여러 번 반복한다. 흔히 운동이나 활동 전 준비 운동으로 이용되며, 활동 준비를 위한 단기 관절 가동 범위 개선이나 활동별 움직임에 맞게 조정할 수 있다. 동적 스트레칭은 근력이나 운동 능력 향상과 관련이 있으며, 달리기나 점프 능력을 발달시키는 것으로 밝혀졌다. 동적 탄동 스트레칭(42쪽 참고)에는 팔다리를

빠르게 번갈아 움직이는 동작이나, 다리처럼 흔들리는 신체 부위의 운동량을 이용해 근육을 늘이는 동작이 있다. 탄동 스트레칭은 늘임반사(stretch reflex)를 촉진해 근육을 빠르게 수축시킨다. 탄동 스트레칭은 준비 운동으로 하면 운동 능력을 높일 수 있지만, 순간적인 움직임으로 인해 부상 위험이 높이므로 유연성 향상을 위한 단독 해법으로는 권하지 않는다.

능동적 움직임

한 자세로 스트레칭을 유지하는 정적 스트레칭과 달리 동적 스트레칭은 능동적 움직임을 이용해 목표 부위의 관절 가동 범위를 늘린다. 스레드 더 니들 스트레칭 (94쪽 참고)에서는 팔이 관절 가동 범위 전체를 반복적으로 움직인다.

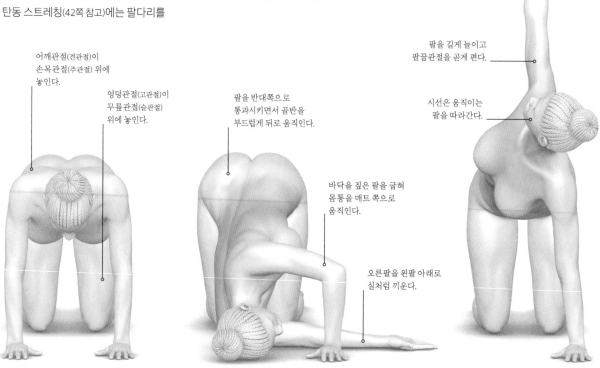

어깨관절(견관절)이 손목관절(주관절) 위에 놓인다.

엉덩관절(고관절)이 무릎관절(슬관절) 위에 놓인다.

팔을 반대쪽으로 통과시키면서 골반을 부드럽게 뒤로 움직인다.

바닥을 짚은 팔을 굽혀 몸통을 매트 쪽으로 움직인다.

오른팔을 왼팔 아래로 실처럼 끼운다.

팔을 길게 늘이고 팔꿉관절을 곧게 편다.

시선은 움직이는 팔을 따라간다.

정적 스트레칭

이것은 관절 가동 범위 향상을 위해 근육이 늘어나는 느낌이 들 정도로 하나의
긴장된 자세를 유지하는 것이다. 정적 스트레칭은 벽 같은 물체를 이용하거나
단독으로 할 수 있다.

정적 스트레칭은 보통 15초 내지 30초
정도의 긴 시간 동안 하나의 스트레칭
자세를 유지한다. 초심자 또는 정적
스트레칭보다 복잡한 동적 스트레칭을 할
수 없는 사람에게 적합할 수 있다.

자세 유지 시간은 목표에 따라 달라질
수 있다. 예를 들면 다리 찢기같이 관절
가동 범위가 넓은 자세에서 유연성을

향상하려면 스트레칭 자세를 더 오래
유지해야 할 수 있다. 스트레칭의 강도도
정적 스트레칭의 결과에 영향을 미칠 수
있다. 연구에 따르면, 저항 운동은 부드러운
스트레칭만큼 관절 가동 범위를 늘리는 데
효과적일 수 있다. 정적 스트레칭이 효과가
없다면 근력 운동을 해서 점진적으로 관절
가동 범위를 늘려야 한다.

타이밍
아래의 벤트니 캐프 스트레칭(168쪽 참고) 같은
정적 스트레칭은 일반적으로 운동 전이나 후 또는
요가 수업 시작이나 끝처럼 몸이 안정 상태일 때
실시한다.

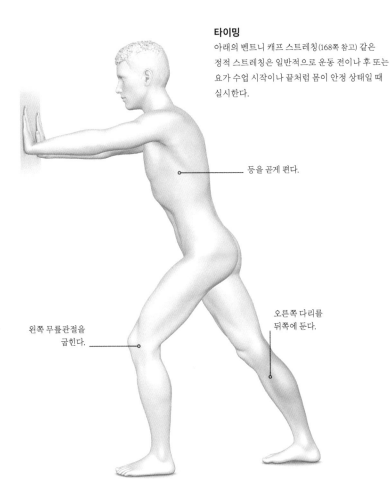

등을 곧게 편다.

왼쪽 무릎관절을
굽힌다.

오른쪽 다리를
뒤쪽에 둔다.

❝ ❞
동적 활동을
하기 전에 준비
운동으로 하는
정적 스트레칭은
이후의 운동 능력에
부정적 영향을
미치지 않으면서
관절 가동 범위를
늘릴 수 있다.

41

고유감각신경근육촉진

고유감각신경근육촉진(proprioceptive neuromuscular facilitation, PNF)은 늘어난 근육을 수축시키고 이완시켜 관절 가동 범위를 늘리는 방법이다. 즉각적인 성과를 얻을 수 있는 매우 효과적인 방법 중 하나라고 할 수 있다.

PNF 스트레칭은 1940년대에 의사 허먼 카바트와 물리 치료사 도러시 보스, 매기 놋이 처음 도입했다. 이 스트레칭은 임상의가 환자의 움직임을 분석하고 평가하면서 더 효율적인 기능적 움직임 전략을 구사하도록 하는 도수치료법으로 이용되었다. PNF 스트레칭은 개인별 다양한 설정에 맞게 이용됨으로써 유연성, 근력, 순발력을 향상할 수 있다. 연구에 따르면 PNF 스트레칭은 운동과 함께 실시할 경우 근육의 성능을 향상할 수 있다. 운동 후 또는 단독으로 실시할 경우 근육의 성능을 향상할 수 있지만, 운동 전에 실시하면 근육의 성능을 떨어뜨릴 수 있다.

수축-이완 방법

PNF 스트레칭의 수축-이완(contract-relax, CR) 방법에서는 목표 근육을 길게 늘여 자세를 유지한 다음, 목표 근육을 등척성(20쪽 참고)으로 3~10초 동안 최대한 수축시킨다. 그러고 나서 목표 근육을 이완시켜 수동적으로 더 늘인다. 이것을 연속 동작으로 2~4회 반복한다.

CR 방법을 이용한 연구에 따르면, 넙다리뒤근육(햄스트링), 종아리(하퇴) 근육, 어깨 근육, 엉덩관절(고관절) 굽힘근 등 다양한 근육군에서 유연성과 가동 범위가 개선되었다. 한 연구에서는 수축-이완 방법이 정적 스트레칭보다 넙다리뒤근육의

유연성을 높이는 데 더 효과적이었고, 다른 연구에서는 어깨관절(견관절)의 관절 가동 범위를 개선하는 데 있어 스트레칭을 하지 않은 것보다 더 효과적이었다. 물론, 관절 가동 범위 증가는 몇 주간의 일관성 있는 프로그램을 실행하는 동안 점진적으로 나타난다.

CR 작용 원리를 설명하는 다른 이론에 따르면 근육은 강하게 수축될 때 일어나는 반사 이완, 즉 자가억제(autogenic inhibition)에 의해 가동 범위가 늘어난다. 이 반사 작용은 골지힘줄기관(골지건기관)에 의해 활성화된다. 자가억제 활성화는 근육 이완을 강화해 유연성과 가동 범위를 늘린다.

탄동 스트레칭

운동량을 이용하는 다리 흔들기(leg swings)는 탄동 스트레칭의 한 예로서, 최대 관절 가동 범위 내에서 같은 동작을 반복한다. 이러한 스트레칭은 일반적으로 관절 가동 범위와 유연성을 높이기 위한 목적으로 실시한다. 탄동 스트레칭은 일반적으로 대부분의 사람에게 권장되지 않는다. 숙련된 운동 선수나 자격을 갖춘 전문가는 이용해 볼 만하다.

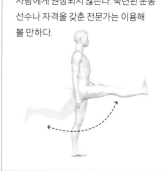

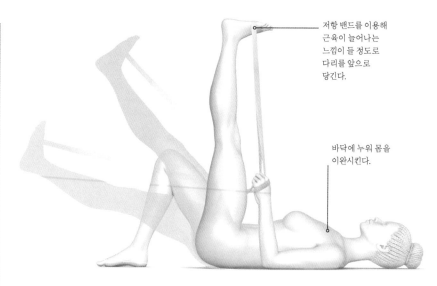

저항 밴드를 이용해 근육이 늘어나는 느낌이 들 정도로 다리를 앞으로 당긴다.

바닥에 누워 몸을 이완시킨다.

수축-이완 스트레칭
수축-이완 방법은 저항 밴드를 이용하거나 파트너의 도움을 받아서 실시할 수 있다. 수축시키는 동작으로 넘어가기 전에 다리를 가볍게 당겨 적당히 늘어나도록 한다.

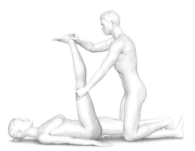
수동적 스트레칭: 10초

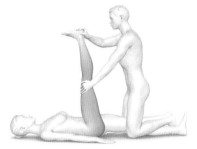
등척성 자세 유지: 6초

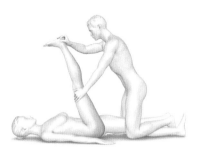
수동적 스트레칭: 30초

유지-이완(hold-relax, HR) 방법
가장 일반적인 유형의 PNF 스트레칭이다. 저항(위 그림에서는 파트너)에 대항해
등척성으로 근육을 수축시킨다. 여기서 넙다리네갈래근과 엉덩관절 굽힘근은
수동적으로 가동 범위가 더 커짐으로써 더 많이 늘어나게 된다. CR과 CRAC 방법
모두 능동 장력에 의한 수동적 스트레칭을 이용한다.

수축-이완-작용근-수축 방법
수축-이완-작용근-수축(cr-agonist-contract, CRAC) 방법은 CR 방법과 동일한 원리를 따른다. 그런데 다른 구성 요소가 추가된다. 목표 근육을 수동적으로 늘이지 않고, 추가 지정 시간 동안 목표 근육의 대항근(길항근)을 저항에 맞서 등척성으로, 능동적으로 수축시킨다.

CRAC는 대항근의 수축을 활용함으로써 작용근(주동근)과 대항근을 모두 목표로 하는 보다 포괄적인 스트레칭이다. 이 방법 또한 자가억제를 통해 작용하는 것으로 보인다. 스트레칭에 대한 반응을 바꿈으로써 관절을 더 넓은 가동 범위로 움직일 수 있다. 연구에 따르면 CRAC는 다양한 근육군의 유연성을 향상하는 데 효과적이다. 연구된 근육군에는 넙다리뒤근육, 엉덩관절 굽힘근, 모음근(내전근), 넙다리네갈래근(대퇴사두근) 등이 있다.

CRAC는 부상이나 수술에서 회복 중인 사람 또는 유연성을 개선하려는 사람에게 특히 유용할 수 있다. 일반적으로 CRAC는 가동 범위와 유연성을 높이고자 하는 모든 사람에게 매우 유익한 선택지이다. PNF 스트레칭의 다양한 방법은 강도가 높을 수 있으므로 숙련된 전문가의 지도를 받아 실시해야만 한다. 또한 근육 부상이나 관절 부상 같은 특정 질환이 있는 사람은 이런 종류의 스트레칭을 피하거나 필요에 따라 테크닉을 변경해야 할 수도 있다.

스트레칭 종류별 장단점

(* 처음에는 익숙지 않아 시간이 오래 걸리지만 숙달되면 소요 시간이 줄어드는 현상. ─ 옮긴이)

스트레칭	장점	단점
정적 스트레칭	초심자나 노인에게 좋으며, 더 넓은 범위에서 가동 범위를 향상한다.	시간 제약이 있고, 운동 능력을 저하시킬 수 있다.
동적 스트레칭	운동 능력에 도움이 될 수 있고 운동 능력을 저하시키지 않으며, 짧은 시간 안에 할 수 있다.	가동 범위를 더 크게 향상할 수 없고 학습 곡선*이 있으며, 충분한 근력이 필요하다.
PNF 스트레칭	가동 범위를 빨리 늘릴 수 있고, 운동 능력과 신경근육 제어를 향상할 수 있다.	강도가 높을 수 있고, 시간이 많이 소요될 수 있으며, 학습 곡선이 있다.

스트레칭의 효과와 이점

운동과 신체 활동은 뇌와 몸에 명백한 긍정적 효과를 미친다. 스트레칭은 활력을 유지하는 수단이 될 수 있다. 이것은 사회 전체에 필요한 것이기도 하다. 그런데 가장 주목할 만한 이점은 스트레칭이 관절 가동 범위에 미치는 효과이다.

스트레칭 적응 이론

스트레칭 종류에 상관없이 스트레칭에 대한 몸의 적응을 설명하는 2가지 주요 이론이 있다. 감각 이론과 역학 이론을 모두 이해하면 몸이 스트레칭에 적응하는 원리를 알 수 있다.

모든 종류의 스트레칭은 관절 가동 범위 향상을 목적으로 한다. 과학자들은 근육이 늘어난 후에 일어나는 현상과 그것이 관절 유연성에 미치는 영향을 설명하는 다양한 메커니즘을 제시했다. 스트레칭에 대한 개인별 반응에는 나이, 경험, 신체 특성 등 많은 요인이 작용한다. 그럼에도 불구하고 과학에서는 일반 인체 생리학에 기초해 다음 메커니즘을 설명하려고 노력한다.

감각 이론
감각 이론에 따르면, 스트레칭에 대한 적응은 신경 적응의 결과인 스트레칭 내성의 변화에서 비롯된다. 이 이론은 골지힘줄기관(골지건기관)과 근육방추(근방추)가 스트레칭 중에 근육 장력을 어떻게 조절하는지도 설명한다(36쪽 참고). 이 이론에서는 근육이 늘어나면서 근육과 주변 결합조직 안의 감각 수용체를 자극한다고 말한다. 상호억제(reciprocal inhibition)와 자가억제(autogenic inhibition)에서는 골지힘줄기관이 근육 장력 조절을 돕는다(36쪽 참고).

상호억제에서는 대항근(길항근)을 수축시켜 근육이 늘어나는 것을 억제한다. 반면에 자가억제에서는 늘어나는 근육을 수축시켜 골지힘줄기관을 자극함으로써 더 이상의 수축을 억제한다. 감각 수용체는 중추신경계통에 신호를 보내고, 중추신경계통은 수용체의 민감도를 조절한다. 반복적인 정적 스트레칭을 할 경우에는 근육방추가 스트레칭에 적응해

17°
여러 주에 걸쳐 진행된 어느 스트레칭 프로그램에서는 참가자들에게서 관절각 17도의 증가가 관찰되었다.

" "
미래의 스트레칭 연구는 적응 메커니즘뿐만 아니라 다양한 테크닉, 자세 유지 시간, 운동 빈도 등의 효과도 탐구할 것이다.

덜 민감해짐으로써 늘임반사(신장반사)를 일으키지 않고 근육이 더 늘어날 수 있게 한다. 시간이 지나면 이러한 감각 자극 조절로 커지는 관절 가동 범위가 체감할 수 있는 수준이 된다. 연구에 따르면, 감각 이론은 단일 스트레칭 세션과 3~8주 스트레칭 프로그램에서 명확하게 입증되었다. 이 연구에서 스트레칭 강도는 시간이 지나도 증가하지 않았고 근육의 힘은 일정하게 유지되었다. 피험자들은 스트레칭과 자세 유지가 편안한 정도로만 움직이도록 지시를 받았다. 다른 추가 지시는 없었다. 몇 주에 걸친 연구에서 피험자들이 보고한 스트레칭 강도는 일정했지만 각자에게서 관절각 17도의 증가가 관찰되었다. 유연성 개선은 측정값이 10~90초 차이로 약하게 나타났다.

역학 이론

근육은 '점탄성(viscoelastic)'이다. 이것은 근육-힘줄 단위가 점성과 탄성을 모두 나타낸다는 것을 의미한다. 그래서 스트레칭 같은 부하가 가해지면 변형됐다가 원형으로 회복할 수 있다. 근육과 결합조직에 스트레칭이 가해지면 점탄성 크리프(viscoelastic creep)라는 과정이 일어나서 점진적으로 길어져 새로운 길이에 적응한다.

스트레칭에 대한 적응을 근육세포 수준에서 설명하는 기초 이론은 복잡하다. 어떤 메커니즘은 구조단백질이나 수축단백질과 관련이 있다. 액틴과 미오신은 근육이 수축할 때 힘을 생성하는 수축단백질이다(21쪽 참고). 반면에 티틴(titin)은 탄성을 제공하고 근육세포의 구조적 무결성 유지를 돕는 구조단백질이다. 근육이 늘어남에 따라 티틴 분자도 늘어난다. 이 수동 장력의 증가는 근육세포가 길어져서 일으키는 역학적 적응으로 보인다. 다른 가능성은 스트레칭이 탄성과 근력을 높일 수 있는 아교질(콜라겐) 같은 새로운 결합조직의 생성을 자극할 수 있다는 것이다.

시간이 지나면서 이러한 변화는 결합조직의 점탄성을 증가시켜 더 큰 힘을 견디면서 더 쉽게 늘어날 수 있게 한다. PNF 스트레칭(42쪽 참고)은 근육 조직의 점탄성 변화뿐만 아니라, 수용체를 비롯한 근육의 감각 특성과 역학 특성 모두에 영향을 미치는 것으로 보인다.

전반적으로 역학 이론에서는 스트레칭이 근육 조직에 물리적 변화를 일으켜 가동 범위와 유연성을 증가시킬 수 있다고 본다.

하지만 스트레칭에 대한 적응을 설명하는 역학 이론과 감각 이론 중 어느 쪽이 더 타당한지는 여전히 논란이 되고 있다.

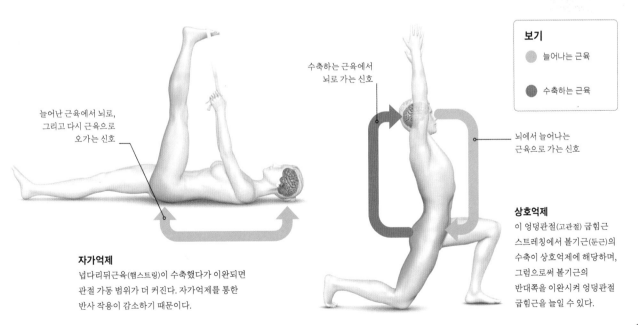

보기
● 늘어나는 근육
● 수축하는 근육

늘어난 근육에서 뇌로, 그리고 다시 근육으로 오가는 신호

수축하는 근육에서 뇌로 가는 신호

뇌에서 늘어나는 근육으로 가는 신호

자가억제
넙다리뒤근육(햄스트링)이 수축했다가 이완되면 관절 가동 범위가 더 커진다. 자가억제를 통한 반사 작용이 감소하기 때문이다.

상호억제
이 엉덩관절(고관절) 굽힘근 스트레칭에서 볼기근(둔근)의 수축이 상호억제에 해당하며, 그럼으로써 볼기근의 반대쪽을 이완시켜 엉덩관절 굽힘근을 늘일 수 있다.

미세혈관 개선

스트레칭은 우리 몸의 가는 혈관(미세혈관)의 구조와 기능을 개선하는 것으로 밝혀졌다. 그것이 개인마다 어떻게 다른지, 어떤 종류의 스트레칭이 그런 효과가 더 큰지는 아직 밝혀지지 않았지만, 혈관 건강에 흥미로운 가능성을 보이고 있다.

규칙적인 스트레칭은 근육 미세혈관의 수와 밀도를 높여 혈류와 산소 공급을 개선한다. 또한 이렇게 증가한 혈류는 근육의 노폐물을 더 효과적으로 제거하는 데 도움이 돼 전반적인 근육 건강을 개선할 수 있다. 게다가 스트레칭은 혈관 내피의 건강과 기능을 향상하는 것으로 밝혀졌다. 이것은 혈관 건강을 증진해 고혈압을 비롯한 심장혈관 질환의 위험을 줄일 수 있다.

한 연구에 따르면, 스트레칭은 노인의 미세혈관 밀도를 높여 근육으로 가는 혈류와 영양 공급을 개선할 수 있다. 이러한 미세혈관 적응의 메커니즘과 그 의미를 완전히 이해하려면 추가 연구가 필요하다.

건강한 노화

규칙적인 스트레칭 운동 후에 노인들에게서 관찰되는 미세혈관 적응은 노인들의 전반적인 건강과 삶의 질에 의미하는 바가 클 수 있다. 스트레칭은 근육으로 가는 혈류와 영양 공급을 개선함으로써 근육 재생과 치유를 촉진해 근육의 힘과 기능을 향상할 수 있다. 아울러 미세혈관 기능이 향상되면 심장혈관 질환, 인지력 저하, 운동성 상실 같은 노화 관련 질환을 예방하거나 완화하는 데 도움이 될 수 있다. 이러한 상당한 이점으로 볼 때, 규칙적인 스트레칭은 노인들이 자신의 신체 건강과 독립성을 유지하는 데 간단하면서도 효과적인 방법이 될 수 있다.

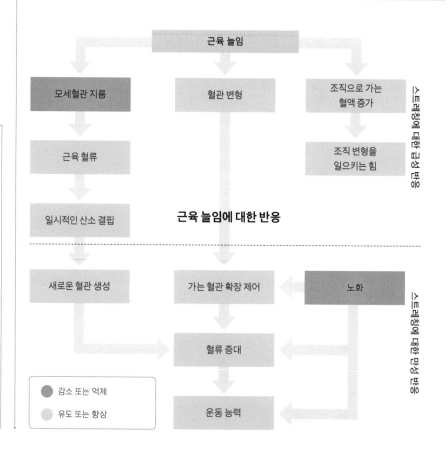

전신에 이로운 운동

스트레칭을 포함한 신체 활동은 몸에 다양한 이로움을 준다. 일반적으로 관절 유연성 향상을 목표로 하는 저강도 스트레칭은 뇌와 정신 건강을 비롯한 여타 영역에도 긍정적 영향을 미치는 것으로 확인됐다.

혈압 개선

규칙적인 스트레칭은 고혈압이 있는 성인의 혈압을 낮출 수 있다. 근육이 늘어날 때 혈관 또한 늘어나서 미세혈관의 변화가 혈류에 영향을 미칠 수 있다.

신경가소성 향상

스트레칭과 저강도 운동은 뇌로 가는 혈류와 산소 공급을 늘려서 뇌유래신경영양인자(BDNF)와 여타 성장 인자를 강화함으로써 신경가소성(neuroplasticity)과 인지 기능을 향상한다.

직업성 통증 관리

사무직 근로자가 규칙적인 스트레칭 휴식을 취하면 인체공학적 자세 교정만 한 경우보다 목, 어깨, 허리의 통증이 더 많이 감소하는 것으로 밝혀졌다.

인지 기능 유지

스트레칭을 비롯해 운동을 규칙적으로 하는 65세 이상 성인은 기억력 검사에서 더 높은 점수가 나오고 치매 위험이 낮아진다.

운동성 향상

스트레칭은 유연성을 유지하고 향상하는 데 도움이 될 수 있다. 그래서 일생 동안, 특히 노년에 신체 기능에 긍정적 영향을 미칠 수 있다.

신경근육의 기능과 제어력 향상

PNF를 비롯한 동적 스트레칭으로 근육을 규칙적으로 사용하면 근육의 기능과 움직임 제어력을 향상할 수 있다.

정신 건강 개선

연구에 따르면, 스트레칭이나 저강도 운동을 한 후에 뇌에서 세로토닌 흡수가 개선됐을 뿐만 아니라 기분, 우울, 불안에도 긍정적 효과가 나타났다.

수면 질 향상

규칙적으로 스트레칭을 하면 특히 인지 기능 장애나 수면 장애가 있는 노인의 수면 질이 향상될 수 있다.

좌식 생활 감소

규칙적인 스트레칭 프로그램을 실행하면 저강도 운동을 할 수 있는 기회가 마련되므로 좌식 생활과 거기에 동반되는 부정적 영향을 줄일 수 있다.

기분과 인지 기능 개선

고강도 스트레칭은 기분 상태를 개선해 활동적이지 않은 사람들의 인지 능력에 긍정적 효과를 나타낼 수 있다.

스트레칭과 건강 관리

신체 활동은 건강한 라이프 스타일의 핵심 요소이며, 운동에 대한 장벽을 제거해
운동 기회를 늘리는 것은 세계의 건강 정책에서 최우선으로 꼽힌다. 스트레칭이
신체 건강에 어떻게 기여하는지에 대한 연구가 오랫동안 발전해 왔다.

건강의 중요성

규칙적인 신체 활동과 운동이 신체 건강을 유지하고 개선하는 데 핵심임을 뒷받침하는 강력한
근거가 있다. 근력과 지구력처럼 강화할 수 있는 신체 요소는 건강과 안녕을 크게 늘려줄 수 있다.

신체 건강은 몸과 정신의 건강을 아우르는 안녕 상태이다. 그것은 과도한 피로 없이 일상 활동을 쉽게 할 수 있고 아울러 여가 활동도 할 수 있는 충분한 에너지가 있는 상태이다.

거기에는 심폐 지구력, 근육의 힘과 지구력, 유연성, 신체 조성, 민첩성, 균형감, 협응력, 순발력, 반응 시간, 속도 같은 여타 능력과 적성 등 다양한 특성이 포함된다. 신체 건강은 개인별 목표와 필요에 맞춘 규칙적인 신체 활동으로 달성할 수 있다. 스트레칭을 통한 유연성 훈련에는 노력과 시간이 든다. 몸이 적응하는 데 시간이 걸리기 때문이다. 관절 가동 범위는 유연성을 측정하는 한 가지 방법이다. 개인별 움직임의 특성, 관절 가동 범위를 늘렸던 경험, 그리고 관절 가동 범위 유지 능력으로도 유연성을 측정할 수 있다.

이를 염두에 두면, 각자의 목표와 관련 있는 스트레칭이나 가동성 운동으로 신체 활동 루틴을 보완할 수 있고, 평생에 걸친 각자의 움직임과 신체 건강에 긍정적인 영향을 미칠 수 있다.

목표와 루틴

프로그램을 시작할 때 목표를 설정하면 신체 건강을 향상할 수 있고, 특정 목표를 위한 운동 프로그램 내에서 스트레칭을 실시하면 운동 효과를 극대화하는 데 도움이 될 수 있다. 그런데 신체 변화를 위해서는 일관성이 중요하다. 목표를 설정할 때 현재의 능력, 시간 또는 환경 제약, 운동 목적, 이를테면 스포츠 경기나 일반 신체 기능 같은 요소를 고려해야 한다.

근력

균형감

지구력

신체 건강 관리의
4대 요소

유연성

근력

근력은 하나의 근육이나 근육군이 최대 관절 가동 범위 내에서 저항에 맞서 낼 수 있는 최대의 힘이다. 근력은 뼈밀도(골밀도)를 높이고 혈당을 조절하고 혈압과 심장혈관 건강을 개선할 수 있다. 이를 위해 자격 있는 개인 트레이너나 운동 전문가의 도움을 받을 수 있다.

프로그램 구성 팁

1주에 2회 이상 모든 주요 근육군을 대상으로 한다.

1렙 최대치의 60~80퍼센트인 무게로 8~12회 반복을 1~3세트 실시한다.

- **권장 하체 운동:** 스쿼트, 런지, 데드리프트
- **권장 상체 운동:** 벤치 프레스, 오버헤드 프레스, 바이셉스 컬, 트라이셉스 익스텐션, 프런트 레이즈
- **권장 중심근육 운동:** 플랭크, 윗몸 일으키기

균형감

균형감은 어떠한 특정 감각 환경에서든 신체 지지 기반 내에서 몸의 무게 중심을 유지하거나 회복할 수 있는 능력이다. 균형감 운동은 고유감각과 신경근육 제어를 개선해 낙상 위험을 줄이고 신체 기능을 향상하는 데 도움이 될 수 있다. 고르게 구성된 건강 프로그램에 균형감 훈련을 결합하면 다양한 지지면(支持面)을 이용하거나 한쪽(편측성) 운동을 할 수도 있다.

프로그램 구성 팁

다양한 운동으로 구성해 여러 감각 계통과 운동 계통을 단련한다.

적절한 지도를 받아 안전한 환경에서 실시한다.

- **권장 운동:** 스탠드 온 원 레그, 싱글 레그 스쿼트, 폼 패드 같은 불안정한 지지면 위에 서기. 눈을 뜨거나 감은 채, 또는 한쪽 다리로 서서 머리를 좌우로 돌리며 감각 계통을 훈련할 수 있다.

유연성

유연성은 하나 또는 서로 연관된 여러 관절을 제한 없이 최대 관절 가동 범위로 움직일 수 있는 능력이다. 유연성은 주요 근육군을 대상으로 하는 규칙적인 스트레칭 운동을 통해 향상될 수 있다. 스트레칭은 전신 건강을 위해, 운동 전 준비 운동으로, 또는 스포츠 훈련의 일부로 실시할 수 있다.

프로그램 구성 팁

- **전신 건강:** 15~30초 동안의 정적 스트레칭을 2~3세트씩 1주일에 2~3일 실시한다.
- **운동 전 준비 운동:** 10~15회 반복하는 동적 스트레칭을 2~4세트 실시한다. 정적 스트레칭을 할 경우, 이어서 동적인 활동을 한다.
- **스포츠 훈련:** 이 유연성 프로그램은 더 긴 시간 동안 더 높은 강도로 할 수 있다. 10~15분짜리 프로그램을 1주일에 3~4일 실시한다.

지구력

지구력은 긴 시간 동안 신체 활동이나 운동을 지속할 수 있는 능력이다. 지구력은 신체 건강의 중요한 요소이며, 흔히 최대 산소 흡취량(최대 산소 소모량, $VO_2 max$), 또는 특정 시간 동안 기존 페이스나 순발력 발휘를 유지하는 능력 등을 측정해서 평가한다. 지구력에는 유산소성, 무산소성, 근육성 지구력이 있다.

프로그램 구성 팁

규칙적이고 단계적인 훈련을 포함한다.

운동 지속 시간, 강도, 운동량을 점진적으로 늘려 나간다.

세션 사이에 적절한 휴식과 회복 시간을 가진다.

인터벌 트레이닝(interval training)을 이용한다.

- **권장 유산소 운동:** 달리기, 자전거 타기, 수영
- **권장 무산소 운동:** 단거리 달리기, 웨이트 리프팅(중량들기)
- **권장 근육 운동:** 맨몸 운동, 플라이오메트릭스(plyometrics), 등척성 운동, 다회 반복(고반복) 웨이트 트레이닝, 서킷(circuit) 트레이닝

부상 회복과 통증 완화를 위한 스트레칭

통증은 복잡하고 부상에는 다양한 요인이 작용하므로 각각을 해결하기 위한 스트레칭의 역할도 많은 것에 따라 달라진다. 스트레칭은 역사적으로 운동 선수 치료나 통증 완화를 목적으로 이용되었으므로 여기서 기본적인 역할을 살펴볼 필요가 있다.

일반적인 부상 경감

부상은 많은 이유로 일어나며, 모든 부상을 예방할 수는 없지만 부상 위험을 줄이는 것을 목표로 할 수는 있다. 부상은 과다 사용 같은 다양한 요인에서 비롯되므로 부상 예방 및 회복 전략은 개인별 특성, 운동, 활동, 부상에 맞춰 수립되어야 한다.

서로 다른 활동에 맞는 다양한 스트레칭이 있고 대체로 운동 전에 실시함으로써 유연성을 높이긴 하지만, 스트레칭과 구육뼈대계통(근골격계통) 부상 예방 간의 연관성은 아직 명확히 밝혀지지 않았다.

부상 위험을 줄이려면 다양한 형식의 접근법이 필요하다는 연구 결과가 이어지고 있다. 스트레칭만으로는 모든 종류의 부상을 예방하기에 역부족이다. 그보다는 부하(load) 관리, 적절한 수면, 회복 시간, 영양, 근력 운동, 활동 준비 같은 것들이 우선시되어야 한다. 스트레칭은 부상 경감 노력이 최상의 효과를 거둘 수 있도록 특정 활동에 맞춘 개인별 운동 프로그램에 보조적으로 이용될 수 있다.

스트레칭은 만성 허리통증(요통) 같은 특정 유형의 통증을 줄이는 데 효과가 있을 수 있다. 하지만 부상이나 통증을 해결하기 위한 어떠한 스트레칭이든 안전하고 통제된 방식으로 실시해야 하며, 과다 스트레칭이나 추가 부상이 발생하지 않도록 주의해야 한다.

부상 위험의 특징

부상은 왜 일어날까? 개인별 부상 위험에는 복합적인 요인이 작용한다. 부상 위험은 내적 요인과 외적 요인의 상호 작용에 따라 증가하거나 감소한다.

내적 요인/개인적 요인	외적 요인/환경 요인
생물학적 요인 개인의 신체적 특성과 생리적 특성이다. 나이, 체격, 피로도, 기존 부상, 체력 수준, 운동 프로그램, 생물 역학적 요인 같은 요소가 포함된다.	**물리적 요인** 개인의 운동과 관련 있는 물리적 환경을 의미한다. 날씨, 이용 가능한 시설, 지형, 기구 등이 포함된다. 이러한 특징은 개인적 요인과 무관하다.
심리적 요인 개인에게 작용하는 온갖 다양한 정신적 특성이다. 삶과 일상의 스트레스, 심리 유형, 문제 해결 능력, 신념, 사고방식 같은 요소가 포함된다. 이 모든 요인들이 함께 정신 건강에 영향을 미친다.	**사회 문화적 요인** 특정 스포츠의 심판의 질, 코칭, 그리고 운동이나 성적에 대한 사회적 압박 같은 외적 영향을 가리킨다. 이러한 요소는 개인이 처한 사회 문화적 환경이 드러나는 특징이다.

> 66 99
>
> 부상 위험은 개인에게 영향을 미치는 내적 요인과 외적 요인의 상호 작용에 따라 달라진다.

근육뼈대계통 부상

이 페이지에서는 흔한 부상 유형 간의 차이를 설명한다. 부상은 상당히 부담스러울 수 있지만, 인체 생리학을 알면 몸이 적응하고 치유되는 데 무엇이 필요한지 이해할 수 있다.

근육뼈대계통 부상은 몸의 뼈, 힘줄(건), 인대, 근육, 그리고 여타 물렁조직(연부조직)에 영향을 미칠 수 있는 흔한 부상 유형이다. 회복 시간은 부상 중증도, 다친 조직의 부위, 개인의 특성 같은 요인에 따라 다르다.

부상 재활에는 발목이 부러졌다가 다시 달리거나 걸을 수 있게 되는 것처럼 기능 회복을 위한 조직 회복을 도와줄 자격 있는 전문가가 수립하는 개인별 계획이 필요하다. 부상 조직이 일정 기간 고정되고 나면 대개 유연성을 잃는다. 특정 운동이나 저항 운동을 아직 할 수 없는 경우, 전문가의 지도 하에 스트레칭이나 여타 저강도 운동을 하면 관절 가동 범위를 회복하는 데 도움이 될 수 있다. 부상 유형에 관계없이 부상 재활의 일반적인 목표는 통증과 부기 관리, 관절 가동 범위 회복, 고유감각신경근육촉진(PNF) 증진, 근력 강화와 신경근육 제어, 그리고 정상 활동으로의 복귀 등이다. 스트레칭을 재활 프로그램에 넣든 넣지 않든 전체 회복 계획에 반드시 포함시켜야 한다.

부상의 종류

급성 부상, 만성 부상, 과다 사용 부상 등은 근육뼈대계통의 부상 패턴을 설명하는 여러 가지 방식이다. 급성 부상은 갑작스럽고 강한

과도긴장과 삠

두 용어는 부상을 의미하나 구조 면에서 다르다. 과도긴장은 근육배(근육힘살)나 힘줄의 과다늘임이나 째짐이고, 삠은 인대나 관절주머니에 발생하는 부상이다.

- **과도긴장:** 근육에서 내성을 넘어 과도하게 발생하는 힘이나 긴장. 예: 넙다리네갈래근, 넙다리뒤근육, 위팔두갈래근 과도긴장.
- **삠:** 관절을 해부학적 정상 한계 이상으로 무리하게 움직여서 생기는 인대 손상. 예: 앞십자인대, 안쪽곁인대, 가쪽곁인대, 발목관절 삠.
- **등급:** 중증도에 따라 I부터 III까지.

충격이나 외상으로 발생한다. 이러한 부상은 대개 즉각적인 증상을 유발하며 즉각적인 치료가 필요할 수 있다. 급성 부상의 예로는 골절, 삠(염좌, sprain), 과도긴장(strain) 등이 있다. 만성 부상은 요통같이 장기간 지속되거나 자주 재발하는 부상을 말한다. 과다 사용 부상은 신체 특정 부위에 장기간에 걸쳐 반복적인 스트레스나 긴장이 가해져서 발생한다. 과다 사용 부상의 예로는 건병증(tendinopathy)과 스트레스 골절이 있다.

이런 여러 유형의 부상에 대한 관리와 치료가 서로 다를 수 있지만, 일반적인 부상 치료법으로 통증과 염증 조절, 물리 치료, 수술, 여타 치료 계획 등이 이용된다. 만성 부상이나 과다 사용 부상의 경우, 재활이나 기저 질환 관리뿐만 아니라 활동과 라이프스타일의 변경도 치료법에 포함될 수 있다.

인대 삠
I부터 III까지 중증도가 나뉘며, 움직이지 못할 수 있고, 활동성이 점진적으로 회복된다.

인대 째짐 (열상, 파열)
부분 또는 전체일 수 있다. 외과적 치료가 필요할 수 있다.

힘줄 부상
과다 사용 부상 또는 급성 부상이며, 재활이나 외과적 중재가 필요하다.

골절
뼈가 부러지는 것이며, 움직이지 못할 수 있고, 외과적 치료가 필요할 수 있다.

근육
인대
힘줄

흔한 근육뼈대계통 부상

근육 과도긴장
I부터 III까지 중증도가 나뉘며 압박, 올림(거상), 재활이 필요하다.

탈구
뼈가 제자리에서 벗어나는 것이며, 즉각적인 치료가 필요하다.

통증 관리를 위한 선택지

스트레칭이 특히 근육뼈대계통(근골격계통) 통증에 대해 그러하듯이 신체 활동은 효과적인 통증 관리 방법일 수 있다.
규칙적인 운동은 진통제의 필요성을 줄일 수도 있다. 통증은 복잡하기 때문에 그것을 치료하는 데에는 많은 선택지가 있다.

연구에 따르면, 규칙적인 신체 활동은 만성 통증 환자의 통증을 크게 줄이고 신체 기능을 개선할 뿐만 아니라 의료비를 낮추고 진통제의 필요성을 줄일 수 있다. 특히 스트레칭은 모든 종류의 허리통증(요통), 무릎 뼈관절염(골관절염), 만성 목통증(경통) 환자의 통증을 줄이고 가동성을 개선하는 것으로 나타났다. 스트레칭은 다양한 근육뼈대계통 질환을 가진 사람들의 유연성을 향상하고 근육 굳음(강직)과 통증을 완화하는 데 도움이 될 수 있다. 그렇지만 전문가와 상담해 통증의 구체적인 유형과 중증도, 개인별 건강과 라이프 스타일 특성을

고려한 통증 관리 계획을 수립하는 것이 중요하다.

몸에서 오는 신호

통증은 몸에서 보내오는 신호이며 조직 손상을 의미할 수도 있고 아닐 수도 있다. 효과 있는 다른 통증 완화 방법으로는 마음 챙김(mindfulness) 요법, 호흡 수행, 인지행동치료(cognitive-behavioural therapy, CBT)가 있다. 마음 챙김은 개방적이고 판단하지 않는 태도를 지니는 것을 의미한다. 호흡 수행은 이완을 촉진하고 스트레스를 줄이기 위해 호흡 테크닉을 이용하는 것이다.

스트레스와 긴장을 줄여 통증을 완화하는 데 도움이 될 수 있다. 인지 행동 치료는 각자의 사고방식이나 통증 대응 방식을 바꾸는 데 유용할 수 있다. 이러한 접근법은 단독으로 사용하거나 약물 또는 물리 치료 같은 다른 통증 관리 방법과 함께 사용할 수 있다.

움직임과 통증 완화

통증은 다양한 변수의 영향을 받는 개인적 경험이다. 규칙적인 저강도 운동을 비롯해 몇 가지 비약물적인 통증 완화 방법이 있다.

호흡 수행
호흡 수행은 신경계통을 하향조절(downregulation)함으로써 스트레스, 통증, 불편감을 줄일 수 있다.

신체 활동
규칙적인 움직임이나 운동은 근력과 유연성을 강화해 신체 기능을 향상하고 통증을 줄일 수 있다.

마음 챙김 기반의 스트레스 완화법
이것은 스트레스를 줄이고 전반적인 건강을 개선하는 데 도움이 되는 명상 기반 치료법의 일종이다.

인지 행동 요법
이 치료법은 부정적인 생각이나 통증을 일으킬 수 있는 행동을 변화시키는 데 초점을 맞춘다.

비약물적 통증 관리

호흡의 중요성

호흡은 생명을 유지하고 스트레스를 줄이는 데 중요한 역할을 한다. 호흡에 이용되는 근육은 몸을 움직이는 방식과 배안(복강) 압력(복압) 관리에도 영향을 미칠 수 있다.

주호흡근육은 가로막(횡격막)과 갈비사이근(늑간근)이다. 핵심 역할을 하는 가로막이 수축해서 평평해지면 공기가 허파로 끌려들어 온다. 갈비사이근은 들숨을 쉴 때 가슴을 확장해 허파부피(폐용적)를 늘린다.

부호흡근육은 운동 중에 주호흡근육이 과도긴장 상태일 경우, 또는 질병이나 부상으로 주호흡근육이 허약한 상태일 경우 호흡을 보조할 수 있다. 이 근육에는 배 근육, 목과 어깨의 목빗근(흉쇄유돌근), 목갈비근(사각근), 등세모근(승모근)이 있다. 이 근육들은 호흡에 도움이 될 수 있지만, 호흡을 지나치게 이 근육들에 의존하면 근육이 과도긴장하거나 피로해질 수 있다.

호흡 역학

안정호흡은 몸이 안정적일 때 나타나는 정상적인 자동호흡을 의미한다. 가로막과 갈비사이근이 함께 작용해 의식적인 노력이나 조절 없이도 가슴을 확장해 공기를 허파로 끌어들인다. 반면 능동호흡은 호흡 과정을 의식적으로 제어한다. 여기에는 심호흡이나 복식호흡 같은 호흡법이 있다.

> " "
> **이완에 초점을 맞춘 호흡 운동은 목과 가슴, 어깨의 가동성을 개선하고 통증을 완화하는 데 유용한 방법이 될 수 있다.**

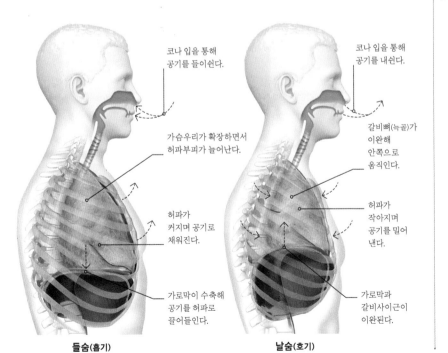

코나 입을 통해 공기를 들이쉰다.

가슴우리가 확장하면서 허파부피가 늘어난다.

허파가 커지며 공기로 채워진다.

가로막이 수축해 공기를 허파로 끌어들인다.

들숨(흡기)

코나 입을 통해 공기를 내쉰다.

갈비뼈(늑골)가 이완해 안쪽으로 움직인다.

허파가 작아지며 공기를 밀어 낸다.

가로막과 갈비사이근이 이완된다.

날숨(호기)

의식적인 조절

신체 활동을 하면서 호흡을 의식적으로 조절하면 근육 긴장과 불안을 줄일 수 있어 통증 관리에 유용하다. 가로막 호흡에서는 허파 아래에 있는 돔 모양의 가로막 근육으로 허파에 더 많은 공기를 들이고 뇌에 더 많은 산소를 공급한다. 이렇게 하면 심장 박동이 느려지고 혈압이 낮아진다.

스트레칭과 건강한 노화

뼈대근육(골격근)의 근육량과 근력은 노화에 따라 자연적으로 줄어드는데, 이를 근감소증이라고 한다.
이러한 근육량과 근력의 감소는 운동성 저하로 이어질 수 있다. 신체 활동을 유지하면 온전한
신체 기능과 독립성을 유지하는 데 도움이 될 수 있다.

일생에 걸친 근육 특성의 변화

노화하는 뼈대근육은 근육섬유의 크기와 수 감소, 신속한 근력 생성 능력 감소, 관절 유연성 감소 등 여러 변화를 겪게 된다.
이 모든 면이 정상적인 일상 신체 기능에 영향을 미칠 수 있다.

뼈대근육 안에서 근육량과 근력의 노화 관련 감소를 일으키는 몇 가지 변화가 일어난다. 무엇보다 근육섬유가 점진적으로 줄어들어 전반적으로 근력이 감소한다. 또한 근육 수축을 조절하는 운동신경세포의 기능과 수도 줄어든다. 근육 단백질의 합성이 감소하고 분해가 증가하면서 시간이 지남에 따라 근육량이 줄어들 수 있다. 에너지 대사량 감소 같은 대사 특성도 근육 기능에 부정적인 영향을 미칠 수 있다.

힘줄(건)의 특성도 노화에 따라 변한다.

힘줄이 굳어 유연성이 떨어지면서 관절 가동 범위에 부정적 영향을 미칠 수 있다. 힘줄은 근육에서 뼈로 힘을 전달하는 역할을 하는데, 굳음(강직)이 증가하면 이 과정을 방해할 수 있기 때문이다.

나이 듦에 따라 근육과 힘줄의 특성이 변하면 신체 기능과 운동성에 부정적 영향을 줄 수 있다. 그로 인한 낙상은 노인의 삶의 질에 심대한 영향을 끼칠 수 있다.

근감소증은 뼈대근육의 근력을 약화시키는 노화 관련 진행성 증후군으로,

대개 근육의 기능과 양이 줄어든다.

하지만 원인과 유병 기간에 따라 치료하고 관리할 수 있으며 예방할 수도 있다.

노화에 따라 온갖 변화가 일어나긴 하지만 규칙적으로 운동하면 근육과 힘줄의 퇴화를 늦출 수 있다. 저항 운동과 여타 맨몸 운동은 근육량과 근력을 유지하고 개선할뿐더러 힘줄 성장을 촉진하는 데 유용할 수 있다. 훈련을 받으며 꾸준히 실시하면 누구든 모든 종류의 운동을 안전하게 할 수 있다.

근감소증

이 용어는 노화하는 뼈대근육에서 근육량, 근력, 근육 기능이 감퇴하는 것을 의미한다. 근육 내 미토콘드리아(사립체)도 노화와 활동성 저하에 따라 퇴화한다. 근감소증을 예방하고 관리하려면 활동성을 유지하고, 잘 먹고, 저항 운동을 하는 것이 중요하다.

청년: 신체적으로 활동적	노년: 신체적으로 활동적	노년: 비활동적
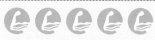	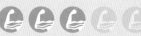	
근육	**근육**	**근육**
뼈대근육이 정상적인 근육량, 근력, 근육 기능을 지니고 있다. 적절한 자극에 반응해 쉽게 생성된다.	적절한 활동을 하면 뼈대근육의 근력과 근육량을 일정 수준으로 유지할 수 있으므로 근육 기능이 촉진된다.	뼈대근육의 근육량과 근력이 감소해 근육 기능에 부정적인 영향을 미친다.
미토콘드리아	**미토콘드리아**	**미토콘드리아**
젊고 활동적인 근육에는 에너지 생산과 정상적인 뼈대근육 기능을 담당하는 미토콘드리아의 수가 월등히 많다.	운동 덕분에 미토콘드리아의 건강과 기능이 유지되므로 지속적인 에너지 생산이 가능하다.	나이 들고 비활동적인 뼈대근육은 미토콘드리아의 수와 기능이 줄어들어 생성보다 감소가 더 많다.

근육은 적응한다

노화로 근육량과 근력이 감소하더라도, 적절한 트레이닝 자극을 받으며 운동을 계속하면 노화에 따른 뼈대근육의 적응력이 유지된다.

연구에 따르면 노인의 근육도 젊은이의 근육 못지않게 운동에 반응한다. 다만 운동에 대한 반응의 속도와 크기는 감소할 수 있다.

이 책에 소개된 정적 스트레칭과 동적 스트레칭은 노인의 근육 유연성과 관절 가동 범위를 개선하는 것으로 밝혀졌다. 규칙적인 운동 프로그램에 맞춰 근육 단백질 합성과 근육 비대(근육 증가)를 촉진하는 데에는 적절한 단백질 섭취도 필수적이다.

요컨대, 스트레칭은 나이 드는 뼈대근육의 유연성과 관절 가동 범위를 유지하는 데 유용할 수 있지만, 최적의 근육 건강과 기능을 위해서는 적절한 영양 섭취를 고려하면서 저항 운동 같은 다른 유형의 운동도 병행해야 한다.

신체 활동의 필요성

신체 활동 부족은 전 세계적으로 많은 만성 질환과 사망의 주요 위험 요인이다. 이를 개선하기 위해 세계 보건 기구는 운동 가이드라인을 만들었다.

세계 보건 기구에서는 18세부터 64세까지의 성인은 일주일에 최소 150분 동안 중강도의 유산소 신체 활동을 하거나, 일주일에 최소 75분 동안 고강도의 유산소 신체 활동을 하거나, 아니면 두 가지를 적절히 조합해 운동할 것을 권장한다. 또한 성인은 일주일에 최소 2회 이상 근육을 강화하는 저항 운동을 해야 한다. 이러한 신체 활동에서 엉덩관절(고관절) 굽힘근, 무릎관절(슬관절) 폄근, 어깨관절(견관절) 근육 같은 모든 주요 근육군을 움직여야 한다. 약간의 신체 활동일지라도 아무것도 하지 않는 것보다 낫다. 개인마다 자신의 능력과 환경 내에서 가급적 신체 활동을 많이 하는 것을 목표로 해야 한다. 비활동적인 생활을 하는 사람은, 필요한 경우 전문가와 상의해, 신체 활동 수준을 점진적으로 높여야 한다.

신체 활동 확대의 목표는 만성 질환으로 인한 부담을 줄이고, 정신 건강을 개선하고, 세계적으로 전반적인 삶의 질을 향상하는 것이다. 이 가이드라인은 일상 생활에서 다양한 방식으로 신체 활동을 할 수 있다는 것과, 사람들이 자신의 건강 상태와 능력에 맞는 안전한 신체 활동을 선택할 수 있다는 것을 공식적으로 인정하고 있다.

신체 활동 가이드라인
노인에게는 중강도나 고강도의 신체 활동 또는 둘 모두를 1주일에 1회 권장한다.

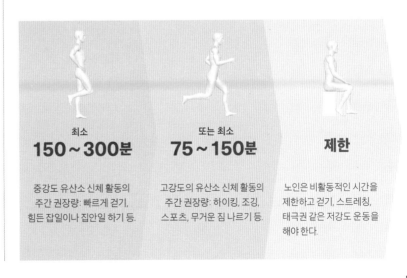

최소
150~300분
중강도 유산소 신체 활동의 주간 권장량: 빠르게 걷기, 힘든 잡일이나 집안일 하기 등.

또는 최소
75~150분
고강도의 유산소 신체 활동의 주간 권장량: 하이킹, 조깅, 스포츠, 무거운 짐 나르기 등.

제한
노인은 비활동적인 시간을 제한하고 걷기, 스트레칭, 태극권 같은 저강도 운동을 해야 한다.

노인을 위한 스트레칭 가이드라인

나이 듦에 따라 신체 활동을 유지하는 것이 어느 때보다 중요해진다. 저항 운동과 유산소 운동은
신체 기능을 유지하기 위한 규칙적인 운동에 포함시켜야 할 두 종류의 신체 활동이다. 스트레칭은
노인들이 신체 활동을 더 쉽고 즐겁게 하는 데 도움이 되므로 전반적인 건강과 행복을 증진할 수 있다.

노인의 경우 일상 활동을 위한 신체 기능을 유지하고 낙상이나
부상 위험을 줄이는 것이 무엇보다 중요하다. 비활동적인 시간을
줄이고 그 시간에 스트레칭이나 태극권 같은 저강도 운동을 할
것을 추천한다. 윗몸(상체) 유연성은 옷을 입거나 물건을 집는 것
같은 활동에 중요하다. 반면에 아랫몸(하체) 유연성은 걷거나 굽히는
활동에 중요하다. 일상 생활에서 사용하는 관절을 대상으로 하는
스트레칭도 해야 한다.

물론 노인도 더 활발한 움직임을 목표로 할 수 있고 그렇게 해야
한다. 움직임은 다양해야 하고 균형감과 근력에 중점을 두어야 하며
가급적 중강도나 고강도로 해야 한다. 이것을 스트레칭 프로그램에
맞춰 일주일에 3일 이상 해 신체 기능을 향상하고 낙상 위험을 줄일
것을 권한다.

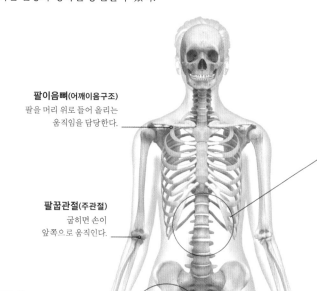

팔이음뼈(어깨이음구조)
팔을 머리 위로 들어 올리는
움직임을 담당한다.

팔꿈관절(주관절)
굽히면 손이
앞쪽으로 움직인다.

무릎관절(슬관절)
엉덩관절과 함께 윗몸의
무게를 지탱한다.

발목관절(족관절)
발과 다리를 연결하며
서거나 걷는 움직임에
관여한다.

앞에서 본 모습

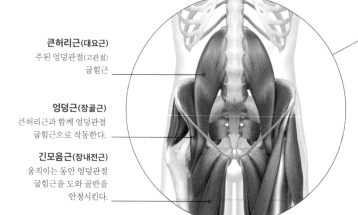

큰허리근(대요근)
주된 엉덩관절(고관절)
굽힘근

엉덩근(장골근)
큰허리근과 함께 엉덩관절
굽힘근으로 작동한다.

긴모음근(장내전근)
움직이는 동안 엉덩관절
굽힘근을 도와 골반을
안정시킨다.

엉덩관절 굽힘근
엉덩관절 굽힘근과 폄근으로 스트레칭을 하면
노인의 걸음걸이를 개선할 수 있는 것으로 밝혀졌다.
이것은 특히 낙상 위험을 줄이고 운동성과
신체적 독립성을 유지하는 데 중요하다.

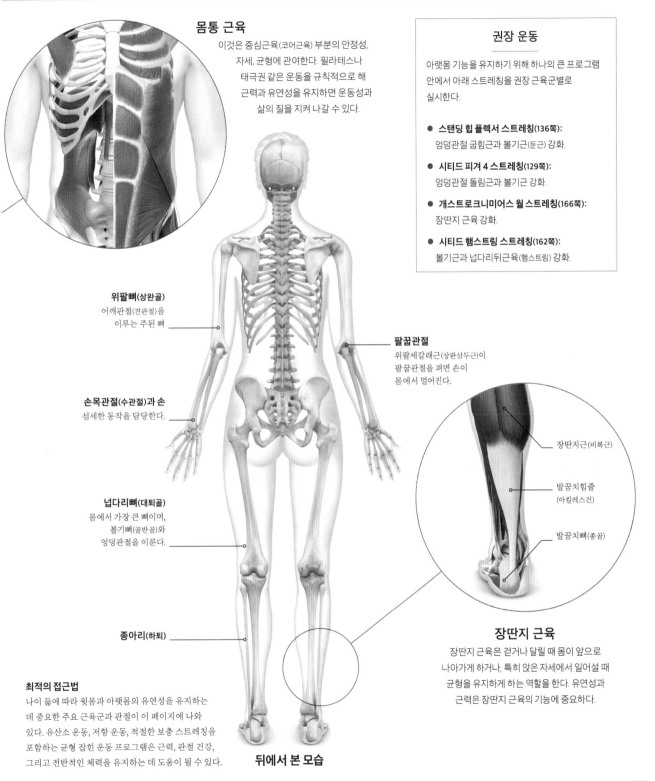

몸통 근육

이것은 중심근육(코어근육) 부분의 안정성, 자세, 균형에 관여한다. 필라테스나 태극권 같은 운동을 규칙적으로 해 근력과 유연성을 유지하면 운동성과 삶의 질을 지켜 나갈 수 있다.

권장 운동

아랫몸 기능을 유지하기 위해 하나의 큰 프로그램 안에서 아래 스트레칭을 권장 근육군별로 실시한다.

- **스탠딩 힙 플렉서 스트레칭(136쪽):** 엉덩관절 굽힘근과 볼기근(둔근) 강화.
- **시티드 피겨 4 스트레칭(129쪽):** 엉덩관절 돌림근과 볼기근 강화.
- **개스트로크니미어스 월 스트레칭(166쪽):** 장딴지 근육 강화.
- **시티드 햄스트링 스트레칭(162쪽):** 볼기근과 넙다리뒤근육(햄스트링) 강화.

위팔뼈(상완골)
어깨관절(견관절)을 이루는 주된 뼈

팔꿉관절
위팔세갈래근(상완삼두근)이 팔꿉관절을 펴면 손이 몸에서 멀어진다.

손목관절(수관절)과 손
섬세한 동작을 담당한다.

넙다리뼈(대퇴골)
몸에서 가장 큰 뼈이며, 볼기뼈(골반골)와 엉덩관절을 이룬다.

종아리(하퇴)

최적의 접근법
나이 듦에 따라 윗몸과 아랫몸의 유연성을 유지하는 데 중요한 주요 근육군과 관절이 이 페이지에 나와 있다. 유산소 운동, 저항 운동, 적절한 보충 스트레칭을 포함하는 균형 잡힌 운동 프로그램은 근력, 관절 건강, 그리고 전반적인 체력을 유지하는 데 도움이 될 수 있다.

뒤에서 본 모습

장딴지근(비복근)
발꿈치힘줄(아킬레스건)
발꿈치뼈(종골)

장딴지 근육
장딴지 근육은 걷거나 달릴 때 몸이 앞으로 나아가게 하거나, 특히 앉은 자세에서 일어설 때 균형을 유지하게 하는 역할을 한다. 유연성과 근력은 장딴지 근육의 기능에 중요하다.

스트레칭을 하면 안 되는 경우

스트레칭에 대한 일반적인 주의 사항과 금기 사항을 아는 것이 중요하다.
다만 특정 부상이나 질병의 치료에 대한 지침은 전문가에게 문의해야 한다.

스트레칭 주의 사항

스트레칭은 관절 가동 범위와 유연성에 긍정적인 영향을 미치는 것으로 입증되었다. 하지만 부상이나
기존 건강 상태의 악화 위험을 최소화하려면 안전한 실행에 중점을 두는 것이 중요하다. 적절한 예방 조치를
따르고 전문가의 지도를 받으면, 유연성과 신체 기능을 향상하면서 부상이나 위해의 위험을 줄일 수 있다.

어느 스트레칭이든 적절하지 않은 경우가
있으므로 숙련된 전문가의 도움을 받아야
한다. 그런 경우에는 근육 과도긴장이나
삠(염좌) 같은 급성 부상, 관절 불안정, 최근의
관절 치환 수술 등이 해당된다. 그 밖에
개방상처(개방창), 관절탈구, 감염도 있다.
이러한 경우에는 통증 관리나 여타 치료가
우선이므로 스트레칭을 당장 권하지 않는다.
　경우에 따라 부상 부위를 보호하기
위해 고정(운동 억제)이나 관절 부상 예방
조치를 취하기도 한다. 이러한 예방 조치는

임시방편일 수 있지만, 조직 치유에 우선을
둔다.
　주의가 꼭 필요한 다른 경우로는
비급성 질환이나 임신이 있다. 예를 들어
뼈엉성증(골다공증)이나 류마티스관절염
같은 질환 또는 만성 통증이 있는 사람은
부상이나 불편을 예방하기 위해 특정
스트레칭을 피하거나 변경할 필요가 있다.
임신 중에 스트레칭을 할 때는 동작을
변경해야 할 수 있다. 스트레칭을 안전하게
하거나 운동을 효과적으로 하는 데 영향을
미칠 수 있는 건강 문제나 질환이 있다면
자격 있는 코치나 전문가와 상담해야 한다.

관절 변화
관절의 변화는 뼈의 구조와 기능을
변화시켜 관절 가동 범위에 영향을 줄
수 있다. 예를 들어 뼈관절염(골관절염)은
연골 감소와 뼈증식(골증식)을 일으켜
관절의 부드럽고 자유로운 움직임을

제한할 수 있다. 관절주머니(관절낭)나 주변
물렁조직(연부조직)의 변화도 관절 가동
범위를 제한할 수 있다. 관절의 고유감각
되먹임(피드백)이 변화해 감각 입력이
감소하고 움직임 제어에 장애가 생길
수 있다. 이러한 문제가 있는 상태에서
스트레칭을 하거나 동작을 시도할 때는
주의해야 한다.
　예를 들어 엄지발가락제한증(hallux
limitus, 무지제한증)은 엄지발가락 관절 가동
범위가 제한되고 뻣뻣해지는 질환으로,
주로 뼈관절염이나 여타 관절면 변화 때문에
발생한다. 약간의 굳음(강직)이나 불편감이
있을 수 있지만 여전히 발가락을 어느 정도
움직일 수 있다. 엄지발가락굳음증(hallux
rigidus, 무지강직증)은 엄지발가락 관절의
관절 가동 범위가 거의 또는 전혀 없는 더
중증 형태의 엄지발가락제한증이다. 경우에
따라서는 관절면 변화나 뼈증식이 진행되어
움직임이 제한되거나 통증과 불편감이
생기기도 한다.
　관절 가동 범위 제한을 의미할 수 있는
몇 가지 징후는 다음과 같다.

● 아리거나, 무지근하거나, 욱신거리는
　통증이 있으며, 움직이면 더 심해질 수
　있다.

정상

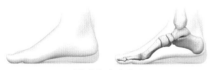

엄지발가락제한증

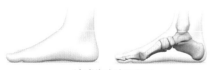

엄지발가락굳음증

엄지발가락 장애
엄지발가락 가동 범위가 정상이라면 발가락
관절을 쉽게 굽힐 수 있다. 엄지발가락제한증이
있으면 발가락이 뻣뻣하긴 해도 약간 움직일
수 있고, 엄지발가락굳음증이 있으면 사실상
발가락을 전혀 움직일 수 없다.

엉덩관절 충돌

엉덩관절(고관절)은 모양과 크기가 다양하다. 일부 변이는 넙적다리절구충돌(대퇴비구충돌)을 일으킬 수 있는데, 이것은 넙다리뼈머리(대퇴골두, 볼)가 볼기뼈절구(관골구, 소켓)에 꽉 끼어 통증, 뻣뻣함, 가동 범위 제한을 유발한다. 이에 대한 재활 치료는 엉덩관절 안정성, 신경근육 조절, 근력, 관절 가동 범위, 움직임 패턴을 개선하는 것을 목표로 한다.

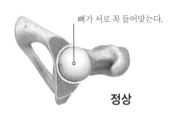

뼈가 서로 꼭 들어맞는다.

정상

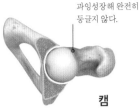

넙다리뼈머리의 뼈가 과잉성장해 완전히 둥글지 않다.

캠

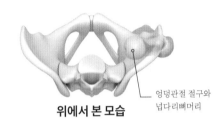

위에서 본 모습

엉덩관절 절구와 넙다리뼈머리

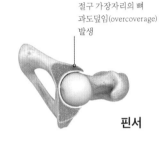

절구 가장자리의 뼈 과도덮임(overcoverage) 발생

핀서

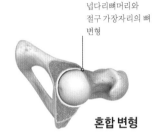

넙다리뼈머리와 절구 가장자리의 뼈 변형

혼합 변형

- 뻐근하거나 움직이기 어려울 수 있으며, 아침이나 장시간 활동하지 않은 후에 더 심해질 수 있다.

- 통증이나 굳음을 유발하는 국소 통증이나 염증.

- 관절 가동 범위 감소. 경미하거나 심할 수 있다.

- 뚝뚝거리거나(큰 소리) 딱딱거리면서(작은 소리) 아프거나 결림.

구조해부학

간혹 관절 구조의 타고난 변이로 인해 관절 가동 범위가 제한되거나 (과부하 또는 스트레스가 가해질 경우) 통증이나 부상이 생길 수 있다. 이러한 변이는 신체 곳곳에서 발생할 수 있으며 비교적 흔한 것부터 드문 것까지 다양할 수 있다.

예를 들어 엉덩관절에 생기는 캠(cam)과

핀서(pincer) 형태의 변이는 관절 가동 범위, 특히 굽힘(굴곡)과 돌림(회전)에 영향을 줄 수 있는 두 가지 흔한 변이이다(위 그림 참고).

절구뒤경사(비구후방경사)는 절구(비구, 소켓)가 골반 뒤쪽으로 기울어진 경우에 발생하며, 넙다리뼈(대퇴골)와 절구 사이의 관절 가동 범위가 감소한다. 절구앞경사(비구전방경사)는 절구가 골반 앞쪽으로 기울어진 경우에 발생한다. 이러한 변이는 증상이 있을 수도 있고 없을 수도 있다. 이로 인해 관절 가동 범위에 제한이 생기는 경우에는 전문가의 물리 치료 같은 치료 선택지를 고민해야 한다.

안전과 제한 사항

관절 구조가 제한 요인인 경우 결과적으로 유연성이 제한되어 운동 효과가 제한될 수 있다. 이러한 한계를 감안해 스트레칭 같은 활동으로 관절 가동 범위를 무리하게 넓혀서는 안 되는 경우를 아는 것이 중요하다. 다음 운동 조언을 고려할 필요가 있다.

- **아린 지속통**은 상태 악화를 의미한다.

- 관절 가동 범위 끝까지 **무리하게 움직여서는** 안 된다.

- 관절 가동 범위 안에서 **근력을 최대한** 사용해야 한다.

- 신체 활동과 운동 강도를 **점진적으로 늘려야** 한다.

- 편안한 동작을 위해 **스트레칭 자세를 변경해야** 한다. 이 책에 소개된 많은 스트레칭에는 강도를 조절할 수 있는 응용 동작이 포함되어 있으며, 앉거나 서서 하는 동작을 선택할 수 있다.

- **숙련된 전문가에게** 조언을 구해야 한다.

스트레칭 동작

이 장에서 제공된 명확한 단계별 안내를 따라 엄선된 스트레칭 동작 세트를 설정하고 실행할 수 있다. 신체 부위별로 정리되어 있어 손목관절(수관절)을 포함한 모든 부위에 대한 스트레칭을 할 수 있다. 기구 없이 누구나 스트레칭을 할 수 있으며, 개인별 신체 활동 루틴에 맞는 스트레칭을 선택할 수 있는 다양한 방법이 있다. 곳곳에 동작 변경과 안전에 관한 언급이 있어 모든 수준의 사람들이 근육 과도긴장이나 부상에 대한 두려움 없이 가동성과 유연성 훈련을 업그레이드할 수 있다.

스트레칭에 관한 소개

스트레칭은 오랜 시간에 걸쳐 그 자체에 대한 이해와 수행 방법이 크게 발전했다. 스트레칭이 인체의 기능이나 신체 활동과 어떤 관련이 있는지, 스트레칭이 몸에 어떤 영향을 미치는지에 대한 연구는 지금도 계속되고 있다. 여기서 스트레칭을 간략히 소개한다.

스트레칭을 시작하기 전에 몇 가지 요소를 이해하는 것이 중요하다. 각각의 정적 스트레칭 테크닉을 숙달하고 난 후에는 15~30초, 익숙해지면 최대 60초까지 자세를 유지해 유연성 향상을 위한 최상의 효과를 거두도록 해야 한다. 다만 관절 가동 범위를 더 넓히기 위한 훈련(이를테면 체조)을 하려면 스트레칭 강도와 시간을 늘려야 할 수 있다.

이 책에 소개된 스트레칭과 더불어 최대 가동 범위 저항 운동도 관절 가동 범위를 개선하고 스트레칭 내성을 키우는 데 중요한 선택지이다. 활발한 신체 활동을 가급적 평생 유지하는 것을 목표로 하는 것이 최선이다.

달리기나 축구를 비롯해 현재 선호하는 활동을 보완하기 위한 동적 스트레칭을 선택할 수도 있다. 특정 스포츠에 필요한 유연성을 높이기 위해 정적 스트레칭을 선택할 수도 있고, 일반적인 움직임과 관련 있는 스트레칭을 택할 수도 있다.

관절 가동 범위가 전날과 다르게 느껴지거나 더 나은 날이 있을 수 있다. 그럴 때마다 움직임의 느낌과 질을 인식해야 한다. 신체가 적응하려면 시간과 반복적 노력이 필요하다. 이 책을 어떻게 사용할지는 각자에게 달려 있다. 이 책의 목적은 지금까지 알려진 지식을 제공하고, 운동과 신체 활동에 대한 장벽을 없애는 것이다.

설명한다. 각 동작을 할 때마다 몸의 반대쪽에도 같은 스트레칭을 반복하는 것이 중요하다.

의도와 목표

어떤 스트레칭을 선택할지는 목표에 따라 달라진다. 기본적인 기능적 가동성이나 유연성을 위한 스트레칭을 선택할 수도 있고,

양쪽 스트레칭

스탠딩 하프 문(92쪽) 같은 많은 동작은 몸 한쪽(왼쪽 또는 오른쪽)을 늘이는 방법을

기구

많은 스트레칭은 기구를 사용하지 않고도 할 수 있다. 하지만 간단한 기구를 이용하면 편안하게 할 수 있을 뿐만 아니라 강도를 높이거나 동적 스트레칭 효과를 늘리는 데 도움이 될 수 있다. 운동 효과를 높일 수 있는 몇 가지 예로 저항 밴드, 요가 블록, 운동 매트, 벤치 등이 있다. 요가 블록은 스트레칭 수준을 조절하거나, 늘이는 동작의 크기를 줄이는 데 유용하다. 저항 밴드는 월 로테이션(벽에 기대 몸통 돌리기) 같은 동적 스트레칭에 이용할 수 있다. 이 책에 소개된 일부 동작에서 이러한 기구가 쓰인다.

- **저항 밴드:** 일반적으로 긴 고리 형태이거나 기다랗고 납작한 밴드 형태다. 근력 강화를 위한 다양한 스트레칭에 이용할 수 있다.

- **요가 블록:** 블록이나 덧베개는 관절 가동 범위를 조절하고 지지대를 확보하는 데 도움이 될 수 있다.

- **운동 매트:** 매트를 이용하면 딱딱한 바닥에서 편안하게 할 수 있으며, 다양한 두께의 매트가 있다.

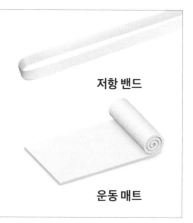

저항 밴드

운동 매트

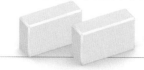

요가 블록

다양한 스트레칭 이용 분야

각 유형의 스트레칭 이용 분야에는 저마다의 역사, 원리, 주안점, 방식이 있다.
이 책에 실린 스트레칭 중 일부에서 이러한 분야를 소개하긴 하지만, 이전에
접해본 적이 없을 법한 새로운 스트레칭도 있다.

스트레칭을 흔히 이용하는 분야로는 요가, 필라테스, 태극권이 있다. 각각의 철학, 지침, 의도를 활용하는 가동성 향상 프로그램들도 있다. 이렇듯 여러 분야에 걸쳐 등장하는 많은 스트레칭은 거의 동일한 동작이지만 이름이 같거나 약간 다를 수 있다.

예를 들어 차일드 포즈(78쪽)는 요가와 여타 많은 피트니스 프로그램에서 실시된다. 캣 카우(74쪽) 역시 다양한 분야에서 수행된다. 이런 자세들은 일련의 요가 자세 연결 동작에 포함될 수 있으며, 다른 자세, 호흡법, 명상 수련과 함께 할 수도 있다.

전반적으로 볼 때, 스트레칭 이용 분야들 간의 차이에서 신체 활동을 하는 개인들의 다양한 목표와 선호도뿐만 아니라 서로 다른 유형의 운동 선수나 집단의 특정한 필요 사항과 요건도 드러난다.

적합한 스트레칭 선택하기

적합한 스트레칭 동작의 선택은 목표, 신체 능력, 질병이나 부상 같은 요인에 따라 달라진다. 선택 가이드라인이 있긴 하지만, 응용 동작들도 있다. 유연성을 높이고 싶은 부위에 맞는 스트레칭 동작을 선택하거나, 특정 유형의 신체 활동에 도움이 되는 동작을 택할 수도 있다. 많은 스트레칭 동작에는 좌우 양쪽에서 할 수 있는 한쪽(편측성) 또는 비대칭 자세가 있다.

이 책에서 다루는 내용

이 책의 목표는 스트레칭의 최신 개념을 공유하고, 신체 활동에 대한 장벽을 허물고, 움직임 인식을 높여 주는 것이다.

- ✓ 움직임과 그것을 행하는 개인별 신체 능력을 이해할 수 있는 자료
- ✓ 일반적인 움직임
- ✓ 개념과 최신 연구 소개

이 책에서 다루지 않는 내용

이 책의 목적은 의학적 조언을 대체하거나 자가 치료 수단을 제공하는 것이 아니다. 개인별 문제는 항상 전문가에게 문의해야 한다.

- ✗ 의학적 조언이 아니다.
- ✗ 개인별 한계가 운동 능력에 영향을 미칠 수 있다. 통증과 부상은 항상 정확하게 진단해야 한다.

하나의 스트레칭 프로그램을 시작할 때는 반드시 다른 유형의 운동을 병행해야 최상의 결과를 얻을 수 있다는 점을 기억해야 한다. 약간의 불편감은 정상이지만 일시적이어야 한다. 통증이 지속되거나 특정 건강 문제가 있는 경우 물리 치료사나 개인 트레이너처럼 자격 있는 전문가와 상담해야 한다.

필라테스
중심근육(코어근육)을 강화하고 유연성과 균형감을 향상하는 데 중점을 둔 저강도 운동법이다.

요가
신체 자세, 호흡법, 명상 또는 이완을 결합한 심신 수련법이다.

움직임

피트니스
신체 활동 준비에 도움이 되는 스트레칭이나, 유연성 향상과 근력 강화 보충 프로그램이 이에 속한다.

기타
태극권같이 스트레칭을 활용하는 다양한 신체 활동이 운동이나 스포츠에 대한 독특한 철학에서 비롯될 수 있다.

공통분모
스트레칭은 요가, 필라테스, 일반 피트니스 트레이닝 등 온갖 종류의 신체 활동에서 찾아볼 수 있다. 각 신체 활동별 의도와 철학은 다를 수 있지만, 움직임은 모든 신체 활동의 중심인 공통 주제이다.

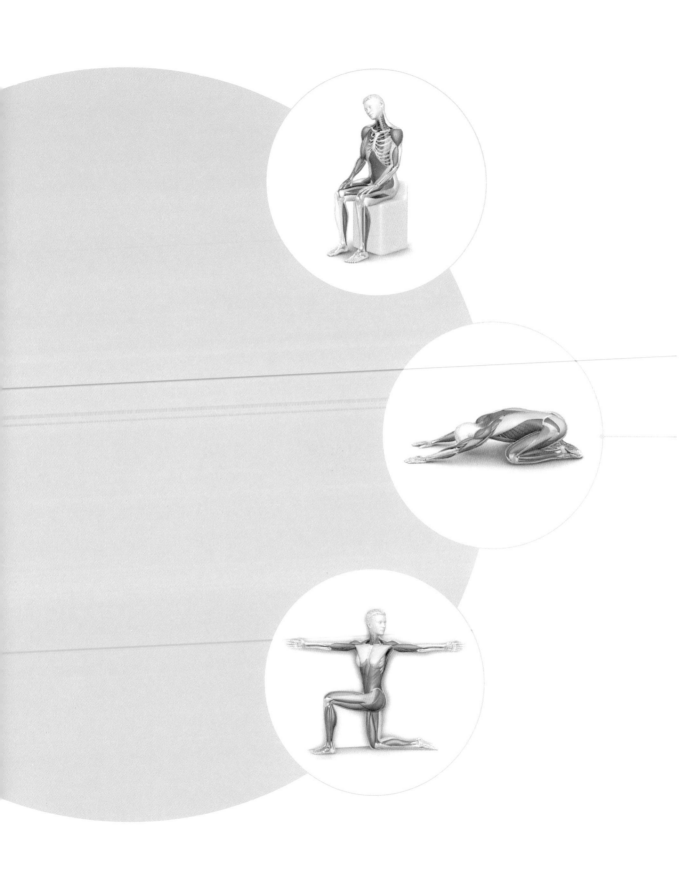

목과 척주 동작

척주는 열심히 일하는 신체 부위이다. 척주는 몸통을 앞쪽과 뒤쪽으로, 양옆으로 움직일 수 있고 좌우로 돌릴 수도 있어서 몸이 여러 운동면에 걸쳐 움직일 수 있게 한다. 또한 몸을 지탱하고 호흡 기능을 도우며 척수와 신경을 보호한다. 척주의 목뼈(경추) 부위인 목은 가동성이 매우 높은 부위여서 과도하게 사용하면 통증이 생길 수 있다. 다음 동작들은 척주의 모든 부위의 가동성을 높여서 통증과 굳음(강직)을 완화하고 기능을 개선하는 데 도움이 될 수 있다.

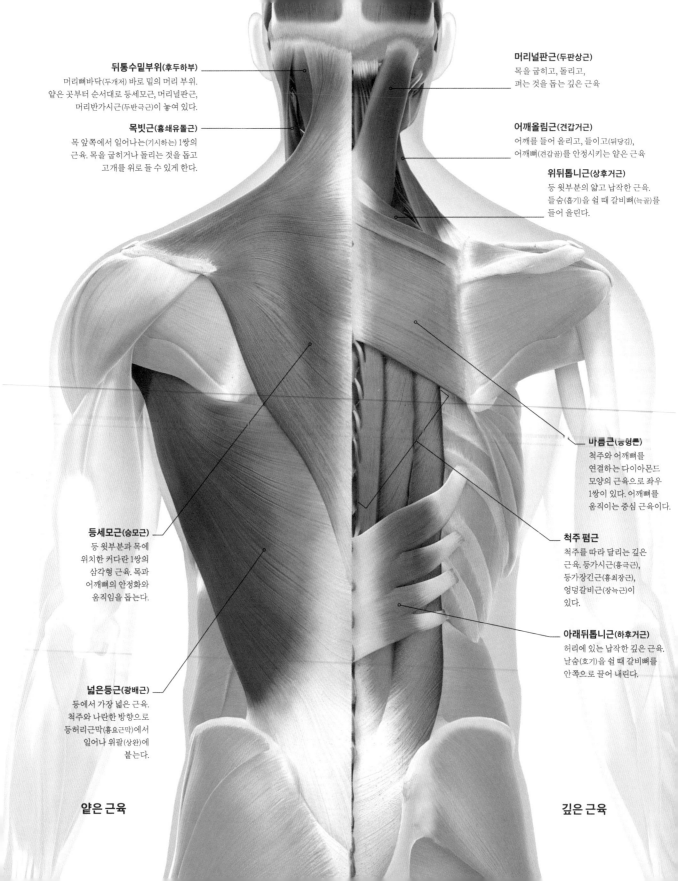

뒤통수밑부위(후두하부)
머리뼈바닥(두개저) 바로 밑의 머리 부위.
얕은 곳부터 순서대로 등세모근, 머리널판근,
머리반가시근(두반극근)이 놓여 있다.

목빗근(흉쇄유돌근)
목 앞쪽에서 일어나는(기시하는) 1쌍의
근육. 목을 굽히거나 돌리는 것을 돕고
고개를 위로 들 수 있게 한다.

머리널판근(두판상근)
목을 굽히고, 돌리고,
펴는 것을 돕는 깊은 근육

어깨올림근(견갑거근)
어깨를 들어 올리고, 들이고,(뒤당김),
어깨뼈(견갑골)를 안정시키는 얕은 근육

위뒤톱니근(상후거근)
등 윗부분의 얇고 납작한 근육.
들숨(흡기)을 쉴 때 갈비뼈(늑골)를
들어 올린다.

마름근(능형근)
척주와 어깨뼈를
연결하는 다이아몬드
모양의 근육으로 좌우
1쌍이 있다. 어깨뼈를
움직이는 중심 근육이다.

등세모근(승모근)
등 윗부분과 목에
위치한 커다란 1쌍의
삼각형 근육. 목과
어깨뼈의 안정화와
움직임을 돕는다.

척주 폄근
척주를 따라 달리는 깊은
근육. 등가시근(흉극근),
등가장긴근(흉최장근),
엉덩갈비근(장늑근)이
있다.

아래뒤톱니근(하후거근)
허리에 있는 납작한 깊은 근육.
날숨(호기)을 쉴 때 갈비뼈를
안쪽으로 끌어 내린다.

넓은등근(광배근)
등에서 가장 넓은 근육.
척주와 나란한 방향으로
등허리근막(흉요근막)에서
일어나 위팔(상완)에
붙는다.

얕은 근육

깊은 근육

목과 척주 스트레칭

목과 등의 주요 근육으로는 등세모근, 마름근, 척주세움근(척주기립근), 넓은등근, 그리고
깊은 목뼈 굽힘근(굴근), 널판근(판상근), 목빗근, 목갈비근(사각근) 같은 목뼈(경추) 근육이 있다.
이러한 근육은 자세와 몸통의 안정성을 유지하고 목을 움직이는 데 중요한 역할을 한다.

목과 등의 근육은 머리를 지지하고 자세를 유지하고 여러 운동면에서 움직임을 원활하게 하는 중요한 기능을 한다. 또한 호흡을 돕는다. 등세모근과 마름근은 어깨뼈를 움직이는 중심 근육으로 어깨의 움직임과 안정화를 돕는다. 넓은등근은 어깨를 모으고(내전) 펼(신전) 수 있으며 조정, 수영, 등산에서 중요한 근육이다.

척주 폄근은 등을 펴며, 곧추앉거나 물건을 들거나 주위를 둘러보는 것 같은 일상 활동에서 자세 안정에 기여한다.

스트레칭과 근력 운동은 긴장을 완화하고 관절 가동 범위, 근력, 지구력을 향상할 수 있다. 이런 기능을 하는 근력 운동에는 로(row)와 풀다운(pulldown) 동작들이 있다.

리베이터 스트레칭
어깨올림근 스트레칭
LEVATOR STRETCH

목은 다양한 이유로 긴장이 지속될 수 있는 신체 부위이다. 책상 앞에 장시간 앉아 있을 때처럼 어깨를 들어 올린 채 보내는 시간이 늘어나면 긴장 상태가 생길 수 있다. 이럴 때 어깨를 들어 올리는 근육을 대상으로 스트레칭을 하면 도움이 될 수 있다.

어깨올림근은 목 양쪽에 있고 어깨뼈(견갑골) 안쪽 부분에서 일어나 머리뼈(두개골) 바닥(기저)에 붙는다. 이 동작은 목과 어깨 운동 프로그램의 일환으로 또는 단독으로 스트레칭이 필요할 경우 이용할 수 있다.

구분
- ●-- 관절
- ○— 근육
- ● 긴장한 채 짧아진다.
- ● 긴장한 채 길어진다.
- ◐ 긴장하지 않고 길어진다.
- ◑ 움직임도 길이 변화도 없다.

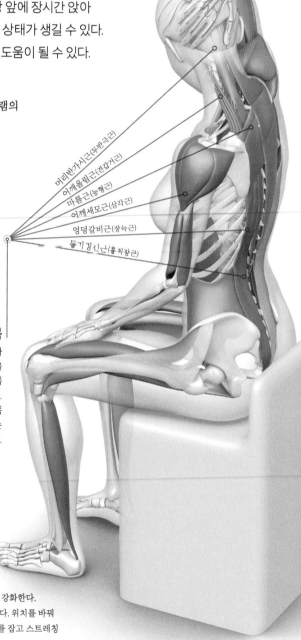

머리반가시근(두반극근)
어깨올림근(견갑거근)
마름근(능형근)
어깨세모근(삼각근)
엉덩갈비근(장늑근)
등기강신근(흉최장근)

팔과 목
그림에서처럼 복장뼈(흉골)가 앞을 향한 자세에서 오른팔을 이용하면 목과 어깨뼈의 반대쪽 어깨올림근을 늘이기가 용이하다. 목 뒷부분부터 어깨뼈 안쪽 가장자리까지 근육이 늘어나는 것을 느낄 수 있다.

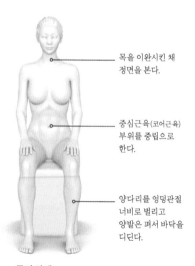

목을 이완시킨 채 정면을 본다.

중심근육(코어근육) 부위를 중립으로 한다.

양다리를 엉덩관절 너비로 벌리고 양발은 펴서 바닥을 디딘다.

준비 단계
의자에 앉아서 양어깨를 이완시키고 양발로 바닥을 디딘다. 시선은 정면을 향하고, 척주는 중립으로 한다. 양손은 넓적다리 위에 가볍게 올려놓는다.

1단계/2단계
머리와 목을 오른쪽 아래로 약간 돌려 오른쪽 겨드랑이를 바라본다. 오른손 손바닥을 뒤통수에 대고 머리를 시선 방향 아래로 당겨 스트레칭을 강화한다. 등과 허리의 척주는 중립을 유지한다. 위치를 바꿔 왼쪽을 바라보며 왼손으로 뒤통수를 잡고 스트레칭 동작을 반복한다.

매뉴얼 서브옥시피털 스트레칭
수동적 뒤통수밑부위 스트레칭
MANUAL SUBOCCIPITAL STRETCH

이 부드러운 동작은 머리와 턱을 위로 기울이는 머리뼈 바닥의 뒤통수밑근 4개에서 발생하는 목 긴장을 완화하는 데 도움이 될 수 있다. 이 스트레칭에서 턱 들임(뒤당김. 목뼈 전체를 뒤로 움직여 턱이 안쪽으로 당겨짐)과 턱 내림(목뼈 윗부분을 굽혀 고개가 숙여지면서 턱이 안쪽으로 당겨짐)은 이 근육들을 대상으로 한다.

아래턱뼈(하악골)와 머리뼈를 연결하는 턱관절(측두하악관절)의 통증이나, 목통증(경통), 긴장두통(긴장성 두통)과 관련 있는 증상들을 완화하는 데 도움이 될 수 있다. 목이나 턱 운동 프로그램의 일부로, 또는 일상적으로 컴퓨터 앞에서 일하는 사람처럼 스트레칭이 필요할 때 쉽게 이용할 수 있다.

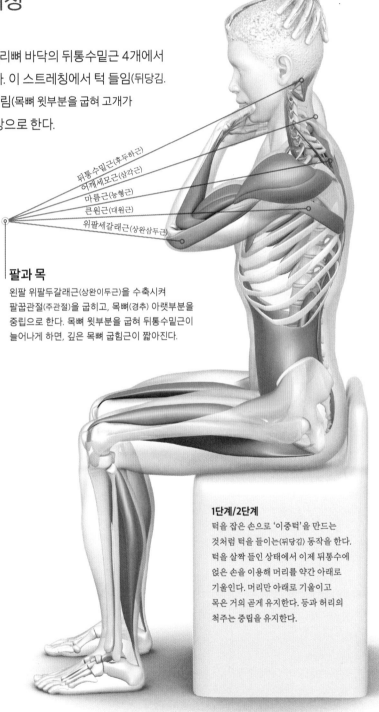

뒤통수밑근(후두하근)
어깨세모근(삼각근)
마름근(능형근)
큰원근(대원근)
위팔세갈래근(상완삼두근)

팔과 목
왼팔 위팔두갈래근(상완이두근)을 수축시켜 팔꿈치관절(주관절)을 굽히고, 목뼈(경추) 아랫부분을 중립으로 한다. 목뼈 윗부분을 굽혀 뒤통수밑근이 늘어나게 하면, 깊은 목뼈 굽힘근이 짧아진다.

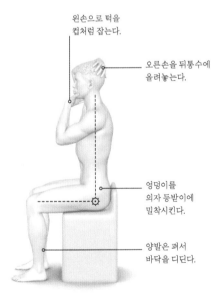

왼손으로 턱을 컵처럼 잡는다.

오른손을 뒤통수에 올려놓는다.

엉덩이를 의자 등받이에 밀착시킨다.

양발은 펴서 바닥을 디딘다.

준비 단계
의자에 앉아서 양발로 바닥을 디딘 자세로 시작한다. 시선은 정면을 향하고 척주는 중립으로 한다. 왼손으로 턱을 컵처럼 잡아 턱이 엄지와 검지로 감싸이게 한다. 오른손은 뒤통수에 올려놓는다.

1단계/2단계
턱을 잡은 손으로 '이중턱'을 만드는 것처럼 턱을 들이는(뒤당김) 동작을 한다. 턱을 살짝 들인 상태에서 이제 뒤통수에 얹은 손을 이용해 머리를 약간 아래로 기울인다. 머리만 아래로 기울이고 목은 거의 곧게 유지한다. 등과 허리의 척주는 중립을 유지한다.

스터노클라이도마스토이드 스트레칭
목빗근 스트레칭
STERNOCLEIDOMASTOID (SCM) STRETCH

목빗근(흉쇄유돌근, sternocleidomastoid)은 빗장뼈(쇄골)에서 일어나 턱 근처에 붙는 두 갈래 근육이다. 이 근육은 머리를 위로 기울이고 목을 앞으로 움직이는 역할을 한다. 고정된 목 자세나 자연스럽지 않은 호흡 습관으로 긴장이 지속될 수 있다.

턱관절(측두하악관절) 통증, 목통증(경통), 긴장두통의 증상 완화에 도움이 될 수 있다. 목, 턱, 어깨 운동 프로그램의 일부로, 또는 스트레칭이 필요할 때 이용할 수 있다. 이 정도면 충분하다고 생각되면 1단계만 하는 것으로 동작을 변경해도 되며, 움직임이 편안하게 느껴져야 한다. 통증이 느껴지지 않는 가동 범위 내에서 스트레칭을 실시해야 한다.

구분
- ●-- 관절
- ○— 근육
- ● 긴장한 채 짧아진다.
- ● 긴장한 채 길어진다.
- ● 긴장하지 않고 길어지다
- ● 움직임도 길이 변화도 없다.

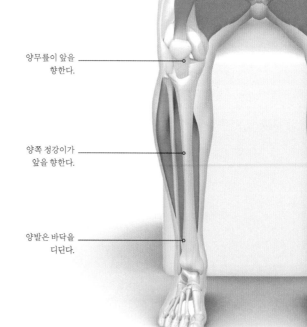

양무릎이 앞을 향한다.

양쪽 정강이가 앞을 향한다.

양발은 바닥을 디딘다.

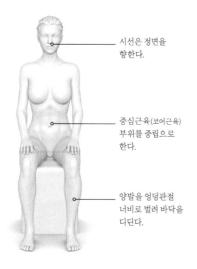

시선은 정면을 향한다.

중심근육(코어근육) 부위를 중립으로 한다.

양발을 엉덩관절 너비로 벌려 바닥을 디딘다.

준비 단계
의자에 앉아서 어깨관절(견관절)을 이완시키고 양발로 바닥을 디딘다. 시선은 앞을 향하고 척주는 중립으로 한다.

❝ ❞
목빗근은 개별로 또는 함께
기능할 수 있는 두 갈래 근육이다.

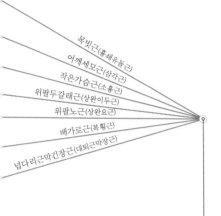

목빗근(흉쇄유돌근)
어깨세모근(삼각근)
작은가슴근(소흉근)
위팔두갈래근(상완이두근)
위팔노근(상완요근)
배가로근(복횡근)
넓다리근막긴장근(대퇴근막장근)

몸통
고개를 뒤로 젖히면 목빗근이 길어진다.
목빗근 복장갈래 이는점 부위에 얹은
양손으로 근육을 반대쪽으로 당겨 늘인다.

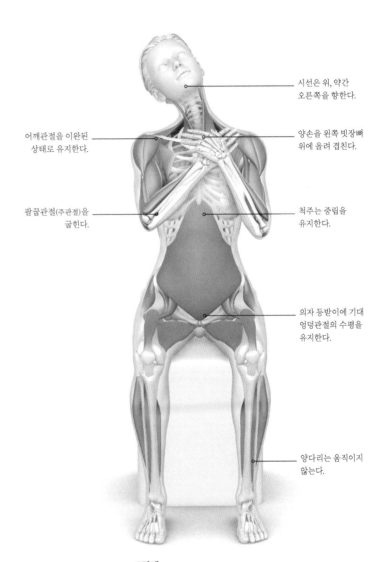

시선은 위, 약간
오른쪽을 향한다.

양손을 왼쪽 빗장뼈
위에 올려 겹친다.

어깨관절을 이완된
상태로 유지한다.

척주는 중립을
유지한다.

팔꿈관절(주관절)을
굽힌다.

의자 등받이에 기대
엉덩관절의 수평을
유지한다.

양다리는 움직이지
않는다.

1단계
오른손을 왼쪽 빗장뼈 위에 올리고 왼손으로
오른손을 눌러 고정한다. 턱을 천장 쪽 위로
든 채 시작한다. 호흡은 이완된 상태를 유지한다.

2단계
턱을 위로 들고 목을 약간 편 상태에서 머리와 목을
오른쪽으로 기울인다. 등과 허리 척주는 중립을 유지한다.
준비 단계로 돌아가서 반대쪽에도 스트레칭을 실시한다.

스케일린 스트레칭
목갈비근 스트레칭
SCALENE STRETCH

목갈비근은 목빗근보다 깊이, 목뼈(경추)의 가쪽에 위치하고 있으며, 목뼈와 첫째, 둘째 갈비뼈(늑골)를 잇는다. 호흡 보조 근육들과 함께 갈비뼈를 들어 올려 호흡을 돕는다. 또한 머리와 목의 움직임도 돕는다.

목갈비근의 긴장 증가나 기능 장애는 다양한 문제를 일으킬 수 있다. 목통증(경통), 가슴우리출구증후군(흉곽출구증후군. 목과 가슴의 신경, 동맥, 정맥 압박), 호흡 능력 저하 등이 생길 수 있다. 목갈비근 스트레칭은 목과 어깨 운동 프로그램의 일부로, 또는 스트레칭이 필요할 때 간단하게 실시할 수 있다. 1단계만 하는 것으로 변경할 수도 있다. 이 부위에는 신경과 여타 구조물이 있으므로 편안한 가동 범위 내에서 실시하는 것이 중요하다.

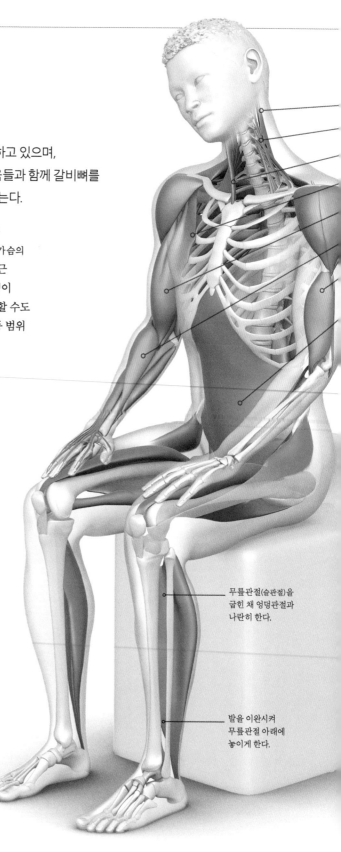

무릎관절(슬관절)을 굽힌 채 엉덩관절과 나란히 한다.

발을 이완시켜 무릎관절 아래에 놓이게 한다.

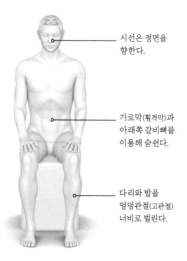

시선은 정면을 향한다.

가로막(횡격막)과 아래쪽 갈비뼈를 이용해 숨쉰다.

다리와 발을 엉덩관절(고관절) 너비로 벌린다.

준비 단계
의자에 앉아서 어깨관절(견관절)을 이완시키고 양발을 펴서 바닥을 디딘다. 시선은 앞쪽을 향하고, 척추는 중립으로 한다.

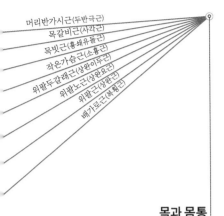

머리반가시근(두반극근)
목갈비근(사각근)
목빗근(흉쇄유돌근)
작은가슴근(소흉근)
위팔두갈래근(상완이두근)
위팔근(상완요근)
위팔노근(상완근)
배가로근(복횡근)

목과 몸통
오른쪽 목빗근으로 목을 가쪽으로 굽히고 갈비사이근(늑간근)으로 갈비뼈를 끌어 내려 날숨을 쉬면 목갈비근 스트레칭이 용이해진다.

" "

팔신경얼기(상완신경총), 빗장밑동맥 (쇄골하동맥), 빗장밑정맥(쇄골하정맥), 가로막신경(횡격막신경)은 모두 서로 다른 지점에서 목갈비근을 관통하는 구조물이다.

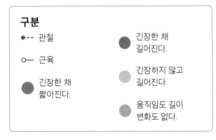

구분
●-- 관절
○— 근육
● 긴장한 채 짧아진다.
● 긴장한 채 길어진다.
● 긴장하지 않고 길어진다.
● 움직임도 길이 변화도 없다.

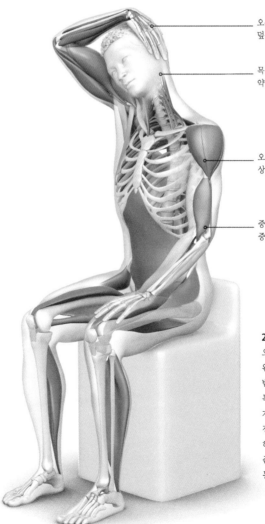

오른손으로 왼쪽 귀를 덮는다.

목 스트레칭을 오른쪽으로 약간 강화한다.

오른팔을 이완된 상태로 유지한다.

중심근육 부위와 허리뼈를 중립으로 유지한다.

1단계
머리와 목을 오른쪽으로 굽히면서 시작한다. 호흡은 이완된 상태를 유지하고 시선은 계속 앞을 향한다.

2단계
오른팔을 위로 올려 오른손으로 왼쪽 귀를 덮으며 머리를 받친다. 머리를 옆으로 당기되 목에 무리가 가지 않게 편안한 가동 범위 내에서 스트레칭을 강화한다. 중심근육 부위와 허리뼈를 중립으로 유지한다. 준비 단계로 돌아가 반대쪽으로 동작을 반복한다.

캣 카우
고양이 자세와 소 자세
CAT COW

고양이 자세는 겁먹은 고양이의 자세를 흉내 낸다. 소 자세는 소의 등이 약간 들어간 전형적인 모습에서 이름을 따왔다. 고양이 자세와 소 자세를 연속으로 함께 실시하면 척주 가동성 강화에 탁월한 스트레칭이 된다.

고양이 자세와 소 자세의 척주 굽힘과 척주 폄 동작은 척주를 가동하고 배 근육과 가슴 근육을 긴장시킨다. 척주 관절 굳음(강직)을 완화하기에 최적의 운동이며, 준비 운동이나 일상 운동으로 이용할 수 있다.

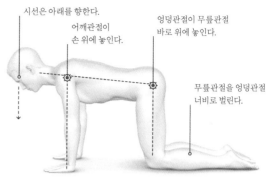

시선은 아래를 향한다.
어깨관절이 손 위에 놓인다.
엉덩관절이 무릎관절 바로 위에 놓인다.
무릎관절을 엉덩관절 너비로 벌린다.

준비 단계
무릎 꿇고 엎드려 어깨관절(견관절)이 손목관절(수관절) 위에, 엉덩관절(고관절)이 무릎관절(슬관절) 위에, 머리와 목이 일직선으로 놓인 자세로 시작한다.

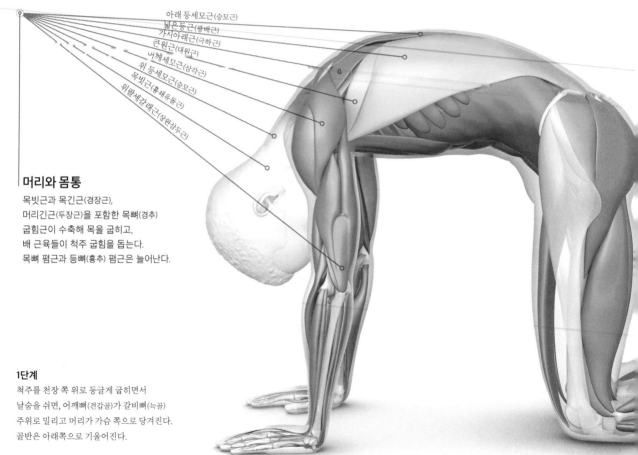

아래 등세모근(승모근)
넓은등근(광배근)
가시아래근(극하근)
큰원근(대원근)
어깨세모근(삼각근)
위 등세모근(승모근)
목빗근(흉쇄유돌근)
위팔세갈래근(상완삼두근)

머리와 몸통
목빗근과 목긴근(경장근), 머리긴근(두장근)을 포함한 목뼈(경추) 굽힘근이 수축해 목을 굽히고, 배 근육들이 척주 굽힘을 돕는다. 목뼈 폄근과 등뼈(흉추) 폄근은 늘어난다.

1단계
척주를 천장 쪽 위로 둥글게 굽히면서 날숨을 쉬면, 어깨뼈(견갑골)가 갈비뼈(늑골) 주위로 밀리고 머리가 가슴 쪽으로 당겨진다. 골반은 아래쪽으로 기울어진다.

응용 동작: 앉은 자세

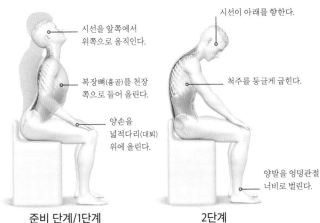

시선을 앞쪽에서 위쪽으로 움직인다.

복장뼈(흉골)를 천장 쪽으로 들어 올린다.

양손을 넓적다리(대퇴) 위에 올린다.

시선이 아래를 향한다.

척주를 둥글게 굽힌다.

양발을 엉덩관절 너비로 벌린다.

준비 단계/1단계   2단계

준비 단계
의자에 곧추앉아서 양손을 허벅지에 올리고 양발을 펴서 바닥을 디딘다.
척주는 중립으로 하되 최대한 똑바르고 편안한 느낌이 들어야 한다.

1단계
들숨을 쉬면서 시선을 위로 올리며 척주를 둥글게 굽힌다. 동시에
복장뼈를 천장 쪽으로 들어 올린다. 척주 전체를 펴고 움직이는 것을
하나의 부드러운 동작으로 한다.

2단계
날숨을 쉬며 척주를 아래쪽으로 둥글게 굽혀, 머리가 아래로 기울고
복장뼈가 엉덩관절 쪽으로 향하게 한다. 머리와 목을 가슴 쪽 아래로
동시에 기울인다.

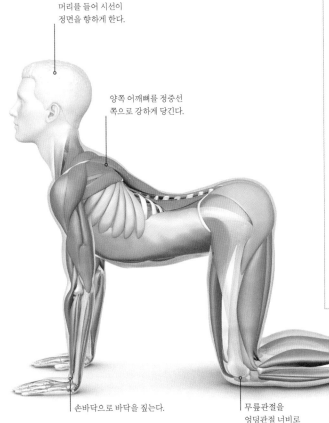

머리를 들어 시선이 정면을 향하게 한다.

양쪽 어깨뼈를 정중선 쪽으로 강하게 당긴다.

손바닥으로 바닥을 짚는다.

무릎관절을 엉덩관절 너비로 벌린다.

2단계
들숨(흡기)을 쉬면서 배를 바닥 쪽으로
내린다. 머리와 목을 들어 올리면서
동시에 척주를 아래쪽으로 둥글게 굽힌다.
척주 전체를 펴고 움직이는 것을 하나의
부드러운 동작으로 한다.

쿼드라투스 룸보룸 스트레칭

허리네모근 스트레칭
QUADRATUS LUMBORUM (QL) STRETCH

뒤배벽(후복벽)에 있는 허리네모근은 가장 깊은
등 근육이다. 허리뼈(요추)를 안정시키고 가쪽으로 굽히며
호흡을 보조하기도 한다. 허리네모근을 과도하게
사용하면 허리통증(요통)이 생길 수 있다.

허리네모근 스트레칭은 등과 어깨의 긴장이나 엉덩관절 가쪽의
결림을 완화하는 데 도움이 될 수 있다. 다리를 교차시키고 한 손을
머리 위로 뻗으면 어깨부터 골반 아래까지 몸의 가쪽 근육들을 늘일
수 있다. 이 스트레칭은 엉덩관절(고관절), 척주, 어깨관절(견관절) 운동
프로그램의 일부로, 또는 스트레칭이 필요할 때 간단히 이용할 수 있다.

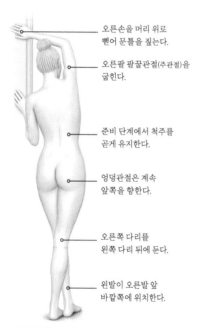

오른손을 머리 위로
뻗어 문틀을 짚는다.

오른팔 팔꿈관절(주관절)을
굽힌다.

준비 단계에서 척주를
곧게 유지한다.

엉덩관절은 계속
앞쪽을 향한다.

오른쪽 다리를
왼쪽 다리 뒤에 둔다.

왼발이 오른발 앞
바깥쪽에 위치한다.

준비 단계
문 옆에 서서 왼쪽 다리를 오른쪽 다리 앞으로 교차시킨
자세로 시작한다. 오른손을 머리 위로 올려 문틀을 짚고,
왼팔 팔꿈관절을 굽혀 왼손으로 몸 앞 왼쪽의 문틀을
짚는다. 똑바로 서서 정면을 바라본다.

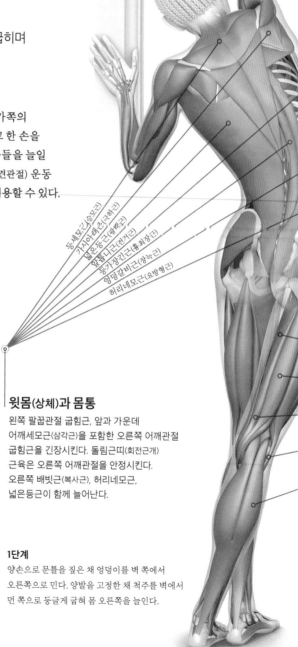

등세모근(승모근)
가시아래근(극하근)
큰볼기근(대둔근)
앞톱니근(전거근)
등가장긴근(흉최장근)
엉덩갈비근(장늑근)
허리네모근(요방형근)

윗몸(상체)과 몸통
왼쪽 팔꿉관절 굽힘근, 앞과 가운데
어깨세모근(삼각근)을 포함한 오른쪽 어깨관절
굽힘근을 긴장시킨다. 돌림근띠(회전근개)
근육은 오른쪽 어깨관절을 안정시킨다.
오른쪽 배빗근(복사근), 허리네모근,
넓은등근이 함께 늘어난다.

1단계
양손으로 문틀을 짚은 채 엉덩이를 벽 쪽에서
오른쪽으로 민다. 양발을 고정한 채 척주를 벽에서
먼 쪽으로 둥글게 굽혀 몸 오른쪽을 늘인다.

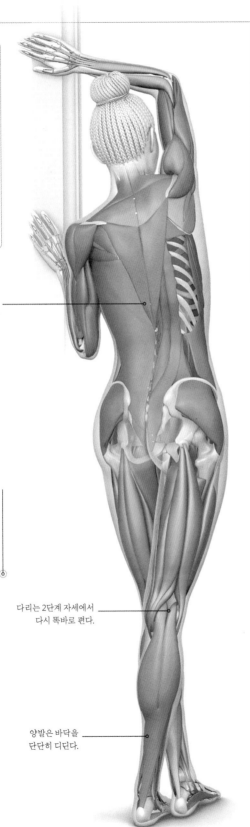

구분

- ●-- 관절
- ○— 근육
- ● 긴장한 채 짧아진다.
- ● 긴장한 채 길어진다.
- ● 긴장하지 않고 길어진다.
- ● 움직임도 길이 변화도 없다.

스트레칭을 하는 동안 몸통을 중립으로 유지한다.

아랫몸(하체)

오른쪽 장딴지근은 늘어나고, 넙다리뒤근육(햄스트링)과 볼기근(둔근)이 긴장해 엉덩관절을 안정시킨다. □강근(후경골근), 종아리근(비골근), 긴엄지굽힘근(장모지굴근)은 왼쪽 발목관절(족관절)과 발을 안정시키는 역할을 한다.

- 중간볼기근(중둔근)
- 가쪽넓은근(외측광근)
- 큰모음근(대내전근)
- 반힘줄근(반건양근)
- 반막모양근(반막양근)
- 두갈래근(대퇴이두근)
- 장딴지근(비복근)

다리는 2단계 자세에서 다시 똑바로 편다.

양발은 바닥을 단단히 디딘다.

응용 동작: 앉은 자세

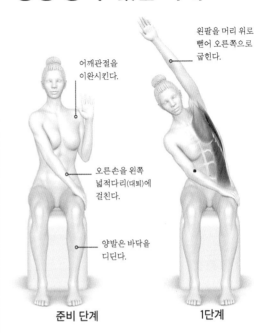

어깨관절을 이완시킨다.

오른손을 왼쪽 넓적다리(대퇴)에 걸친다.

양발은 바닥을 디딘다.

왼팔을 머리 위로 뻗어 오른쪽으로 굽힌다.

준비 단계

1단계

준비 단계
의자에 앉아서 양발로 바닥을 디딘 자세로 시작한다. 척주를 중립으로 하고 시선이 앞을 향하게 한다. 오른손을 왼쪽 넓적다리 바깥쪽에 걸치고 왼손을 어깨관절 높이로 올린다.

1단계
왼팔을 머리 위로 뻗어 오른쪽으로 둥글게 기울이며 날숨(호기)을 쉰다. 척주가 오른쪽으로 굽는다. 오른손은 계속 왼쪽 넓적다리 위에 둔다.

2단계
왼팔을 되돌려 어깨관절 높이로 내리고 척주를 바로 세우면서 준비 단계로 돌아간다.

2단계
엉덩이를 문 쪽으로 되돌려 척주가 다시 곧게 펴지게 한다. 양팔을 준비 자세로 되돌리고 시선이 앞을 향하게 한 채 똑바로 선다.

차일드 포즈
아기 자세
CHILD'S POSE

이 회복 스트레칭은 허리와 골반을 이완시키고
팔과 발목을 늘인다. 척주를 부드럽게 굽히면 특히
허리 주변의 긴장을 완화하는 데 도움이 될 수 있다.
또한 관절 굳음(강직)도 완화할 수 있다.

추가로 가쪽 자세 응용 동작(오른쪽 참고)을 하면 등 양옆과
넓은등근을 대상으로 할 수 있다. 편안한 가동 범위 내에서
해야 하고 한계를 넘어서는 안 된다. 스트레칭에 들어갈 때
호흡을 이용해 긴장을 푼다.

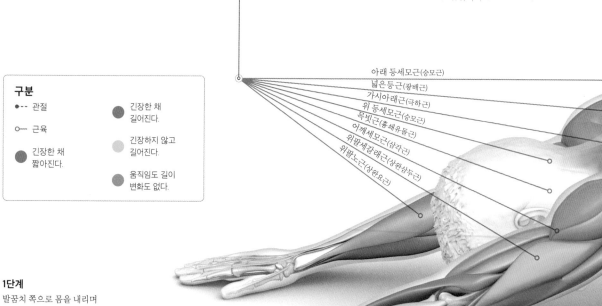

바닥 쪽을
내려다본다.

척주를 중립으로
유지하고 등을 편다.

종아리(하퇴)와 발을
이완시킨다.

준비 단계
어깨관절(견관절)이 손목관절(수관절) 위에 오도록 무릎 꿇어 엎딘
자세로 시작한다. 엉덩관절(고관절)은 무릎관절(슬관절) 위에 오고
머리와 목은 일직선을 이룬다. 척주는 완전히 굽힌 자세와 완전히
편 사이에 자신이 편안한 중간 범위에서 중립으로 한다.

목과 팔
뒤 어깨세모근과 더불어 목 근육인
머리널판근(두판상근)과 목널판근(경판상근)을
늘인다. 팔 근육들은 양어깨를 머리 쪽으로
늘일 때 견인 장치 역할을 한다.

구분

- ●-- 관절
- ○─ 근육
- ● 긴장한 채 짧아진다.
- ● 긴장한 채 길어진다.
- ● 긴장하지 않고 길어진다.
- ● 움직임도 길이 변화도 없다.

아래 등세모근(승모근)
넓은등근(광배근)
가시아래근(극하근)
위 등세모근(승모근)
목빗근(흉쇄유돌근)
어깨세모근(삼각근)
위팔세갈래근(상완삼두근)
위팔노근(상완요근)

1단계
발꿈치 쪽으로 몸을 내리며
천천히 앉아서 손바닥을 바닥에
댄 채 양팔을 앞으로 쭉 뻗는다.
몸통은 접은 다리 사이로
내리고 날숨(호기)을 쉬면서
등과 어깨를 이완시킨다.

응용 동작: 가쪽 자세

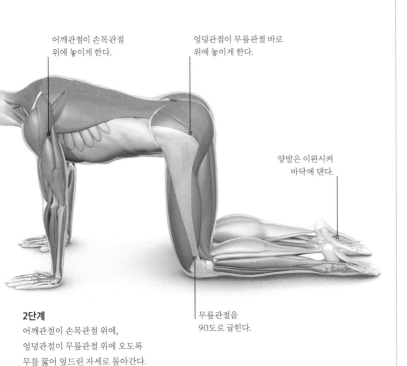

어깨관절이 손목관절
위에 놓이게 한다.

엉덩관절이 무릎관절 바로
위에 놓이게 한다.

양발은 이완시켜
바닥에 댄다.

무릎관절을
90도로 굽힌다.

2단계
어깨관절이 손목관절 위에,
엉덩관절이 무릎관절 위에 오도록
무릎 꿇어 엎드린 자세로 돌아간다.
머리와 목은 일직선을 유지한다.

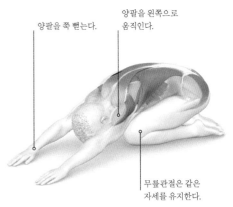

양팔을 쭉 뻗는다.

양팔을 왼쪽으로
움직인다.

무릎관절은 같은
자세를 유지한다.

2단계 대체 동작
양팔을 앞으로 쭉 뻗은 채 양손을 걷듯이 움직여
몸을 한쪽으로 기울인다. 반대쪽으로도 반복한다.

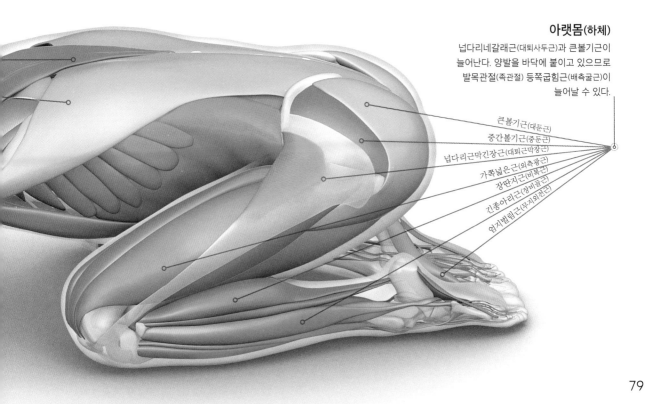

아랫몸(하체)
넙다리네갈래근(대퇴사두근)과 큰볼기근이
늘어난다. 양발을 바닥에 붙이고 있으므로
발목관절(족관절) 등쪽굽힘근(배측굴근)이
늘어날 수 있다.

큰볼기근(대둔근)
중간볼기근(중둔근)
넙다리근막긴장근(대퇴근막장근)
가쪽넓은근(외측광근)
장딴지근(비복근)
긴종아리근(장비골근)
엄지벌림근(무지외전근)

코브라 자세

COBRA

코브라 자세는 배 근육과 엉덩관절(고관절) 굽힘근을 늘이고 척주 폄근의 가동성을 높이는 데 도움이 되는 유명한 요가 자세이다. 일상적인 스트레칭 루틴의 일부로, 또는 척주 유연성을 개선하고 싶을 때 이용할 수 있다.

가슴을 펴고 배 근육과 엉덩이 근육을 늘이면 등, 어깨, 팔의 근육이 자세를 유지하기 위해 활성화된다. 등이나 어깨에서 불편감이나 통증이 느껴지는지 주의를 기울이고, 이 스트레칭에 익숙해질 때까지 너무 높이 들어 올리지 않는 등 필요에 따라 동작을 변경해야 한다.

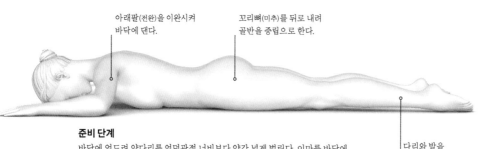

아래팔(전완)을 이완시켜 바닥에 댄다.

꼬리뼈(미추)를 뒤로 내려 골반을 중립으로 한다.

다리와 발을 가쪽으로 돌린다.

준비 단계
바닥에 엎드려 양다리를 엉덩관절 너비보다 약간 넓게 벌린다. 이마를 바닥에 대고 목을 길게 늘이고 턱을 살짝 당긴다. 팔꿉관절(주관절)을 90도로 굽힌 채 양팔을 옆으로 벌린다. 아래팔은 바닥에 붙이고 손바닥은 아래를 향하게 한다. 들숨(흡기)을 쉬고 꼬리뼈를 부드럽게 뒤로 내리고 시작한다.

윗몸(상체)

목뼈(경추) 폄근으로 머리를 들어 똑바로
세우고 척주 폄근을 활성화해 척주를 쭉 편다.
배 근육이 늘어나고, 어깨뼈(견갑골) 주변
근육들이 수축해 함께 어깨뼈를 당긴다.

목빗근(흉쇄유돌근)
머리반가시근(두반극근)
어깨세모근(삼각근)
큰원근(대원근)
앞톱니근(전거근)
배바깥빗근(외복사근)
허리네모근(요방형근)
배속빗근(내복사근)

응용 동작: 트위스티드 코브라

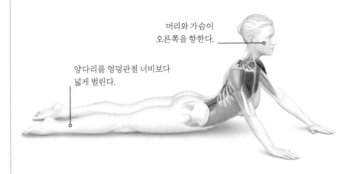

머리와 가슴이
오른쪽을 향한다.

양다리를 엉덩관절 너비보다
넓게 벌린다.

1단계
몸을 일으켜 온전한 코브라 자세를 취한 다음, 양팔 팔꿈치를 계속 편
채 양손을 걷듯이 부드럽게 오른쪽으로 움직인다. 몸통을 늘인 상태를
유지해 한쪽이 내려가 기울지 않게 한다. 가슴을 들어 올린 높이와 양쪽
빗장뼈(쇄골) 사이의 너비를 유지한다. 들숨을 쉬며 자세를 유지했다가
날숨을 쉬며 양손을 걷듯이 왼쪽으로 움직인다. 이 동작을 반복한다.

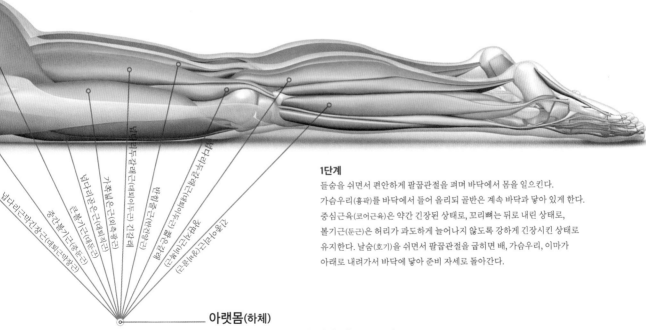

1단계
들숨을 쉬면서 편안하게 팔꿉관절을 펴며 바닥에서 몸을 일으킨다.
가슴우리(흉곽)를 바닥에서 들어 올리되 골반은 계속 바닥과 닿아 있게 한다.
중심근육(코어근육)은 약간 긴장된 상태로, 꼬리뼈는 뒤로 내린 상태로,
볼기근(둔근)은 허리가 과도하게 늘어나지 않도록 강하게 긴장시킨 상태로
유지한다. 날숨(호기)을 쉬면서 팔꿉관절을 굽히면 배, 가슴우리, 이마가
아래로 내려가서 바닥에 닿아 준비 자세로 돌아간다.

넙다리근막긴장근(대퇴근막장근)
중간볼기근(중둔근)
큰볼기근(대둔근)
넙다리곧은근(외측광근)
가쪽넓은근(외측광근)
배곧은근(복직근)
배바깥빗근(외복사근)
넙다리두갈래근(대퇴이두근)
넙다리뒤근육(햄스트링)

아랫몸(하체)

이 자세에서 큰볼기근과 넙다리뒤근육(햄스트링)이
긴장해 엉덩관절을 지지한다. 엉덩관절 굽힘근이
늘어난다. 중간볼기근과 작은볼기근(소둔근)이
엉덩관절 안정화를 돕는다. 넓적다리(대퇴)
앞쪽 넙다리네갈래근(대퇴사두근)이 긴장해
무릎관절(슬관절)을 편다.

81

≫ 응용 동작

코브라 자세의 다음 두 가지 응용 동작은 어깨관절(견관절)에 가해지는 부담이 적고
허리가 뒤로 굽는 각도도 더 작다. 이 동작들은 손목관절(수관절)이나 어깨관절의 가동에
제한이 있어 몸을 들어 올릴 수 없지만 척주를 펴는 스트레칭을 하고 싶은 사람에게 적합하다.

핸즈 파 어웨이
양손 멀리 뻗기 HANDS FAR AWAY

양손을 앞으로 더 멀리 뻗으면 허리뼈(요추)가 덜 펴진다. 이 동작은 척주 펴기 동작에
취약하거나 가동성 제한이 있는 사람에게 적합한 선택지이다. 또한 이것으로 시작해,
양손을 양옆으로 몸에 가깝게 움직이면서 몸을 들어 올리면 척주를 더 많이 펼 수 있다.

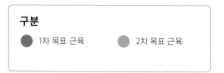

구분
- 1차 목표 근육
- 2차 목표 근육

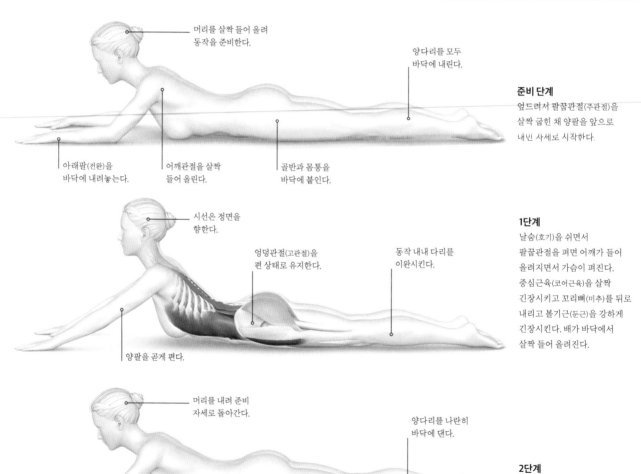

머리를 살짝 들어 올려
동작을 준비한다.

양다리를 모두
바닥에 내린다.

준비 단계
엎드려서 팔꿈치관절(주관절)을
살짝 굽힌 채 양팔을 앞으로
내민 자세로 시작한다.

아래팔(전완)을
바닥에 내려놓는다.

어깨관절을 살짝
들어 올린다.

골반과 몸통을
바닥에 붙인다.

시선은 정면을
향한다.

엉덩관절(고관절)을
편 상태로 유지한다.

동작 내내 다리를
이완시킨다.

1단계
날숨(호기)을 쉬면서
팔꿈치관절을 펴면 어깨가 들어
올려지면서 가슴이 펴진다.
중심근육(코어근육)을 살짝
긴장시키고 꼬리뼈(미추)를 뒤로
내리고 볼기근(둔근)을 강하게
긴장시킨다. 배가 바닥에서
살짝 들어 올려진다.

양팔을 곧게 편다.

머리를 내려 준비
자세로 돌아간다.

양다리를 나란히
바닥에 댄다.

2단계
천천히 머리와 가슴을
내려 시선이 다시 바닥을
향하게 한다.

손바닥은
아래를 향한다.

팔꿈치관절을 굽힌다.

골반을 이완시켜
바닥에 붙인다.

양발을 이완시킨다.

" "

스트레칭 동작은 수시로 변할 수 있는 개인별 운동 능력에 맞게 변경할 수 있다.

온 엘보스
팔꿈치로 디디기 ON ELBOWS

코브라 자세를 변경한 이 응용 동작은 어깨와 손에 가해지는 부하를 줄이고 허리를 덜 편다. 손목관절이나 어깨관절 사용에 제한이 있어 몸을 들어 올릴 수는 없지만 척주를 펴는 스트레칭을 하고 싶은 사람에게 유용하다. 일상적인 스트레칭 루틴의 일부로, 또는 척주 가동성을 개선하는 데 이용할 수 있다.

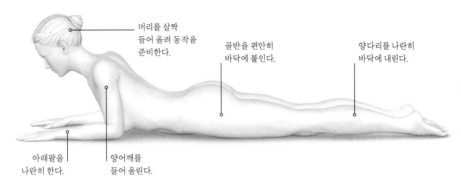

머리를 살짝 들어 올려 동작을 준비한다.

골반을 편안히 바닥에 붙인다.

양다리를 나란히 바닥에 내린다.

아래팔을 나란히 한다.

양어깨를 들어 올린다.

준비 단계
바닥에 엎드려서 팔꿈관절을 굽히고 아래팔을 나란히 한 자세로 시작한다.

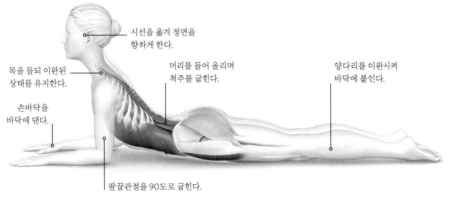

시선을 옮겨 정면을 향하게 한다.

목을 들되 이완된 상태를 유지한다.

손바닥을 바닥에 댄다.

머리를 들어 올리며 척주를 굽힌다.

양다리를 이완시켜 바닥에 붙인다.

팔꿈관절을 90도로 굽힌다.

1단계
날숨을 쉬면서 팔꿈치로 바닥을 디딘 채 머리를 들어 올리면 가슴이 펴진다. 중심근육을 살짝 긴장시키고, 꼬리뼈를 뒤로 내리고, 허리가 과도하게 펴지지 않도록 볼기근을 강하게 긴장시킨다. 그러고 나서 배를 바닥에서 들어 올린다.

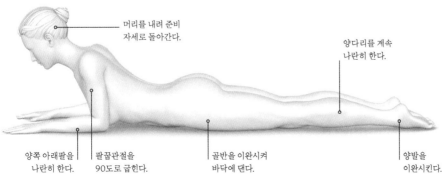

머리를 내려 준비 자세로 돌아간다.

양다리를 계속 나란히 한다.

양쪽 아래팔을 나란히 한다.

팔꿈관절을 90도로 굽힌다.

골반을 이완시켜 바닥에 댄다.

양발을 이완시킨다.

2단계
천천히 머리와 가슴을 내려 시선이 다시 바닥을 향하게 한다.

스탠딩 소래식 익스텐션 월 스트레칭

서서 등뼈 펴는 벽 스트레칭
STANDING THORACIC EXTENSION WALL STRETCH

이 간단한 스트레칭으로 등 윗부분과 어깨의 굽음(강직)을 완화하는 데 필요한 것은 벽밖에 없다. 일상적인 스트레칭 루틴의 일부로, 또는 척추 가동성, 목통증(경통), 어깨관절(견관절) 가동 범위를 개선하는 데 이용할 수 있다.

등뼈(흉추)의 가동성은 어깨의 가동 범위와 더불어 특히 등과 허리 부위의 자세에 영향을 미칠 수 있다. 이런 부위의 가동성을 유지하는 것은 윗몸 기능의 유지에 매우 유익할 수 있다. 등 윗부분을 길게 늘이는 이 동작은 목이나 어깨나 등 윗부분에 통증이 있는 사람에게 주로 처방된다. 손가락 사이를 얼마나 벌릴지는 각자에게 가장 편안하게 느껴지는 정도로 정할 수 있다.

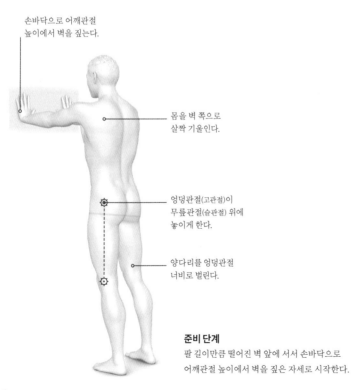

손바닥으로 어깨관절 높이에서 벽을 짚는다.

몸을 벽 쪽으로 살짝 기울인다.

엉덩관절(고관절)이 무릎관절(슬관절) 위에 놓이게 한다.

양다리를 엉덩관절 너비로 벌린다.

준비 단계
팔 길이만큼 떨어진 벽 앞에 서서 손바닥으로 어깨관절 높이에서 벽을 짚은 자세로 시작한다.

위팔세갈래근(상완삼두근)
위팔노근(상완요근)
어깨세모근(삼각근)
가시아래근(극하근)
등세모근(승모근)
앞톱니근(전거근)
엉덩갈비근(장늑근)
배바깥갈비근(외복사근)
중간볼기근(중둔근)
큰볼기근(대둔근)
가쪽넓은근(외측광근)
넙다리두갈래근(대퇴이두근) 긴갈
반힘줄근(반건양근)

장딴지근(비복근)
긴종아리근(장비골근)
가자미근(넙치근)

윗몸(상체)과 아랫몸(하체)

위팔세갈래근(상완삼두근)은 팔꿈관절(주관절)을 안정시키고, 앞톱니근과 가슴 근육들은 굽혀지는 어깨를 안정시키는 데 도움이 된다. 넓은등근(광배근)과 어깨밑근(견갑하근)이 늘어난다. 척주 폄근은 등뼈를 편다. 엉덩관절 굽힘근과 넙다리네갈래근(대퇴사두근)은 엉덩관절을 굽히고 무릎관절을 안정시켜 넙다리뒤근육(햄스트링)이 늘어날 수 있도록 한다.

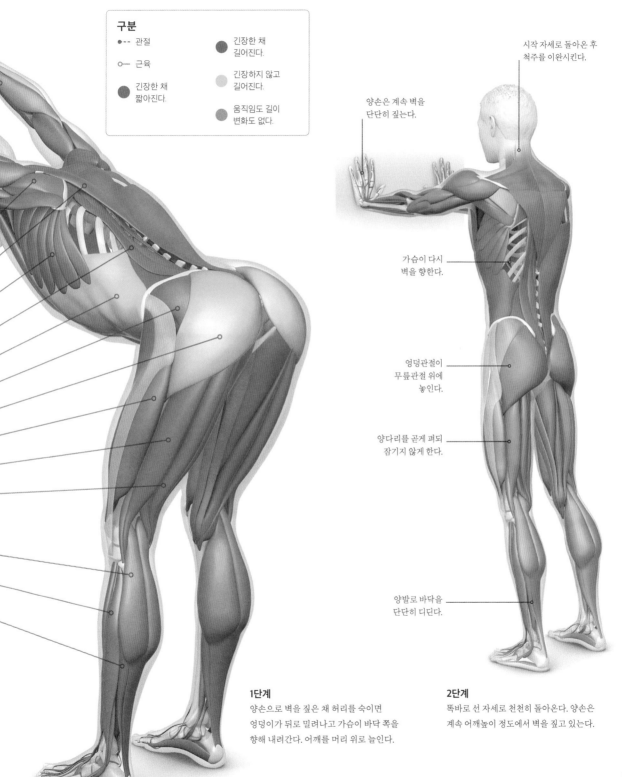

구분

- ●-- 관절
- ○— 근육
- ● 긴장한 채 짧아진다.
- ● 긴장한 채 길어진다.
- ● 긴장하지 않고 길어진다.
- ● 움직임도 길이 변화도 없다.

시작 자세로 돌아온 후 척주를 이완시킨다.

양손은 계속 벽을 단단히 짚는다.

가슴이 다시 벽을 향한다.

엉덩관절이 무릎관절 위에 놓인다.

양다리를 곧게 펴되 잠기지 않게 한다.

양발로 바닥을 단단히 디딘다.

1단계

양손으로 벽을 짚은 채 허리를 숙이면 엉덩이가 뒤로 밀려나고 가슴이 바닥 쪽을 향해 내려간다. 어깨를 머리 위로 늘인다.

2단계

똑바로 선 자세로 천천히 돌아온다. 양손은 계속 어깨높이 정도에서 벽을 짚고 있다.

85

» 응용 동작

다음 응용 동작들은 바닥에서 할 수 있으며, 서서 할 때보다
넙다리뒤근육(햄스트링)이 덜 긴장된다. 팔에 더 많은 부담이
가해질 수 있지만 더 강하게 등뼈(흉추) 펴는 스트레칭을 할 수 있다.

구분	
● 1차 목표 근육	● 2차 목표 근육

암즈 온 어 체어
의자에 양팔 올린 자세 ARMS ON A CHAIR

이 응용 동작은 팔꿈관절을 굽힌 채 작은 폄 동작으
로 스트레칭을 강화할 수 있는 좋은 방법이다. 이 동
작은 등뼈와 어깨관절(견관절)의 가동성, 넓은등근(광
배근) 가쪽의 유연성을 향상하고 목과 어깨의 통증이
나 굳음(강직)을 완화할 수 있다.

준비 단계
무릎 꿇고 팔꿈치로 의자에 기댄 자세로 시작한다. 양손을
이완시켜 등 윗부분에 올리고, 등 윗부분을 의자 위로 굽힌다.

1단계
등 윗부분 전체를 천천히 펴면서 반쯤 짜그리는
자세를 취한다. 목뼈(경추)와 등뼈가 자연스럽게 펴진다.

2단계
준비 자세로 다시 몸을 밀어올리면서
스트레칭을 마무리한다.

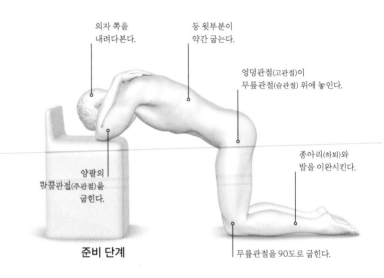

의자 쪽을 내려다본다.

등 윗부분이 약간 굽는다.

엉덩관절(고관절)이 무릎관절(슬관절) 위에 놓인다.

양팔의 팔꿈관절(주관절)을 굽힌다.

종아리(하퇴)와 발을 이완시킨다.

무릎관절을 90도로 굽힌다.

준비 단계

퍼피 포즈
강아지 자세 PUPPY POSE

서서 등뼈 펴는 벽 스트레칭과 똑같이 등뼈를 펼 수 있는 요가
자세이다. 다만 양팔을 손끝까지 쭉 펴는 것과 바닥을 이용한다
는 점이 다르다. 이 자세는 이완에 적합하고, 일상적인 스트레칭
루틴의 일부나 엉덩관절 가동성 문제 해결에 이용할 수 있다.

준비 단계
바닥에 엎드린 자세로 시작한다.
양팔이 어깨관절보다 약간 앞에 놓인다.

1단계
양손을 걷듯이 앞으로 멀리 움직이면 가슴이 바닥 쪽으로 내려간다.
다만 엉덩관절의 높이와 무릎관절의 굽힘을 그대로 유지한다.

2단계
준비 자세로 돌아간다.

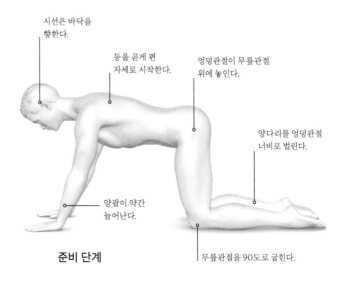

시선은 바닥을 향한다.

등을 곧게 편 자세로 시작한다.

엉덩관절이 무릎관절 위에 놓인다.

양다리를 엉덩관절 너비로 벌린다.

양팔이 약간 늘어난다.

무릎관절을 90도로 굽힌다.

준비 단계

86

66 99

손과 어깨의 위치에 따라 스트레칭이
가장 많이 되는 부위가 달라진다.

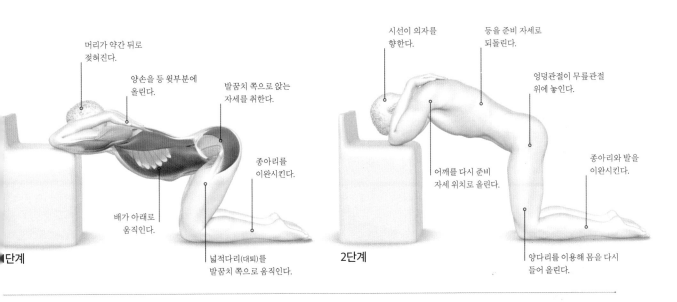

머리가 약간 뒤로
젖혀진다.

양손을 등 윗부분에
올린다.

발꿈치 쪽으로 앉는
자세를 취한다.

종아리를
이완시킨다.

배가 아래로
움직인다.

넓적다리(대퇴)를
발꿈치 쪽으로 움직인다.

1단계

시선이 의자를
향한다.

등을 준비 자세로
되돌린다.

엉덩관절이 무릎관절
위에 놓인다.

어깨를 다시 준비
자세 위치로 올린다.

종아리와 발을
이완시킨다.

2단계

양다리를 이용해 몸을 다시
들어 올린다.

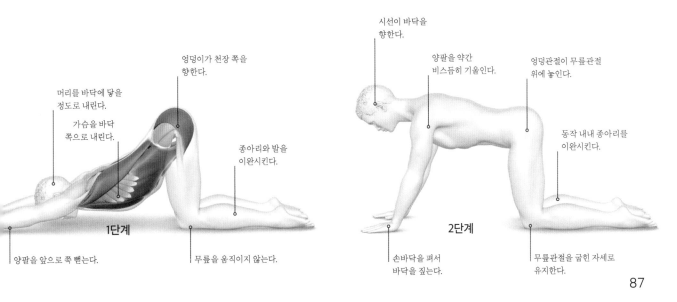

엉덩이가 천장 쪽을
향한다.

머리를 바닥에 닿을
정도로 내린다.

가슴을 바닥
쪽으로 내린다.

종아리와 발을
이완시킨다.

1단계

양팔을 앞으로 쭉 뺀다.

무릎을 움직이지 않는다.

시선이 바닥을
향한다.

양팔을 약간
비스듬히 기울인다.

엉덩관절이 무릎관절
위에 놓인다.

동작 내내 종아리를
이완시킨다.

2단계

손바닥을 펴서
바닥을 짚는다.

무릎관절을 굽힌 자세로
유지한다.

하프닐 소래식 로테이션
반무릎 등뼈 돌리기
HALF-KNEEL THORACIC ROTATION

몸을 위아래, 좌우, 앞뒤로 움직이는 다평면 활동을 하려면 가슴(흉부. 목과 가로막 사이)
회전 가동성, 운동 조절 능력, 근력이 필요하다. 흉부 가동성을 적절히
개선하면 어깨나 목 같은 주변 부위의 과도한 부하나 스트레스를 줄일 수 있다.
가슴을 펴는 이 동작은 그런 부위에 알맞은 탁월한 운동이다.

이 동작은 다방향 움직임 운동, 특히 농구, 테니스, 골프,
축구를 하는 모든 사람에게 매우 적합한 스트레칭이다.
몸 가쪽을 벽에 대고 반무릎 꿇은 자세를 취하면
허리뼈(요추) 부위가 지지되어 움직이지 않는다. 허리,
목, 어깨의 통증에 주로 처방된다.

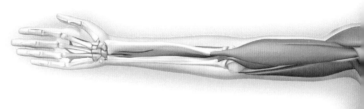

몸통과 아랫몸(하체)
오른쪽 배바깥빗근을 수축시키면 몸 앞부분이
안쪽으로 돈다. 왼쪽 엉덩관절(고관절) 굽힘근과
모음근(내전근)은 왼쪽 다리를 안정시킨다.
장딴지근과 발목관절(족관절) 근육들은 발과
발목의 균형을 유지한다.

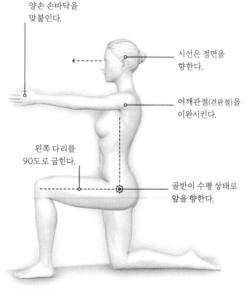

양손 손바닥을
맞붙인다.

시선은 정면을
향한다.

어깨관절(견관절)을
이완시킨다.

왼쪽 다리를
90도로 굽힌다.

골반이 수평 상태로
앞을 향한다.

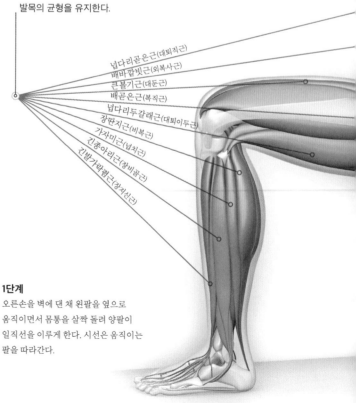

넙다리곧은근(대퇴직근)
배바깥빗근(외복사근)
큰볼기근(대둔근)
배곧은근(복직근)
넙다리두갈래근(대퇴이두근)
장딴지근(비복근)
가자미근(넙치근)
긴종아리근(장비골근)
긴발가락폄근(장지신근)

준비 단계
벽 옆의 바닥에서 오른쪽 무릎으로 반무릎 꿇은 자세로
시작한다. 왼쪽 무릎은 90도로 굽혀 앞으로 내민다.
양팔은 앞으로 뻗어 늘이고 양쪽 손바닥은 서로 맞붙인다.
골반은 수평으로 하고, 오른손 손등은 벽에 댄다.

1단계
오른손을 벽에 댄 채 왼팔을 옆으로
움직이면서 몸통을 살짝 돌려 양팔이
일직선을 이루게 한다. 시선은 움직이는
팔을 따라간다.

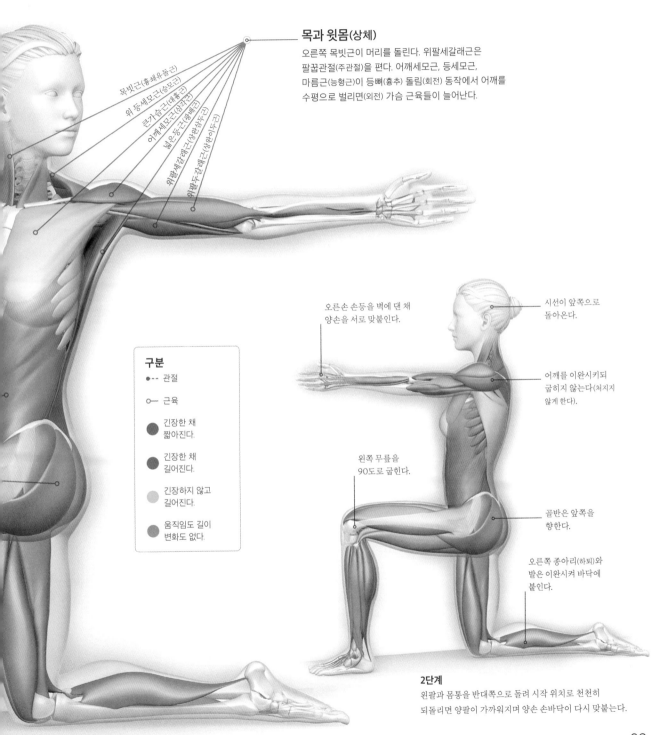

목과 윗몸(상체)

오른쪽 목빗근이 머리를 돌린다. 위팔세갈래근은
팔꿉관절(주관절)을 편다. 어깨세모근, 등세모근,
마름근(능형근)이 등뼈(흉추) 돌림(회전) 동작에서 어깨를
수평으로 벌리면(외전) 가슴 근육들이 늘어난다.

목빗근(흉쇄유돌근)
위 등세모근(승모근)
큰가슴근(대흉근)
어깨세모근(삼각근)
넓은등근(광배근)
위팔세갈래근(상완삼두근)
위팔두갈래근(상완이두근)

구분
- ●-- 관절
- ○- 근육
- ● 긴장한 채 짧아진다.
- ● 긴장한 채 길어진다.
- ● 긴장하지 않고 길어진다.
- ● 움직임도 길이 변화도 없다.

오른손 손등을 벽에 댄 채
양손을 서로 맞붙인다.

시선이 앞쪽으로
돌아온다.

어깨를 이완시키되
굽히지 않는다(처지지
않게 한다).

왼쪽 무릎을
90도로 굽힌다.

골반은 앞쪽을
향한다.

오른쪽 종아리(하퇴)와
발은 이완시켜 바닥에
붙인다.

2단계
왼팔과 몸통을 반대쪽으로 돌려 시작 위치로 천천히
되돌리면 양팔이 가까워지며 양손 손바닥이 다시 맞붙는다.

» 응용 동작

무릎을 꿇을 수 있는 정도나 엉덩관절(고관절) 가동 범위에 따라 반무릎 등뼈(흉추)
돌리기의 선(직립) 응용 자세가 아랫몸(하체)에 더 편안한 선택지가 될 수 있다.

스탠딩 소래식 로테이션
서서 등뼈 돌리기 STANDING THORACIC ROTATION

이 응용 동작은 운동의 시작이나 끝에 간단히 추가하거나 점심 휴식 시간에 하기에
적합하다. 몸통이 바닥에서 할 때처럼 고정되지 않기 때문에, 몸통을 돌릴 때 골반
이 함께 움직인다.

구분
- ● 1차 목표 근육
- ● 2차 목표 근육

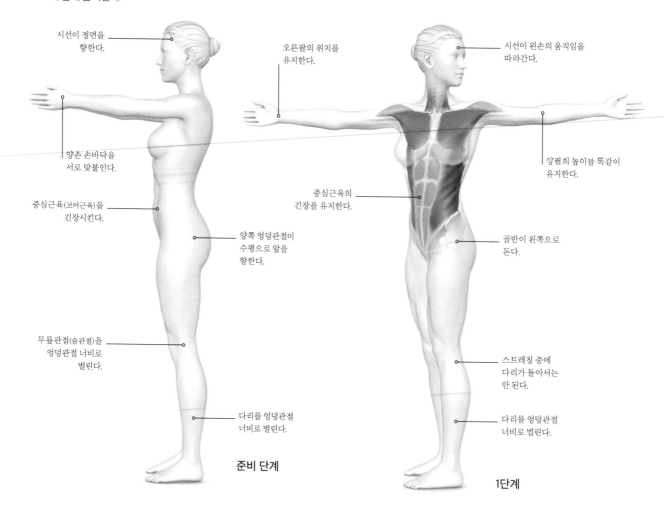

시선이 정면을
향한다.

오른팔의 위치를
유지한다.

시선이 왼손의 움직임을
따라간다.

양손 손바닥을
서로 맞붙인다.

양팔의 높이를 똑같이
유지한다.

중심근육(코어근육)을
긴장시킨다.

중심근육의
긴장을 유지한다.

양쪽 엉덩관절이
수평으로 앞을
향한다.

골반이 왼쪽으로
돈다.

무릎관절(슬관절)을
엉덩관절 너비로
벌린다.

스트레칭 중에
다리가 돌아서는
안 된다.

다리를 엉덩관절
너비로 벌린다.

다리를 엉덩관절
너비로 벌린다.

준비 단계

1단계

준비 단계
양발을 엉덩관절 너비로 벌리고 똑바로 서서 척주와
골반을 중립으로 한다. 양팔을 어깨높이로 들어
올린다. 어깨를 이완시키고 양손 손바닥을 맞붙인다.

1단계
날숨(호기)을 쉬면서 왼팔을 왼쪽 뒤로 최대한
벌리면 척주와 머리가 함께 돌아간다. 오른팔도
늘어나지만 움직여서는 안 된다.

2단계
들숨(흡기)을 쉬면서 준비 자세로
돌아온다. 반대쪽으로 동작을 반복하고,
양쪽 교대로 계속한다.

프레첼
BRETZEL

프레첼 자세는 모로 누워 등뼈 돌리기를 하면서 다리를 엇갈리게 벌림으로써 골반 자세를 유지하는 동작이다. 아울러 옆으로 돌아간 팔로 무릎관절을 당겨 굽힘으로써 넙다리네갈래근(대퇴사두근)과 볼기근(둔근)도 늘일 수 있다.

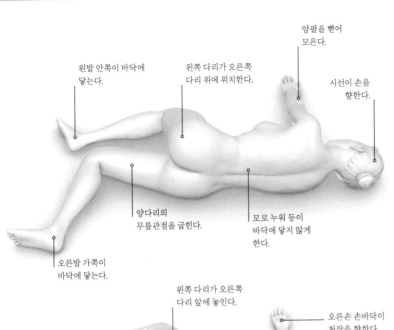

양팔을 뻗어 모은다.

왼발 안쪽이 바닥에 닿는다.

왼쪽 다리가 오른쪽 다리 위에 위치한다.

시선이 손을 향한다.

양다리의 무릎관절을 굽힌다.

모로 누워 등이 바닥에 닿지 않게 한다.

오른발 가쪽이 바닥에 닿는다.

준비 단계
오른쪽 모로 누워서 시작한다. 양다리를 이완시켜서 굽히고, 위쪽 다리와 아래쪽 다리를 서로 엇갈리게 해 바닥에 내린다. 양팔을 앞으로 쭉 뻗어 양손 손바닥을 맞붙인다.

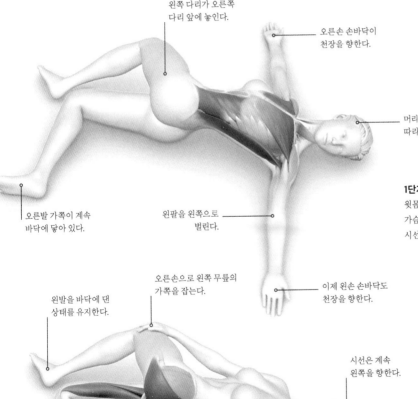

왼쪽 다리가 오른쪽 다리 앞에 놓인다.

오른손 손바닥이 천장을 향한다.

머리와 목이 왼팔을 따라 돌아간다.

오른발 가쪽이 계속 바닥에 닿아 있다.

왼팔을 왼쪽으로 벌린다.

1단계
윗몸(상체)을 왼쪽으로 돌려 왼팔이 바닥에 닿도록 하면 가슴이 펴진다. 아랫몸의 자세는 그대로 유지한다. 시선은 왼팔의 움직임을 따라간다.

오른손으로 왼쪽 무릎의 가쪽을 잡는다.

왼발을 바닥에 댄 상태를 유지한다.

이제 왼손 손바닥도 천장을 향한다.

시선은 계속 왼쪽을 향한다.

왼손으로 오른발을 잡는다.

왼쪽 어깨가 바닥에 닿게 한다.

2단계
오른손으로 왼쪽 무릎을 잡고 왼손으로 오른발을 잡으면 아랫몸이 늘어난다.

스탠딩 하프 문
서서 반달 그리기
STANDING HALF MOON

벽에 기대어 하는 이 등뼈(흉추) 돌리기
동작은 등 윗부분을 돌리기에 탁월한
운동이다. 척주, 목, 어깨의 가동성을
향상하며, 일상적인 스트레칭 루틴으로
이용하기에 좋다.

바닥에서 하는 서서 반달 그리기 응용 동작은 돌아가는
쪽에 걸리는 부하가 작아서 좋은 대안 운동이다. 서서
하는 동작을 취할 수 없는, 이를테면 허리통증(요통)이
있거나 팔을 공중에 들고 있기 어려운 모든 사람에게
훌륭한 선택지이다.

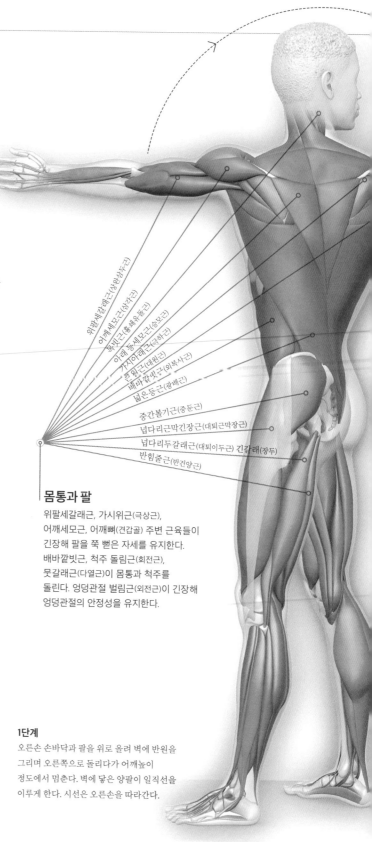

위팔세갈래근(상완삼두근)
어깨세모근(삼각근)
목빗근(흉쇄유돌근)
아래 등세모근(승모근)
가시아래근(극하근)
큰원근(대원근)
배바깥빗근(외복사근)
넓은등근(광배근)
중간볼기근(중둔근)
넙다리근막긴장근(대퇴근막장근)
넙다리두갈래근(대퇴이두근) 긴갈래(장두)
반힘줄근(반건양근)

몸통과 팔
위팔세갈래근, 가시위근(극상근),
어깨세모근, 어깨뼈(견갑골) 주변 근육들이
긴장해 팔을 쭉 뻗은 자세를 유지한다.
배바깥빗근, 척주 돌림근(회전근),
뭇갈래근(다열근)이 몸통과 척주를
돌린다. 엉덩관절 벌림근(외전근)이 긴장해
엉덩관절의 안정성을 유지한다.

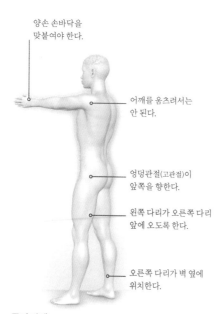

양손 손바닥을
맞붙여야 한다.

어깨를 움츠려서는
안 된다.

엉덩관절(고관절)이
앞쪽을 향한다.

왼쪽 다리가 오른쪽 다리
앞에 오도록 한다.

오른쪽 다리가 벽 옆에
위치한다.

준비 단계
오른쪽에 벽을 두고 왼쪽 다리가 오른쪽 다리보다 약간
앞에 있도록 다리를 벌린 채 시작한다. 양팔을 앞으로
쭉 뻗는다. 양손 손바닥을 서로 맞붙이고, 엉덩관절이
수평을 유지한 채 앞쪽을 향하게 한다.

1단계
오른손 손바닥과 팔을 위로 올려 벽에 반원을
그리며 오른쪽으로 돌리다가 어깨높이
정도에서 멈춘다. 벽에 닿은 양팔이 일직선을
이루게 한다. 시선은 오른손을 따라간다.

응용 동작: 바닥에서 반달 그리기

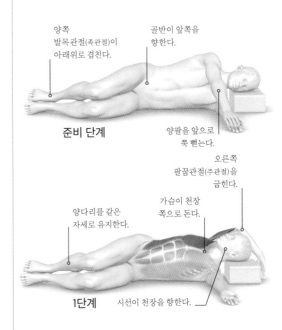

양쪽 발목관절(족관절)이 아래위로 겹친다.

골반이 앞쪽을 향한다.

준비 단계

양팔을 앞으로 쪽 뻗는다.

오른쪽 팔꿉관절(주관절)을 굽힌다.

가슴이 천장 쪽으로 돈다.

양다리를 같은 자세로 유지한다.

1단계

시선이 천장을 향한다.

준비 단계
받침대를 베고 왼쪽 모로 눕는다. 양팔을 앞으로 쪽 뻗어 양손 손바닥을 서로 맞붙인다. 엉덩관절을 수평으로 한다(해부학적 자세 기준).

1단계
왼팔은 앞으로 뻗은 채 오른팔을 가슴 위로 넘겨 오른쪽으로 움직인다. 척주와 머리가 오른팔을 따라 오른쪽으로 돈다.

2단계
똑같은 반원을 반대 방향으로 그리며 오른팔을 원래 위치로 되돌린다. 몸통이 반대로 돌아 다시 앞을 향하고 양손이 맞붙는다.

구분
- ●-- 관절
- ○- 근육
- ● 긴장한 채 짧아진다.
- ● 긴장한 채 길어진다.
- ● 긴장하지 않고 길어진다.
- ● 움직임도 길이 변화도 없다.

시선은 앞을 향한다.

오른손을 원래 위치로 돌린다.

곧추선 자세를 유지한다.

동작 내내 오른쪽 다리가 움직이지 않게 한다.

왼쪽 다리가 오른쪽 다리보다 약간 앞에 위치한다.

2단계
똑같은 반원을 반대 방향으로 그리며 오른손 손바닥을 원래 위치로 되돌린다. 몸통이 반대로 돌아 다시 앞을 향한다.

! 주의 사항
팔을 움직여서 큰 동작을 그리면 어깨뼈(견갑골)를 움직이기가 용이하다. 목, 등, 어깨에 불편감이나 통증이 있다면 스트레칭을 너무 무리하게 하지 말고 필요한 만큼 동작을 변경하면 된다.

스레드 더 니들
실로 바늘 꿰기
THREAD THE NEEDLE

이 간단한 가동성 동작은 등뼈(흉추)의 굳음(강직)을
완화하고 돌림(회전) 능력을 향상하는 데 도움이 될 수 있다.
또한 목과 어깨의 기능과 가동성을 높인다.

이 동작에는 한쪽 팔을 지지대 삼아 고정하고 등 윗부분을 돌리는
움직임이 포함돼 있다. 이것은 준비 운동, 일상적인 스트레칭,
윗몸 집중 프로그램의 일부로 이용할 수 있다. 흔히 윗몸 가동성
향상을 위한 연속 동작 가운데 하나로, 또는 테니스처럼 윗몸 돌리는
동작을 많이 하는 운동에 이용한다. 요가나 필라테스 수업에서
많이 하는 동작이기도 하다.

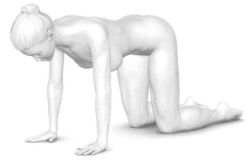

준비 단계
무릎 꿇고 엎드려 어깨관절(견관절)이 손목관절(수관절) 위에,
엉덩관절(고관절)이 무릎관절 위에 놓인 자세에서 시작한다.
머리와 목이 일직선을 이루게 한다. 척주와 골반은 중립으로 한다.

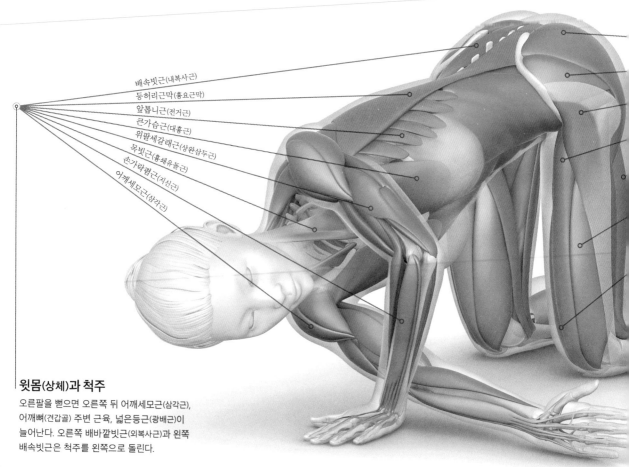

배속빗근(내복사근)
등허리근막(흉요근막)
앞톱니근(전거근)
큰가슴근(대흉근)
위팔세갈래근(상완삼두근)
목빗근(흉쇄유돌근)
손가락폄근(지신근)
어깨세모근(삼각근)

윗몸(상체)과 척주
오른팔을 뻗으면 오른쪽 뒤 어깨세모근(삼각근),
어깨뼈(견갑골) 주변 근육, 넓은등근(광배근)이
늘어난다. 오른쪽 배바깥빗근(외복사근)과 왼쪽
배속빗근은 척주를 왼쪽으로 돌린다.

⚠ 주의 사항

의도대로 제어하며 움직여야 한다. 뻗는 팔을 따라 머리와 목을 움직인다. 손목이 아프면 동작을 변경해 일명 손꿈치, 즉 엄지두덩(무지구)과 새끼두덩(소지구) 밑에 수건을 말아서 댄다. 무릎이 아프면 무릎 밑에 푹신한 깔개를 놓아 편안하게 한다.

아랫몸(하체)

몸통이 내려가며 돌 때 볼기근(둔근)과 엉덩관절 벌림근(외전근)이 긴장해 몸통을 안정시킨다. 발등을 바닥에 대면 발가락 폄근과 발목관절(족관절) 등쪽굽힘근(배측굴근)이 늘어난다.

큰볼기근(대둔근)
중간볼기근(종둔근)
넙다리근막긴장근(대퇴근막장근)
넙다리곧은근(대퇴직근)
넙다리두갈래근(대퇴이두근) 긴갈래(장두)
가쪽넓은근(외측광근)
안쪽넓은근(내측광근)

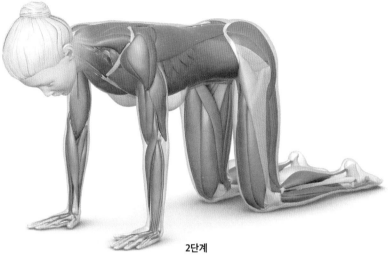

2단계

양쪽 어깨관절이 손목관절 위에 놓이는 무릎 꿇은 자세로 돌아온다. 머리와 목이 일직선을 이루게 한다. 오른팔을 천장 쪽으로 더 뻗어올리면 몸통을 더 많이 돌릴 수 있다.

❝ ❞

스레드 더 니들의 돌림 동작은 어깨와 목의 기능을 개선하는 데 중요한 부위인 등뼈의 가동성을 향상한다.

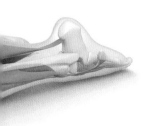

1단계

왼손을 바닥에 고정한 채 왼팔과 넓적다리(대퇴) 사이 공간으로 오른팔을 뻗으면 등뼈가 돈다.

구분

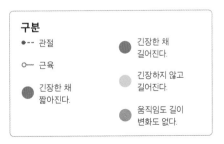

●-- 관절
○- 근육
● 긴장한 채 짧아진다.
● 긴장한 채 길어진다.
● 긴장하지 않고 길어진다.
● 움직임도 길이 변화도 없다.

» 응용 동작

등뼈(흉추) 부위의 움직임에 중점을 둔 다양한 스트레칭을
함으로써 등뼈 가동성을 향상할 수 있다. 이것은 몸을 다양한
운동면으로 움직이는 데 매우 유용할 수 있다.

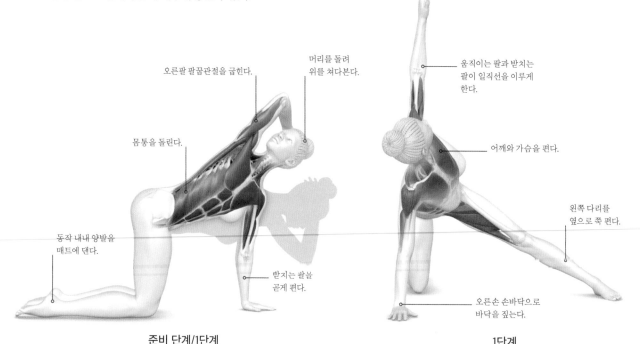

오른팔 팔꿈치관절을 굽힌다.

머리를 돌려
위를 쳐다본다.

몸통을 돌린다.

동작 내내 양발을
매트에 댄다.

받치는 팔을
곧게 편다.

준비 단계/1단계

움직이는 팔과 받치는
팔이 일직선을 이루게
한다.

어깨와 가슴을 편다.

왼쪽 다리를
옆으로 쭉 편다.

오른손 손바닥으로
바닥을 짚는다.

1단계

핸드 비하인드 헤드
뒤통수에 손 올리기 HAND BEHIND HEAD

뒤통수에 손을 올리면 팔 지렛대 길이가 줄어들어 어깨가 걸리거나 약
한 경우에 도움이 된다. 그러면 팔로 움직임을 주도하지 않으면서 몸통
돌리기에 더 집중할 수 있다. 이 응용 동작을 할 때는 엉덩관절(고관절)
을 움직여서는 안 된다.

준비 단계
바닥에 엎드려 어깨관절(견관절)이 손목관절(수관절) 위에, 엉덩관절이
무릎관절(슬관절) 위에 놓이게 한다. 시선은 바닥을 향해 내리고,
오른손을 들어 올려 뒤통수에 얹는다.

1단계
들숨(흡기)을 쉬면서 윗몸(상체)을 돌려 가슴과 어깨를 오른쪽으로 편다.
시선은 오른팔 팔꿈치 쪽을 향한다.

2단계
날숨(호기)을 쉬면서 무릎 꿇은 시작 자세로 돌아온다. 오른팔을 내리고 시선은
다시 바닥을 향하게 한다. 연속 동작으로 3~6회 반복하고 위치를 바꿔 실시한다.

스레드 더 니들 인 어덕터 스트레칭
실로 바늘 꿰기 모음근 스트레칭
THREAD THE NEEDLE IN ADDUCTOR STRETCH

이 응용 동작은 안쪽 넓적다리 근육(모음근)을 늘이기에 적합하며, 등
뼈와 윗몸 스트레칭으로도 좋다. 온몸(전신) 스트레칭으로도 손색이
없다. 골반 통증이 있다면 과도하게 늘여서는 안 된다.

준비 단계
무릎을 꿇고 왼쪽 다리를 옆으로 뻗은 자세로 시작한다.
날숨을 쉬면서 왼팔을 내려 오른팔 아래로 꿰듯이 움직이면
가슴과 왼쪽 어깨가 바닥 쪽으로 내려온다.

1단계
들숨을 쉬면서 왼팔을 천장 쪽으로 들어 올린다. 몸통을 돌리면서
가슴과 머리도 함께 돌린다. 시선은 왼손을 따라간다.

2단계
왼팔을 내려 다시 오른팔 아래로 꿰듯이 움직인다.
동작을 연속으로 반복하고 나서 무릎 꿇은 준비 자세로 돌아간다.

머메이드
인어공주 자세 MERMAID

이 스트레칭은 등뼈를 움직이면서 몸 한쪽을 늘이고 편다.
이 동작에서는 가슴우리(흉곽)에 공간을 만들어
가쪽호흡(lateral breathing)을 촉진할 수 있다.

구분
- 1차 목표 근육
- 2차 목표 근육

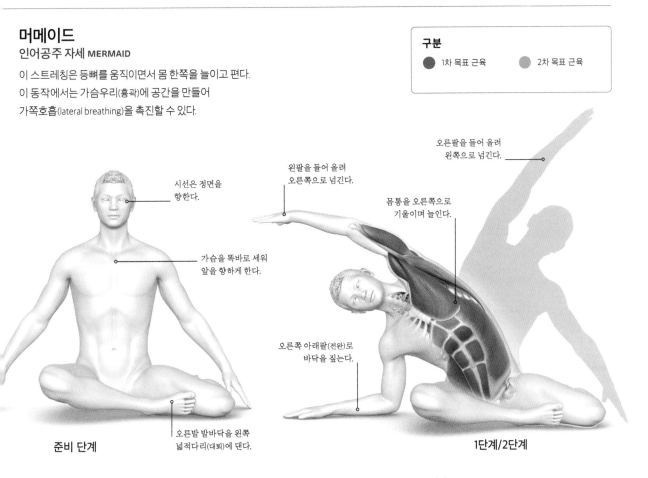

시선은 정면을
향한다.

왼팔을 들어 올려
오른쪽으로 넘긴다.

오른팔을 들어 올려
왼쪽으로 넘긴다.

몸통을 오른쪽으로
기울이며 늘인다.

가슴을 똑바로 세워
앞을 향하게 한다.

오른쪽 아래팔(전완)로
바닥을 짚는다.

오른발 발바닥을 왼쪽
넓적다리(대퇴)에 댄다.

준비 단계

1단계/2단계

준비 단계
똑바로 앉아서 머리, 목, 척주, 골반을 중립으로
하고, 양다리를 굽혀 왼쪽을 향하게 한다.
오른발 발바닥을 왼쪽 넓적다리에 댄다. 양팔을
옆으로 뻗어 손가락으로 가볍게 바닥을 짚는다.

1단계
들숨을 쉬면서 왼팔을 옆으로 들어 머리 위로 올린다.
날숨을 쉬면서 팔을 오른쪽으로 넘기면 척주도
오른쪽으로 둥글게 굽는다. 오른팔은 매트 위에
부드럽게 내려 아래팔로 바닥을 짚고 손바닥이
아래를 향하게 한다.

2단계
준비 자세로 돌아가 팔을 다시 양옆으로 뻗는다.
이제 오른팔을 들어 왼쪽으로 넘기면 척주가
왼쪽으로 둥글게 굽는다.

" "

팔을 뻗거나 돌릴 때 엉덩이의 위치를 달리하면 등뼈가
포함된 여러 운동면으로 움직일 수 있다.

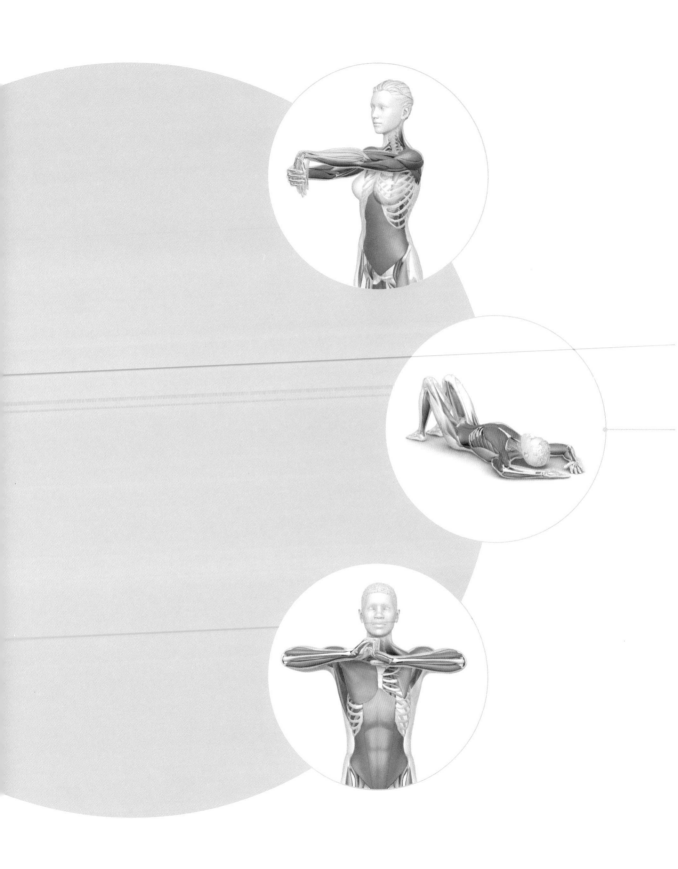

어깨, 팔, 손 동작

어깨관절(견관절)은 몸에서 가동성이 매우 뛰어난 관절에 속하며, 팔과 손의 기능은 일상사를 원활하게 해내는 데 핵심적인 역할을 한다. 스포츠에 필요한 관절 가동 범위와, 머리 위로 팔을 뻗는 행동 같은 일상 활동에는 어깨와 팔의 유연성과 근력이 모두 필요하다. 흔히 손목과 손은 스트레칭을 소홀히 하는 경우가 많는데, 유연성을 유지하고 올바르게 사용하는 것이 중요하다. 다음 동작들은 이러한 부위의 가동성을 향상하는 데 도움이 된다.

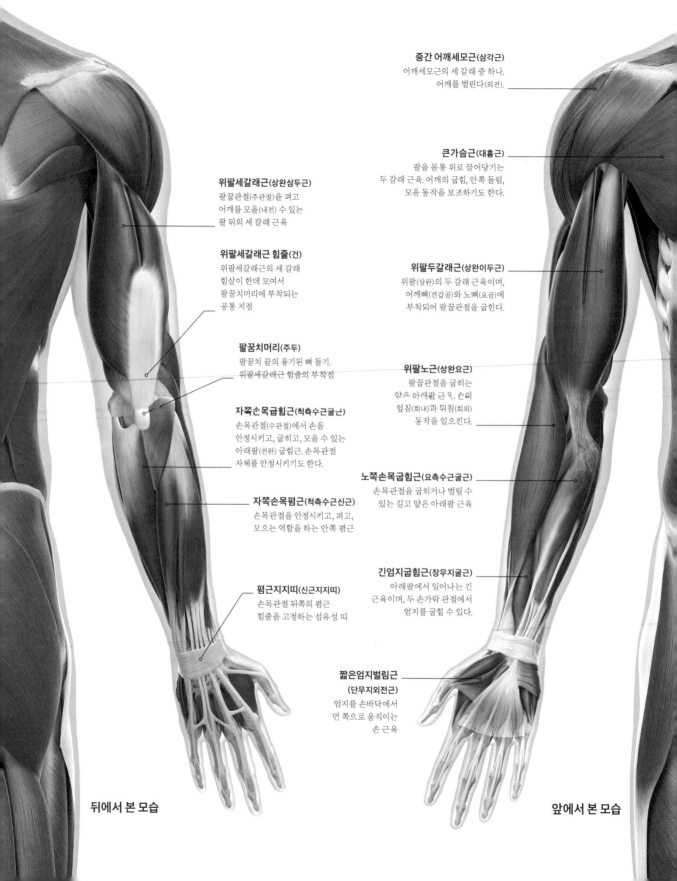

중간 어깨세모근(삼각근)
어깨세모근의 세 갈래 중 하나.
어깨를 벌린다(외전).

큰가슴근(대흉근)
팔을 몸통 위로 끌어당기는
두 갈래 근육. 어깨의 굽힘, 안쪽 돌림,
모음 동작을 보조하기도 한다.

위팔세갈래근(상완삼두근)
팔꿉관절(주관절)을 펴고
어깨를 모을(내전) 수 있는
팔 뒤의 세 갈래 근육

위팔세갈래근 힘줄(건)
위팔세갈래근의 세 갈래
힘살이 한데 모여서
팔꿈치머리에 부착되는
공통 지점

위팔두갈래근(상완이두근)
위팔(상완)의 두 갈래 근육이며,
어깨뼈(견갑골)와 노뼈(요골)에
부착되어 팔꿉관절을 굽힌다.

팔꿈치머리(주두)
팔꿈치 끝의 융기된 뼈 돌기.
위팔세갈래근 힘줄의 부착점

위팔노근(상완요근)
팔꿉관절을 굽히는
얕은 아래팔 근육. 손의
엎침(회내)과 뒤침(회외)
동작을 일으킨다.

자쪽손목굽힘근(척측수근굴근)
손목관절(수관절)에서 손을
안정시키고, 굽히고, 모을 수 있는
아래팔(전완) 굽힘근. 손목관절
자체를 안정시키기도 한다.

노쪽손목굽힘근(요측수근굴근)
손목관절을 굽히거나 벌릴 수
있는 길고 얕은 아래팔 근육

자쪽손목폄근(척측수근신근)
손목관절을 안정시키고, 펴고,
모으는 역할을 하는 안쪽 폄근

긴엄지굽힘근(장무지굴근)
아래팔에서 일어나는 긴
근육이며, 두 손가락 관절에서
엄지를 굽힐 수 있다.

폄근지지띠(신근지지띠)
손목관절 뒤쪽의 폄근
힘줄을 고정하는 섬유성 띠

**짧은엄지벌림근
(단무지외전근)**
엄지를 손바닥에서
먼 쪽으로 움직이는
손 근육

뒤에서 본 모습

앞에서 본 모습

어깨, 팔, 손 스트레칭

어깨, 팔, 손의 근육은 팔을 뻗거나 들어 올릴 수 있고, 손으로 쥐거나 섬세한 동작을 할 수 있다. 어깨세모근과 돌림근띠(회전근개)는 어깨관절(견관절)을 안정시키고 움직임으로써 팔을 뻗거나 들어 올릴 수 있다. 위팔두갈래근과 위팔세갈래근은 팔꿉관절을 움직이며, 이것은 물건을 들거나 밀거나 당기는 동작에 중요하다. 아래팔 굽힘근(굴근)과 폄근(신근)은 손목의 움직임과 악력을 제어한다. 손의 자체기원근육(내인근육)은 글씨를 쓰거나 물건을 조작하는 것 같은 섬세한 동작을 가능하게 한다.

어깨, 팔, 손의 근육에는 앞톱니근(전거근), 어깨세모근, 돌림근띠, 위팔두갈래근, 위팔세갈래근, 아래팔 굽힘근과 폄근, 손 자체기원근육이 있다. 이 중요한 근육들은 함께 작동해 어깨와 팔꿉치의 움직임을 제어하고 다양한 일상 활동을 가능하게

한다.

유연성 운동과 근력 운동은 팔의 관절 가동성을 개선해 일상 활동뿐만 아니라 농구, 테니스, 등산, 체조, 수영처럼 팔을 사용하는 많은 스포츠에서 더 나은 기능을 발휘할 수 있게 한다.

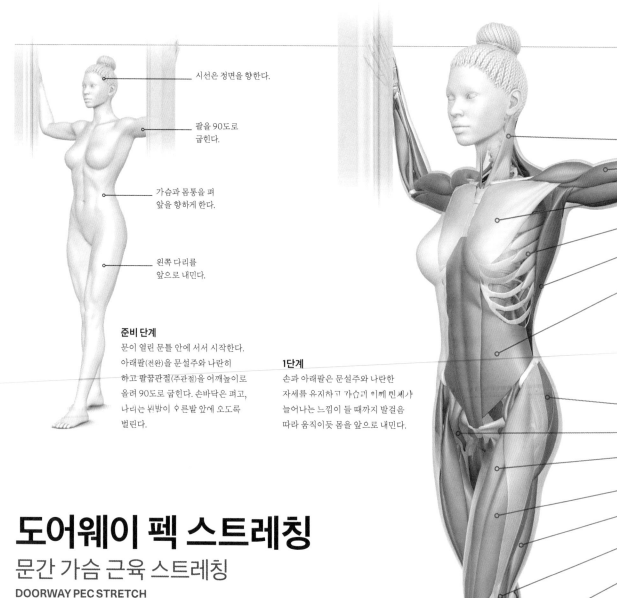

시선은 정면을 향한다.

팔을 90도로
굽힌다.

가슴과 몸통을 펴
앞을 향하게 한다.

왼쪽 다리를
앞으로 내민다.

준비 단계
문이 열린 문틀 안에 서서 시작한다.
아래팔(전완)을 문설주와 나란히
하고 팔꿉관절(주관절)을 어깨높이로
올려 90도로 굽힌다. 손바닥은 펴고,
다리는 왼발이 오른발 앞에 오도록
벌린다.

1단계
손과 아래팔은 문설주와 나란한
자세를 유지하고 가슴과 어깨 민세가
늘어나는 느낌이 들 때까지 발걸음
따라 움직이듯 몸을 앞으로 내민다.

도어웨이 펙 스트레칭
문간 가슴 근육 스트레칭
DOORWAY PEC STRETCH

팔(상지)과 앞쪽, 가쪽 가슴벽(흉벽)을 연결하는 가슴 근육들은 어깨의
운동성과 기능에 영향을 미친다. 가슴 근육의 장력은 어깨 자세에 영향을
줄 수 있으며, 목 아랫부분과 가슴 윗부분의 신경, 동맥, 정맥을 압박하는
가슴우리출구증후군(흉곽출구증후군)을 일으킬 수 있다.

양쪽 어깨뼈(견갑골)를 척주 쪽으로 당겨 모으면서, 발걸음 따라 움직이듯 몸을 앞으로
내민다. 목, 등, 어깨의 불편감이나 통증에 주의를 기울여 필요하면 동작을 변경한다.
팔을 위아래로 약간 움직이거나, 몸을 앞으로 덜 내밀 수 있다. 큰가슴근을 많이
늘이려면 팔꿈치와 어깨의 높이를 최대한 같게 하고, 작은가슴근(소흉근)을 많이
늘이려면 팔꿈치를 어깨보다 높게 올리면 된다.

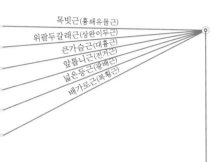

목빗근(흉쇄유돌근)
위팔두갈래근(상완이두근)
큰가슴근(대흉근)
앞톱니근(전거근)
넓은등근(광배근)
배가로근(복횡근)

윗몸(상체)

가슴 근육과 앞 어깨세모근(삼각근)이 길어진다.
배 근육이 긴장해 등이 과도하게 펴지지 않는다.
가운데 등세모근(승모근)과 마름근(능형근)이
긴장해 양쪽 어깨뼈를 들인다(뒤당김).

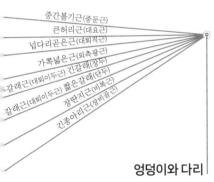

중간볼기근(중둔근)
큰허리근(대요근)
넙다리곧은근(대퇴직근)
가쪽넓은근(외측광근)
갈래근(대퇴이두근) 짧은갈래(단두)
갈래근(대퇴이두근) 긴갈래(장두)
장딴지근(비복근)
긴종아리근(장비골근)

엉덩이와 다리

엉덩관절(고관절) 굽힘근,
넙다리네갈래근(대퇴사두근), 모음근(내전근)이
긴장해 엉덩이와 무릎을 안정시킨다.
발목관절(족관절) 발바닥쪽굽힘근(족저측굴근)이
긴장해 몸무게 중심 이동을 제어한다.

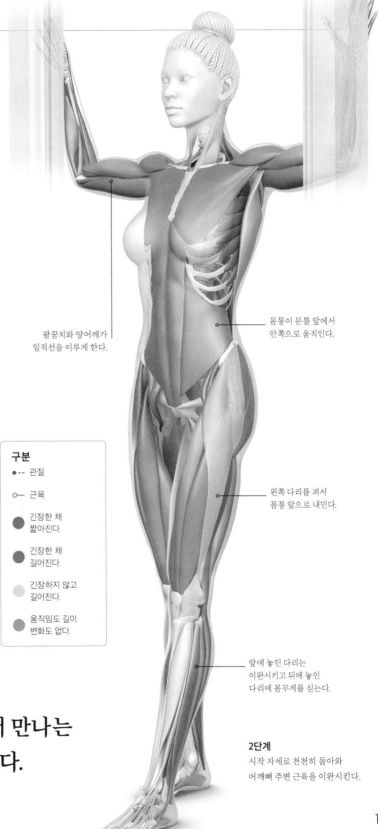

팔꿈치와 양어깨가
일직선을 이루게 한다.

몸통이 문틀 앞에서
안쪽으로 움직인다.

구분

●-- 관절

○- 근육

● 긴장한 채
짧아진다.

● 긴장한 채
길어진다.

● 긴장하지 않고
길어진다.

● 움직임도 길이
변화도 없다.

왼쪽 다리를 펴서
몸통 앞으로 내민다.

앞에 놓인 다리는
이완시키고 뒤에 놓인
다리에 몸무게를 싣는다.

2단계

시작 자세로 천천히 돌아와
어깨뼈 주변 근육을 이완시킨다.

66 99

이 스트레칭은 방구석에서 만나는
양쪽 벽을 짚고 할 수도 있다.

» 응용 동작

어깨관절(견관절)은 몸에서 가동성이 가장 높은 관절 가운데 하나이다. 익숙하지 않은 자세를 취하는 다양한 스트레칭을 통해 이 부위의 가동성을 유지할 수 있다.

펙 마이너 스트레칭
작은가슴근 스트레칭
PEC MINOR STRETCH

근육의 각도 때문에 팔을 어깨보다 약간 높게 올려야 한다. 일반적인 자세 개선 프로그램에 포함시켜서, 또는 어깨관절 가동성 향상과 목 통증(경통) 완화를 위해 실시할 수 있다.

준비 단계
오른쪽 아래팔과 손을 문설주에 대고 서서 시작한다. 팔꿈치가 어깨보다 약간 높게 한다. 왼팔은 이완시켜 옆에 내린다.

1단계
무릎관절(슬관절)을 살짝 굽히면서 몸을 부드럽게 앞으로 내민다. 선 자세를 유지한 채 양쪽 어깨뼈(견갑골)를 척주 쪽으로 당겨 가슴을 늘인다.

2단계
몸무게 중심을 뒤로 이동시키며 스트레칭을 마친다. 반대쪽에 동작을 반복한다.

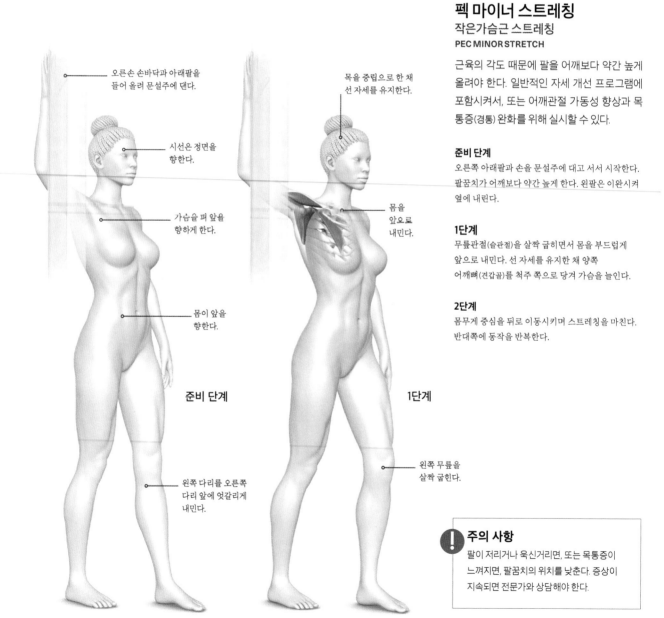

오른손 손바닥과 아래팔을 들어 올려 문설주에 댄다.

시선은 정면을 향한다.

가슴을 펴 앞을 향하게 한다.

몸이 앞을 향한다.

목을 중립으로 한 채 선 자세를 유지한다.

몸을 앞으로 내민다.

준비 단계

1단계

왼쪽 다리를 오른쪽 다리 앞에 엇갈리게 내민다.

왼쪽 무릎을 살짝 굽힌다.

> **! 주의 사항**
> 팔이 저리거나 욱신거리면, 또는 목통증이 느껴지면, 팔꿈치의 위치를 낮춘다. 증상이 지속되면 전문가와 상담해야 한다.

크로스 보디 암 스트레칭
몸통 가로질러 팔 스트레칭 CROSS BODY ARM STRETCH

이 동작은 어깨 뒤쪽 근육을 대상으로 하는 탁월한 어깨 스트레칭이다.
어깨의 가동성을 개선하는 데 도움이 될 수 있다. 일상적인 스트레칭 루
틴의 일부로, 또는 어깨 가동성 문제를 해결하기 위해 실시할 수 있다.

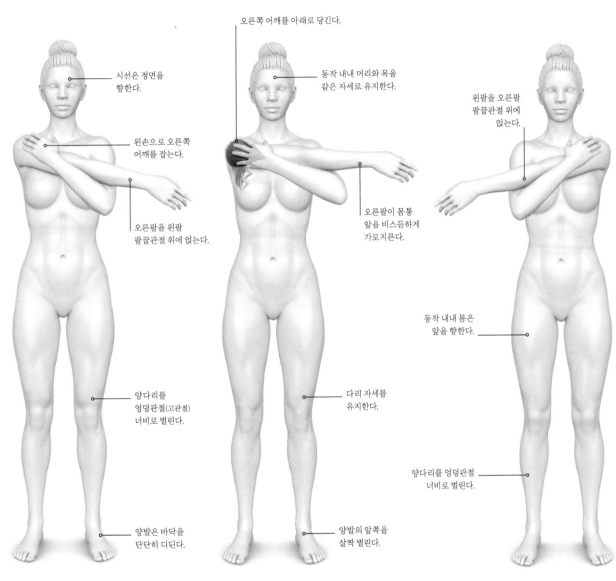

오른쪽 어깨를 아래로 당긴다.

시선은 정면을 향한다.

동작 내내 머리와 목을 같은 자세로 유지한다.

왼팔을 오른팔 팔꿈관절 위에 얹는다.

왼손으로 오른쪽 어깨를 잡는다.

오른팔을 왼팔 팔꿈관절 위에 얹는다.

오른팔이 몸통 앞을 비스듬하게 가로지른다.

동작 내내 몸은 앞을 향한다.

양다리를 엉덩관절(고관절) 너비로 벌린다.

다리 자세를 유지한다.

양다리를 엉덩관절 너비로 벌린다.

양발은 바닥을 단단히 디딘다.

양발의 앞쪽을 살짝 벌린다.

준비 단계
선 자세에서 오른팔을 들어 몸통 앞을 가로지른 다음 왼팔 팔꿈관절 위에 얹는다.

1단계
왼손 손바닥으로 오른쪽 어깨를 잡아서 부드럽게 당겨 내린다. 그러면 몸통 앞을 가로질러 놓인 오른팔이 늘어난다. 동작 내내 엉덩관절은 수평을 유지하고 몸은 계속 앞을 향한다.

2단계
몸을 이완시켰다가 반대쪽 팔로 동작을 반복한다. 왼팔을 몸통 앞으로 비스듬히 뻗으며 준비 자세를 취한다. 그리고 나서 오른손으로 왼쪽 어깨를 당겨 왼팔이 늘어나게 한다.

105

플로어 에인절
누운 천사 자세
FLOOR ANGEL

가슴 근육의 긴장을 목표로 하는 간단한 동작이다. 또한 어깨뼈를
제어하는 자세 근육(postural muscles, 몸의 자세를 유지하는 데 필수적인
등, 배, 골반의 깊은 근육)을 긴장시켜 어깨를 펴는 데 도움이 된다.

어깨뼈와 손이 바닥에 닿아 감각 정보가 수용되는 외부
되먹임(피드백)은 어깨뼈 들임(뒤당김)과 어깨 가쪽돌림(외회전)의
가동성을 높이는 데 도움이 된다. 벽에 기대서도 할 수 있는
융통성 있는 스트레칭이다. 일상적인
스트레칭 루틴의 일부로, 또는 어깨
가동성을 개선하고 목 긴장을
완화하는 데 이용할 수 있다.

무릎관절(슬관절)을 굽힌다.

어깨관절(견관절)을
이완시킨다.

양발을 펴서
바닥을 디딘다.

양손 손바닥이
위를 향하게 한다.

준비 단계
누워서 양쪽 무릎을 굽히고 양발로
바닥을 디딘 자세로 시작한다.
양팔을 머리 위 바닥에 편안히
내리고 팔꿈관절(주관절)을 어깨관절
높이에서 90도 정도로 굽힌다.

구분
●--- 관절
○— 근육
● 긴장한 채
  짧아진다.
● 긴장한 채
  길어진다.
○ 긴장하지 않고
  길어진다.
● 움직임도 길이
  변화도 없다.

1단계
양손과 아래팔(전완)을 바닥에 미끄러지듯 나란히 움직여
팔꿈치를 갈비뼈(늑골) 쪽으로 내린다. 어깨뼈(견갑골)가
아래로 내려가며 뒤로 모인다(해부학적 자세 기준). 팔꿈관절이
V자를 이루어야 한다.

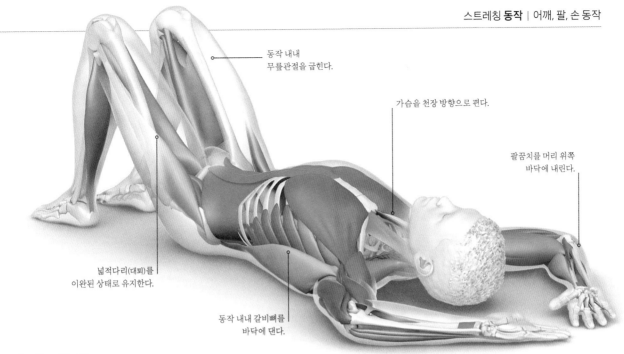

동작 내내
무릎관절을 굽힌다.

가슴을 천장 방향으로 편다.

팔꿈치를 머리 위쪽
바닥에 내린다.

넓적다리(대퇴)를
이완된 상태로 유지한다.

동작 내내 갈비뼈를
바닥에 댄다.

2단계
양손과 아래팔을 머리 방향으로 미끄러지듯 다시 올려서
팔꿈치가 머리 위로 가게 한다. 양손이 머리 뒤쪽에
놓이고 양손 손가락이 서로 마주 본다. 준비 자세로
돌아가 동작을 반복한다.

6699
이 동작은 어깨뼈 주변 근육과
돌림근띠(회전근개)를 단련해 자세
인식을 향상한다.

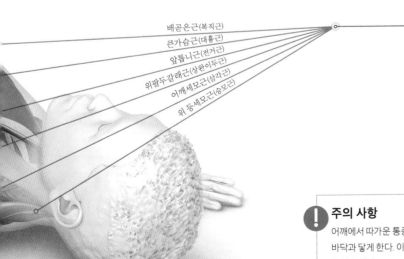

배곧은근(복직근)
큰가슴근(대흉근)
앞톱니근(전거근)
위팔두갈래근(상완이두근)
어깨세모근(삼각근)
위 등세모근(승모근)

윗몸과 가슴
배 근육이 긴장해 척주의 자세를 유지한다.
큰원근(대원근), 넓은등근(광배근), 중간과 아래
등세모근, 마름근(능형근)이 어깨뼈를 아래로 내리며
뒤로 당기면 가슴 근육과 앞 어깨세모근이 늘어난다.
가시아래근(극하근)과 작은원근(소원근)이 긴장해
어깨의 바닥 쪽 가쪽돌림(외회전)을 유지한다.

! 주의 사항
어깨에서 따가운 통증이 느껴지면 손바닥을 90도 돌려 손등 대신 엄지가
바닥과 닿게 한다. 이렇게 하면 스트레칭에 필요한 어깨 가쪽돌림의 크기를
줄일 수 있다.

리스트 익스텐션

손목 펴기
WRIST EXTENSION

이 간단한 동작은 손목관절(수관절), 아래팔, 손가락 굽힘근의 긴장을 푸는 데 도움이 된다. 아무 기구도 필요하지 않으므로 언제 어디서든 서거나 앉아서 할 수 있다.

아래팔(전완) 앞쪽 근육(굽힘근)은 손목과 손가락을 제어하며, 팔꿈관절(주관절) 안쪽에 붙는다. 이 동작을 일상적인 스트레칭 루틴에 포함시키면 손목관절 가동성을 개선할 수 있다. 타이핑처럼 손을 많이 쓰는 일을 하는 사람이나 수작업자에게 특히 도움이 될 수 있다.

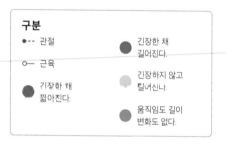

구분
- ●-- 관절
- ○— 근육
- ● 긴장한 채 짧아진다.
- ● 긴장한 채 길어진다.
- ● 긴장하지 않고 틸려신나.
- ● 움직임도 길이 변화도 없다.

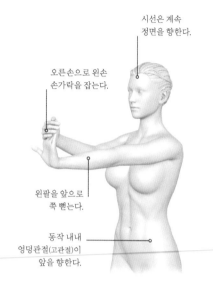

시선은 계속 정면을 향한다.

오른손으로 왼손 손가락을 잡는다.

왼팔을 앞으로 쪽 뻗는다.

동작 내내 엉덩관절(고관절)이 앞을 향한다.

준비 단계
왼팔을 앞으로 쪽 뻗고 오른손으로 왼손 손가락을 잡아 왼손 손바닥이 비스듬히 위를 향하게 한 채 서서 시작한다.

리스트 플렉션

손목 굽히기
WRIST FLEXION

이 동작은 어디서나 쉽게 할 수 있으며 아무 기구도 필요하지 않다. 손목, 아래팔, 손가락 폄근을 늘이는 데 도움이 된다.

아래팔 뒤쪽 근육(폄근)은 손목과 손가락을 제어하며, 팔꿈관절 가쪽에 붙는다. 이 동작은 일상적인 스트레칭 루틴의 일부로, 또는 가동성 개선을 위해 이용할 수 있다. 위의 손목 펴기 스트레칭과 함께 교대로 실시할 수 있다.

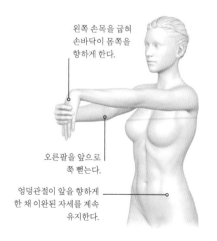

왼쪽 손목을 굽혀 손바닥이 몸쪽을 향하게 한다.

오른팔을 앞으로 쪽 뻗는다.

엉덩관절이 앞을 향하게 한 채 이완된 자세를 계속 유지한다.

준비 단계
왼팔을 앞으로 쪽 뻗고 오른손으로 왼손 손가락을 잡아 왼손 손바닥이 몸쪽을 향하게 한 채 서서 시작한다. 왼손 손가락이 바닥 쪽을 향한다.

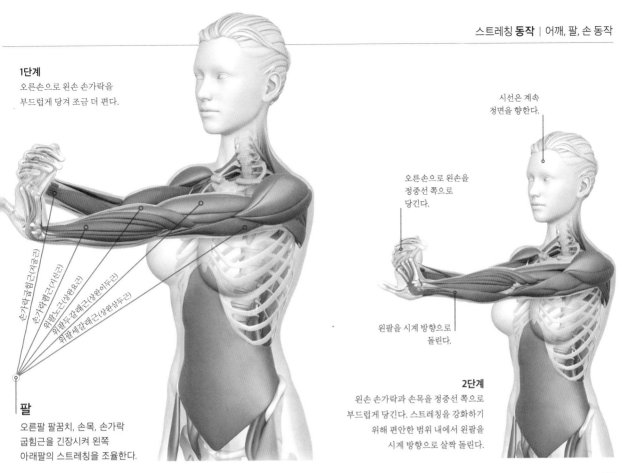

1단계
오른손으로 왼손 손가락을
부드럽게 당겨 조금 더 편다.

시선은 계속
정면을 향한다.

오른손으로 왼손을
정중선 쪽으로
당긴다.

손가락굽힘근(지굴근)
손가락폄근(지신근)
위팔노근(상완요근)
위팔두갈래근(상완이두근)
위팔세갈래근(상완삼두근)

왼팔을 시계 방향으로
돌린다.

팔
오른팔 팔꿈치, 손목, 손가락
굽힘근을 긴장시켜 왼쪽
아래팔의 스트레칭을 조율한다.

2단계
왼손 손가락과 손목을 정중선 쪽으로
부드럽게 당긴다. 스트레칭을 강화하기
위해 편안한 범위 내에서 왼팔을
시계 방향으로 살짝 돌린다.

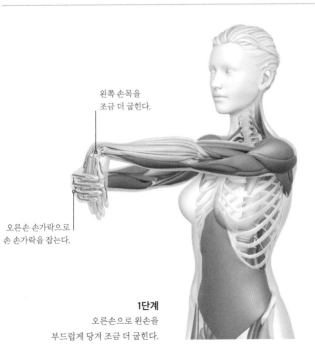

왼쪽 손목을
조금 더 굽힌다.

오른손 손가락으로
손 손가락을 잡는다.

1단계
오른손으로 왼손을
부드럽게 당겨 조금 더 굽힌다.

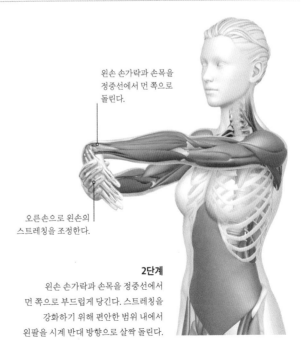

왼손 손가락과 손목을
정중선에서 먼 쪽으로
돌린다.

오른손으로 왼손의
스트레칭을 조정한다.

2단계
왼손 손가락과 손목을 정중선에서
먼 쪽으로 부드럽게 당긴다. 스트레칭을
강화하기 위해 편안한 범위 내에서
왼팔을 시계 반대 방향으로 살짝 돌린다.

» 응용 동작

요가나 체조 같은 많은 활동과 스포츠는 손과 손목을 통해 몸무게를
지탱해야 한다. 이러한 부위에 필요한 가동성을 갖출 수 있는 다음 응용
동작들을 연습하면 부상 위험을 줄이는 데 도움이 될 수 있다.

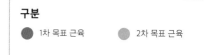

플로어 리스트 익스텐션
엎드려 손목 펴기 FLOOR WRIST EXTENSION

바닥에서 운동하는 것이 더 편하게 느껴지는 사람
을 위한 최적의 스트레칭이다. 바닥을 지지대 삼아
아래팔(전완) 근육을 대상으로 하며, 근육에 가해지
는 부하를 조절할 수 있다.

준비 단계
바닥을 손바닥으로 짚고 엎드린 자세로 시작한다.
손가락은 무릎 쪽을 향한다.

1단계
손가락과 손바닥에 가해지는 부하가 편안하게
느껴지는 범위 내에서 발꿈치 쪽으로 부드럽게 앉으면
아래팔 앞부분이 늘어난다. 이때 팔꿈치 앞부분이
앞을 향하도록 한다. 몸을 뒤로 내릴 때 손바닥이
바닥에서 살짝 떨어질 수 있다.

2단계
몸무게 중심을 다시 앞으로 옮겨 스트레칭을 마무리한다.

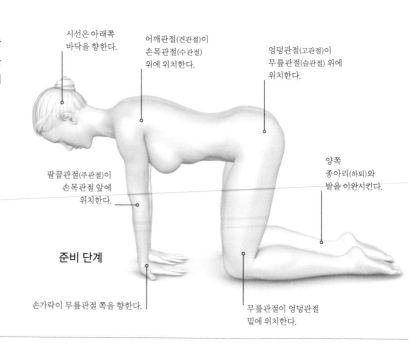

시선은 아래쪽
바닥을 향한다.

어깨관절(견관절)이
손목관절(수관절)
위에 위치한다.

엉덩관절(고관절)이
무릎관절(슬관절) 위에
위치한다.

양쪽
종아리(하퇴)와
발을 이완시킨다.

팔꿉관절(주관절)이
손목관절 앞에
위치한다.

준비 단계

손가락이 무릎관절 쪽을 향한다.

무릎관절이 엉덩관절
밑에 위치한다.

플로어 리스트 플렉션
엎드려 손목 굽히기 FLOOR WRIST FLEXION

이 스트레칭은 손목관절 폄근의 부드러운 스트레칭을
위해 위의 응용 동작과 짝을 이뤄 실시할 수 있다. 아래
팔 근육을 대상으로 하며, 자신이 견딜 수 있는 만큼의
부하를 선택해서 가할 수 있다.

준비 단계
엎드린 자세로 시작하되, 손목관절을 굽혀 손등이
바닥과 닿고 어깨관절이 손보다 앞쪽에 놓이게 한다.

1단계
몸무게 중심을 부드럽게 뒤로 살짝 이동시키면 손목관절이
더 많이 굽으면서 늘어나는 것이 느껴진다. 팔꿉관절을
돌려서 앞부분이 앞을 향한 자세를 유지한다.

2단계
몸무게 중심을 다시 앞으로 옮겨 스트레칭을 마무리한다.

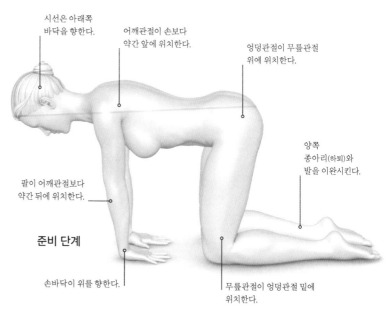

시선은 아래쪽
바닥을 향한다.

어깨관절이 손보다
약간 앞에 위치한다.

엉덩관절이 무릎관절
위에 위치한다.

양쪽
종아리(하퇴)와
발을 이완시킨다.

팔이 어깨관절보다
약간 뒤에 위치한다.

준비 단계

손바닥이 위를 향한다.

무릎관절이 엉덩관절 밑에
위치한다.

66 99

스트레칭 강도는 손목에 가할 수 있는 부하의 크기와 관절 가동 범위에 따라 조절할 수 있다.

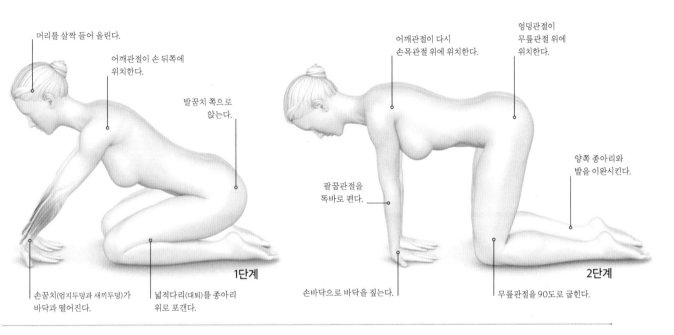

머리를 살짝 들어 올린다.

어깨관절이 손 뒤쪽에 위치한다.

발꿈치 쪽으로 앉는다.

손꿈치(엄지두덩과 새끼두덩)가 바닥과 떨어진다.

넓적다리(대퇴)를 종아리 위로 포갠다.

1단계

어깨관절이 다시 손목관절 위에 위치한다.

엉덩관절이 무릎관절 위에 위치한다.

팔꿉관절을 똑바로 편다.

양쪽 종아리와 발을 이완시킨다.

손바닥으로 바닥을 짚는다.

무릎관절을 90도로 굽힌다.

2단계

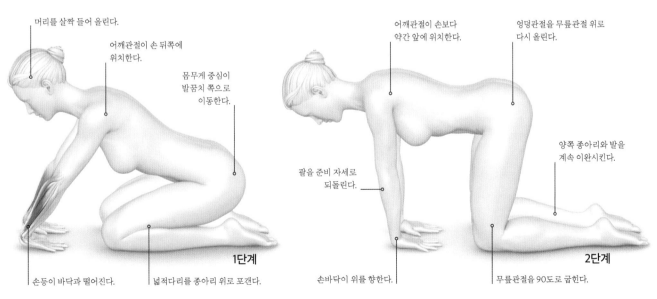

머리를 살짝 들어 올린다.

어깨관절이 손 뒤쪽에 위치한다.

몸무게 중심이 발꿈치 쪽으로 이동한다.

손등이 바닥과 떨어진다.

넓적다리를 종아리 위로 포갠다.

1단계

어깨관절이 손보다 약간 앞에 위치한다.

엉덩관절을 무릎관절 위로 다시 올린다.

팔을 준비 자세로 되돌린다.

양쪽 종아리와 발을 계속 이완시킨다.

손바닥이 위를 향한다.

무릎관절을 90도로 굽힌다.

2단계

럼브리컬 스트레칭
벌레근 스트레칭 LUMBRICAL STRETCH

이 손 스트레칭은 흔히 주먹결절(knuckle)로 알려진 손허리손가락관절(중수수지관절) 사이 부분과 손의 긴장을 목표로 한다. 벌레근(충양근)은 손바닥의 깊은손가락굽힘근 힘줄에서 일어난다. 벌레근은 굽힘근 힘줄과 폄근 힘줄에 이어져 있기 때문에 손가락을 펴면서 손허리손가락관절을 굽히고 있을 수 있다.

벌레근은 악력을 일으키기 때문에 이 스트레칭은 특히 타이피스트, 미술가, 음악가처럼 손으로 섬세한 동작을 하는 사람에게 도움이 될 수 있다. 또한 수작업이나 암벽 등반처럼 손을 많이 사용하는 사람에게도 도움이 될 수 있다. 손의 피로나 긴장을 해소하기 위해, 또는 가동성 개선 프로그램의 일부로 이용할 수 있다.

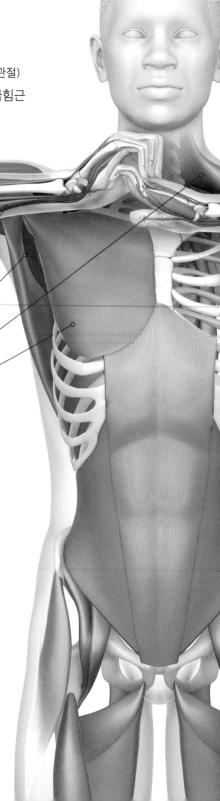

손가락폄근(지신근)
깊은손가락굽힘근(심지굴근)
새끼손가락폄근(소지신근)
얕은손가락굽힘근(천지굴근)
넓은등근(광배근)
위등세모근(승모근)
큰가슴근(대흉근)

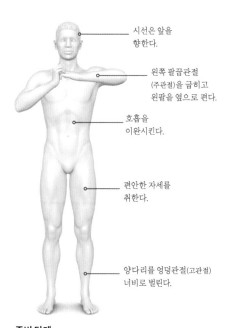

시선은 앞을 향한다.

왼쪽 팔꿈관절 (주관절)을 굽히고 왼팔을 옆으로 편다.

호흡을 이완시킨다.

편안한 자세를 취한다.

양다리를 엉덩관절(고관절) 너비로 벌린다.

준비 단계
오른손으로 왼손 손가락과 주먹결절을 감싼다.

오른팔과 몸통
어깨관절(견관절)은 어깨세모근(삼각근), 큰가슴근, 어깨밑근(견갑하근), 넓은등근에 의해 벌림(외전)과 안쪽돌림(내회전) 동작이 일어난다. 아래팔(전완) 앞부분과 손의 근육이 긴장한다. 배 근육과 척주 폄근이 몸통을 안정시킨다.

" "

둘째 손가락부터 다섯째 손가락까지
각 손가락과 연결된 4개의 벌레근이 있다.

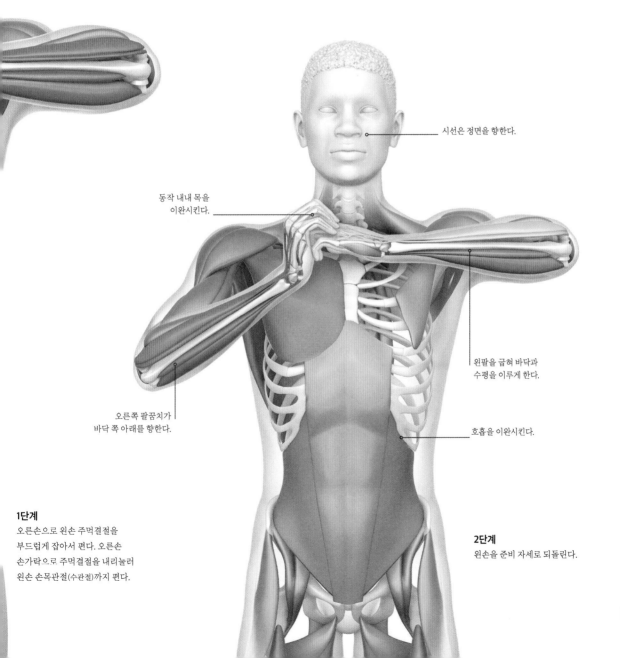

시선은 정면을 향한다.

동작 내내 목을
이완시킨다.

왼팔을 굽혀 바닥과
수평을 이루게 한다.

오른쪽 팔꿈치가
바닥 쪽 아래를 향한다.

호흡을 이완시킨다.

1단계
오른손으로 왼손 주먹결절을
부드럽게 잡아서 편다. 오른손
손가락으로 주먹결절을 내리눌러
왼손 손목관절(수관절)까지 편다.

2단계
왼손을 준비 자세로 되돌린다.

113

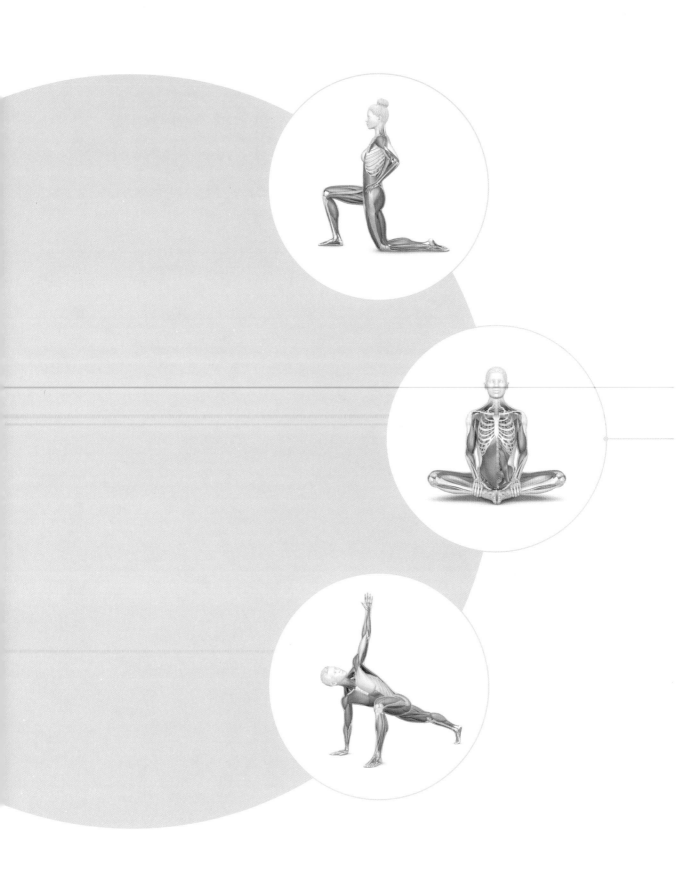

엉덩이 동작

엉덩관절(고관절)은 윗몸(상체)을 안정시키고 지지하는 데 핵심적인 역할을 한다.

맨몸 운동을 하거나 다양한 운동면에서 움직일 수 있는 능력을 갖는 데에도 중요하다.

이 장에서는 엉덩관절 주변 근육을 대상으로 하는 동작들을 중점적으로 다루면서

이 중요한 관절의 가동 범위를 향상하는 데 목표를 둔다.

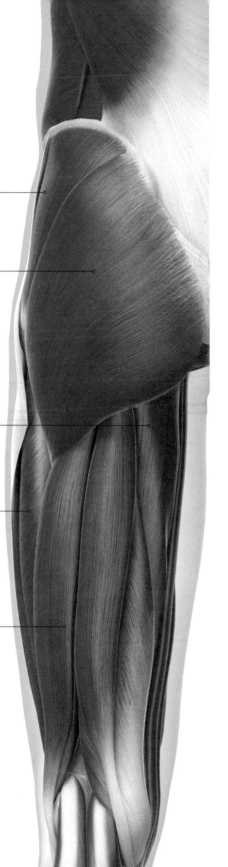

배속빗근(내복사근)
몸통 양쪽에 위치한
배 근육이며,
배바깥빗근(외복사근)보다
깊이 있다.

작은볼기근(소둔근)
크기가 작은 볼기근이며,
중간볼기근보다
깊이 있다.

큰허리근(대요근)
엉덩근(장골근)과 만나서
엉덩허리근(장요근)을 이루며
엉덩관절을 굽히는 근육이다.
몸통을 굽히기도 한다.

두덩근(치골근)
골반과 넓적다리를 잇는 근육.
엉덩관절을 굽히고, 모으고,
안쪽으로 돌릴 수 있다.

긴모음근(장내전근)
골반과 넓적다리를 잇는 사각
근육. 엉덩관절을 굽히고,
모으고, 안쪽으로 돌릴 수 있다.

두덩정강근(박근)
엉덩관절과 무릎관절(슬관절)
굽힘과 모음(내전)을 돕는 길고
가늘고, 얇은 근육

넙다리빗근(봉공근)
몸에서 가장 긴 근육.
엉덩관절을 지나
무릎관절까지 이어진다.
엉덩관절과 무릎관절을
굽히고 돌릴 수 있다.

가쪽넓은근
넙다리네갈래근 중 가장
가쪽에 있고 가장 힘이
센 것으로 여겨지는 근육

중간볼기근(중둔근)
엉덩관절(고관절)을
펴고 벌린다. 골반을
안정시키는 근육

큰볼기근(대둔근)
가장 큰 볼기근.
엉덩관절을 펴는 근육

큰모음근(대내전근)
모음근 가운데 가장 크고,
가장 힘이 세고,
가장 뒤에 있는 근육

가쪽넓은근(외측광근)
넙다리네갈래근(대퇴사두근)의
한 갈래이며 넓적다리(대퇴)
가쪽에 위치한다.

넙다리두갈래근(대퇴이두근)
3개의 넙다리뒤근육
(햄스트링) 중 가장
가쪽에 있으며
두 갈래이다.

뒤에서 본 모습

앞에서 본 모습

엉덩이 스트레칭

엉덩이와 넓적다리의 주요 근육에는 큰볼기근, 중간볼기근, 작은볼기근으로 이루어진
볼기근(둔근), 엉덩근과 큰허리근으로 이루어진 엉덩허리근, 넙다리곧은근(대퇴직근),
안쪽넓은근(내측광근), 가쪽넓은근, 중간넓은근(중간광근)으로 이루어진 넙다리네갈래근,
넙다리두갈래근, 반힘줄근(반건양근), 반막모양근(반막양근)으로 이루어진 넙다리뒤근육,
그리고 모음근(내전근)이 있다.

엉덩관절 주변 근육은 골반과 엉덩관절을
여러 방향으로 움직이고 안정시키는
다양한 역할을 한다. 엉덩허리근과
넙다리곧은근 같은 근육은 엉덩관절
굽힘을 돕고, 볼기근과 넙다리뒤근육 같은
근육은 엉덩관절 폄을 돕는다.

중간볼기근과 큰볼기근 같은 엉덩관절
벌림근(외전근)은 한쪽 다리로 서 있을

때 골반의 안정을 유지한다. 엉덩관절
모음근은 모음 외의 많은 움직임에도
관여하고, 여러 근육이 엉덩관절
돌림(회전)에 이용된다. 넙다리네갈래근은
무릎관절을 펴고, 넙다리뒤근육은
무릎관절 굽힘과 엉덩관절 폄을
보조하는데, 이것은 달리기, 축구, 웨이트
리프팅 같은 활동을 하는 데 중요하다.

쿼드러페드 록백
QUADRUPED ROCKBACK

엉덩관절(고관절) 가동성을 높일 수 있는 좋은 방법이며, 초심자도 쉽게 취할 수 있는 자세이다. 손과 무릎으로 바닥에 엎드린 채 골반과 몸통을 앞뒤로 움직이면 엉덩관절의 굽힘 가동성이 향상된다.

몸무게 부하가 작게 걸리는 부드러운 스트레칭이어서 엉덩관절 재활 초기 단계에 있는 사람이나 초심자에게 적합하다. 골반을 움직여 엉덩관절을 작동시킴으로써 엉덩관절의 가동 범위를 점진적으로 늘리는 데 도움이 될 수 있으며, 이것은 능동적 움직임(active movement)에 제한이 있는 사람도 쉽게 할 수 있다.

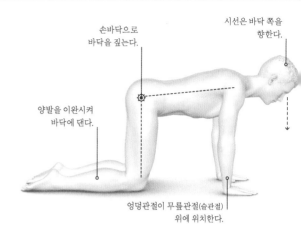

시선은 바닥 쪽을 향한다.

손바닥으로 바닥을 짚는다.

양발을 이완시켜 바닥에 댄다.

엉덩관절이 무릎관절(슬관절) 위에 위치한다.

준비 단계
무릎 꿇어 엎드린 자세로 시작하되, 어깨관절(견관절)은 손목관절(수관절) 위에, 엉덩관절은 무릎관절 위에 오도록 하고 머리와 목은 일직선을 이루게 한다. 척주는 중립을 유지하되, 완전히 굽히지도 완전히 펴지도 않은 편안한 중간 자세를 취한다.

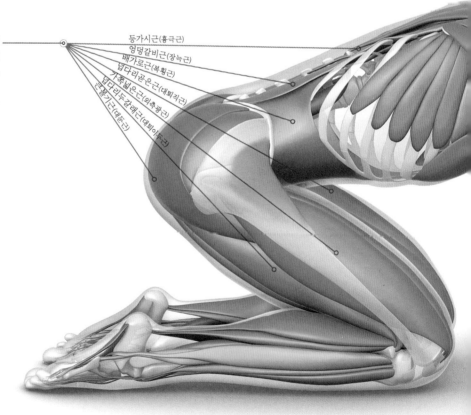

아랫몸(하체)과 등
척주세움근(척주기립근)을 긴장시켜 등 자세를 유지한다. 엉덩이가 뒤로 움직임에 따라 엉덩관절 굽힘근이 긴장하고 볼기근(둔근)이 늘어난다.

등가시근(흉극근)
엉덩갈비근(장늑근)
배가로근(복횡근)
넙다리곧은근(대퇴직근)
가쪽넓은근(외측광근)
넙다리두갈래근(대퇴이두근)
큰볼기근(대둔근)

1단계
엉덩이 안쪽과 주위가 늘어나는 느낌이 들 때까지 부드럽게 엉덩이를 뒤로 움직인다. 골반의 위치가 스트레칭되는 정도에 영향을 미칠 수 있으므로 등을 편안한 자세로 해야 한다. 편안한 범위 내에서만 움직이고, 멈춰서 자세를 몇 초간 유지한다.

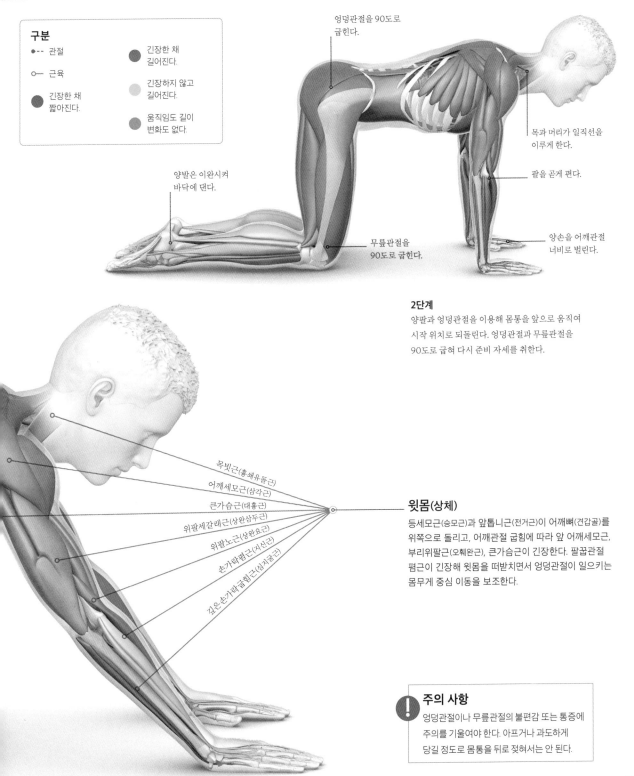

엉덩관절을 90도로 굽힌다.

목과 머리가 일직선을 이루게 한다.

팔을 곧게 편다.

양발은 이완시켜 바닥에 댄다.

무릎관절을 90도로 굽힌다.

양손을 어깨관절 너비로 벌린다.

구분
- ●--- 관절
- ○ 근육
- ● 긴장한 채 짧아진다.
- ● 긴장한 채 길어진다.
- ○ 긴장하지 않고 길어진다.
- ● 움직임도 길이 변화도 없다.

2단계
양팔과 엉덩관절을 이용해 몸통을 앞으로 움직여 시작 위치로 되돌린다. 엉덩관절과 무릎관절을 90도로 굽혀 다시 준비 자세를 취한다.

목빗근(흉쇄유돌근)
어깨세모근(삼각근)
큰가슴근(대흉근)
위팔세갈래근(상완삼두근)
위팔노근(상완요근)
손가락폄근(지신근)
깊은손가락굽힘근(심지굴근)

윗몸(상체)
등세모근(승모근)과 앞톱니근(전거근)이 어깨뼈(견갑골)를 위쪽으로 돌리고, 어깨관절 굽힘에 따라 앞 어깨세모근, 부리위팔근(오훼완근), 큰가슴근이 긴장한다. 팔꿉관절 폄근이 긴장해 윗몸을 떠받치면서 엉덩관절이 일으키는 몸무게 중심 이동을 보조한다.

！ 주의 사항
엉덩관절이나 무릎관절의 불편감 또는 통증에 주의를 기울여야 한다. 아프거나 과도하게 당길 정도로 몸통을 뒤로 젖혀서는 안 된다.

119

» 응용 동작

록백 응용 동작에서는 엉덩관절(고관절)을 굽히면서
여러 근육군을 이용하는 방법을 보여 준다. 다음 동작들은
아랫몸(하체)을 움직이는 운동이나 활동을 하기 전에 준비
운동으로 이용할 수 있는 훌륭한 동적 스트레칭이다.

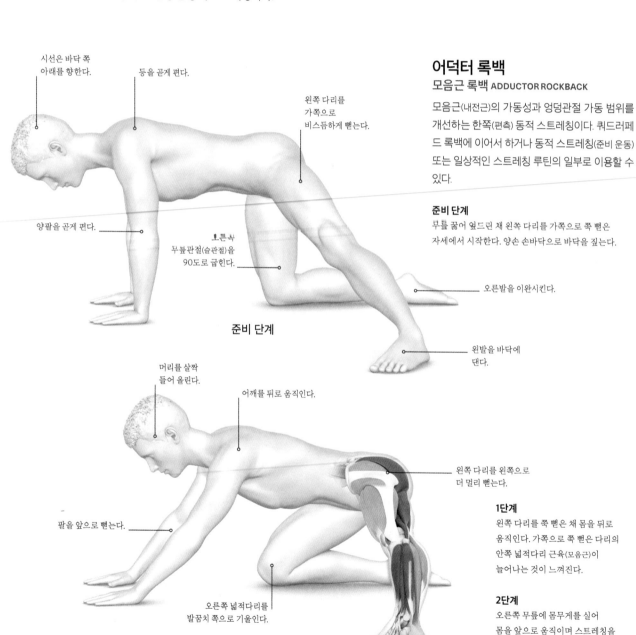

시선은 바닥 쪽
아래를 향한다.

등을 곧게 편다.

왼쪽 다리를
가쪽으로
비스듬하게 뻗는다.

양팔을 곧게 편다.

무릎관절(슬관절)을
90도로 굽힌다.

준비 단계

어덕터 록백
모음근 록백 ADDUCTOR ROCKBACK

모음근(내전근)의 가동성과 엉덩관절 가동 범위를
개선하는 한쪽(편측) 동적 스트레칭이다. 쿼드러페
드 록백에 이어서 하거나 동적 스트레칭(준비 운동)
또는 일상적인 스트레칭 루틴의 일부로 이용할 수
있다.

준비 단계
무릎 꿇어 엎드린 채 왼쪽 다리를 가쪽으로 쭉 뻗은
자세에서 시작한다. 양손 손바닥으로 바닥을 짚는다.

오른발을 이완시킨다.

왼발을 바닥에
댄다.

머리를 살짝
들어 올린다.

어깨를 뒤로 움직인다.

왼쪽 다리를 왼쪽으로
더 멀리 뻗는다.

팔을 앞으로 뻗는다.

1단계
왼쪽 다리를 쭉 뻗은 채 몸을 뒤로
움직인다. 가쪽으로 쭉 뻗은 다리의
안쪽 넓적다리 근육(모음근)이
늘어나는 것이 느껴진다.

오른쪽 넓적다리를
발꿈치 쪽으로 기울인다.

2단계
오른쪽 무릎에 몸무게를 실어
몸을 앞으로 움직이며 스트레칭을
마무리한다.

1단계

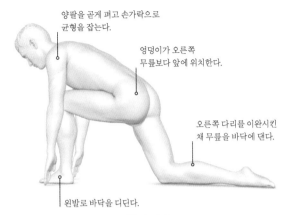

양팔을 곧게 펴고 손가락으로 균형을 잡는다.

엉덩이가 오른쪽 무릎보다 앞에 위치한다.

오른쪽 다리를 이완시킨 채 무릎을 바닥에 댄다.

왼발로 바닥을 디딘다.

준비 단계

양쪽 어깨가 손 위에 위치한다.

엉덩관절이 무릎관절 앞에 위치한다.

시선은 바닥 쪽 아래를 향한다.

무릎관절을 엉덩관절 너비보다 넓게 벌린다.

양손 손바닥으로 바닥을 짚는다.

준비 단계

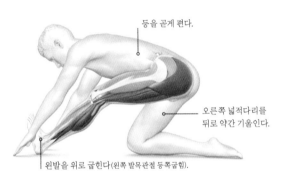

등을 곧게 편다.

오른쪽 넓적다리를 뒤로 약간 기울인다.

왼발을 위로 굽힌다(왼쪽 발목관절 등쪽굽힘).

1단계

어깨부터 엉덩이까지 등을 비스듬히 한다.

엉덩이를 발꿈치 쪽으로 움직인다.

양팔을 쭉 뻗는다.

양손이 어깨보다 앞에 위치한다.

양무릎의 간격을 넓게 유지한다.

1단계

햄스트링 록백
넙다리뒤근육 록백 HAMSTRING ROCKBACK

이 넙다리뒤근육(햄스트링) 동적 스트레칭은 목표로 하는 다리(위 그림에서는 왼쪽 다리)에 엉덩관절 굽힘과 무릎관절 (슬관절) 폄이 일어나게 한다. 다리를 많이 사용하는 달리기 같은 운동을 하는 사람에게 적합한 스트레칭이다.

준비 단계
반무릎을 꿇은 채 시작하되 왼발과 오른쪽 무릎으로 바닥을 디딘다. 손가락이나 손으로 바닥을 짚어 몸통을 지지하고 앞으로 굽힌다.

1단계
등을 곧게 펴고 양손으로 바닥을 짚은 채 왼쪽 무릎을 펴면서 몸을 뒤로 움직인다. 왼발을 위로 굽혀 왼쪽 발꿈치로 균형을 잡고 있으면 왼쪽 넙다리뒤근육이 적절히 늘어난 것이 느껴진다.

2단계
몸을 다시 앞으로 움직여 스트레칭을 마무리한다.

프로그 록백
개구리 록백 FROG ROCKBACK

안쪽 넓적다리 근육을 늘이면서 엉덩관절 벌림(외전) 과 가쪽돌림(외회전)을 목표로 하는 동적 스트레칭이 다. 준비 운동이나 엉덩관절 가동성 향상 스트레칭 루 틴의 일부로 이용할 수 있는 양쪽(양측) 운동이다.

준비 단계
양손과 무릎으로 바닥을 짚고 엎드린 자세로 시작한다. 양손 손바닥을 펴고, 양무릎을 엉덩관절 너비보다 넓게 벌린다. 양발 엄지발가락이 서로 닿게 한다.

1단계
엉덩이를 발꿈치 쪽으로 움직이되 양무릎의 간격을 유지하면서 스트레칭을 강화한다.

2단계
몸을 다시 앞으로 움직이면서 스트레칭을 마무리한다.

하프닐 힙 플렉서 록
반무릎 엉덩관절 굽힘근 록
HALF-KNEEL HIP FLEXOR ROCK

이 동작은 넙다리네갈래근(대퇴사두근)과 엉덩허리근(장요근)을 비롯한 엉덩관절 앞부분의 근육을 늘이는 동적 스트레칭이다. 반무릎 자세를 취하면 런지(lunge, 펜싱의 찌르기 자세) 움직임이 더 쉬워진다.

뒤에 놓인 다리(그림에서 왼쪽 다리)의 무릎을 굽히면 무릎관절(슬관절)을 지나는 넙다리네갈래근이 길어지고, 엉덩관절을 펴면 그 근육의 몸쪽(근위) 부착 부위가 길게 늘어난다. 이 동적 스트레칭은 록 동작을 통해 엉덩관절과 발목의 앞부분뿐만 아니라 뒤쪽에 놓인 다리까지 스트레칭된다는 점에서 정적 스트레칭과 다르다. 아랫몸 준비 운동으로도 이용할 수 있다.

> **⚠ 주의 사항**
> 꼬리뼈(미추)를 살짝 뒤로 내리고 스트레칭 강도를 제어해 허리뼈 (요추)가 과도하게 펴지지 않도록 한다. 동작 중 엉덩이나 허리에서 통증이 느껴지면 가동 범위를 조절하거나 정적 스트레칭을 실시한다.

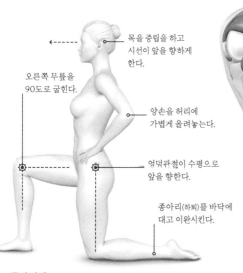

목을 중립을 하고 시선이 앞을 향하게 한다.

오른쪽 무릎을 90도로 굽힌다.

양손을 허리에 가볍게 올려놓는다.

엉덩관절이 수평으로 앞을 향한다.

종아리(하퇴)를 바닥에 대고 이완시킨다.

준비 단계
왼쪽 무릎을 바닥에 대고 오른쪽 무릎을 앞으로 내밀어 굽힌 반무릎 자세에서 시작한다. 오른발은 바닥을 디딘다. 척추를 중립으로 하고 시선은 앞을 향하게 한다.

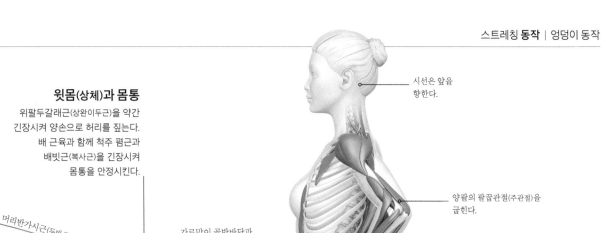

시선은 앞을
향한다.

양팔의 팔꿈치관절(주관절)을
굽힌다.

윗몸(상체)과 몸통

위팔두갈래근(상완이두근)을 약간
긴장시켜 양손으로 허리를 짚는다.
배 근육과 함께 척추 폄근과
배빗근(복사근)을 긴장시켜
몸통을 안정시킨다.

머리반가시근(두반극근)
어깨세모근(삼각근)
작은가슴근(소흉근)
위팔근(상완근)
위팔세갈래근(상완삼두근)
배속빗근(내복사근)

가로막이 골반바닥과
평행하다
(늑골골반중립적층구조).

엉덩관절이 수평으로
앞을 향하면서 무릎관절
위에 위치한다.

오른쪽 다리로
바닥을 디딘다.

2단계

몸을 뒤로 움직여 준비 자세로 돌아가면서
스트레칭을 마무리한다. 엉덩이가 다시
뒤쪽 다리 위에 위치하게 되고 오른쪽
무릎도 뒤로 이동한다.

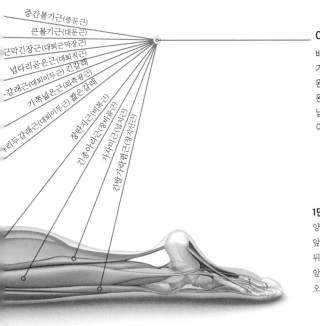

중간볼기근(중둔근)
큰볼기근(대둔근)
근막긴장근(대퇴근막장근)
넙다리곧은근(대퇴직근)
넙다리뒤근(대퇴이두근) 긴갈래
갈래근(대퇴이두근) (외측광근)
가쪽넓은근(대퇴이두근) 짧은갈래
다리두갈래근(대퇴이두근) (반복근)
장딴지근(장딴지근)
긴종아리근(넙치근)
가자미근(장지신근)
긴발가락폄근(장지신근)

아랫몸(하체)

배 근육이 수축해 골반을 뒤로
기울이고, 볼기근(둔근)이 긴장한다.
왼쪽 엉덩관절(고관절)이 펴지면서
왼쪽 엉덩관절 굽힘근이 늘어난다.
넙다리뒤근육(햄스트링)과 장딴지근은
이완된다.

1단계

양손으로 허리를 짚고 엉덩관절이 수평으로
앞을 향하게 한 자세를 유지한다. 꼬리뼈를
뒤로 약간 기울이면서 몸을 부드럽게
앞으로 움직이면 왼쪽 엉덩관절이 펴지고
오른쪽 엉덩관절이 굽는다.

구분

●-- 관절

○- 근육

● 긴장한 채
짧아진다.

● 긴장한 채
길어진다.

● 긴장하지 않고
길어진다.

● 움직임도 길이
변화도 없다.

≫ 응용 동작

엉덩관절(고관절)은 엉덩관절 폄근(신근), 굽힘근(굴근), 벌림근(외전근), 모음근(내전근)을 비롯한 많은 근육군의 영향을 받는다. 다음 응용 동작들을 연속으로 실시하면 양쪽 엉덩관절의 가동성을 향상할 수 있다.

다이애거널 플렉서 록
대각선 굽힘근 록 DIAGONAL FLEXOR ROCK

샅굴 부위(서혜부) 근육과 안쪽 넓적다리 근육(모음근)을 늘이는 동적 스트레칭이다. 몸통을 앞으로 내밀기 전에 엉덩관절이 정중선과 45도를 이루게 한다.

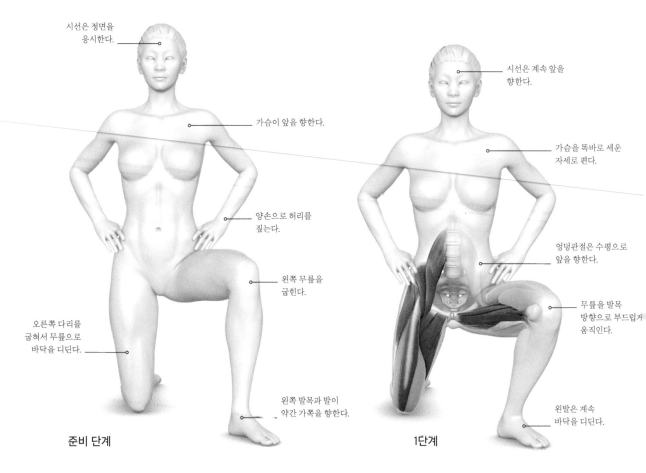

시선은 정면을 응시한다.

가슴이 앞을 향한다.

양손으로 허리를 짚는다.

왼쪽 무릎을 굽힌다.

오른쪽 다리를 굽혀서 무릎으로 바닥을 디딘다.

왼쪽 발목과 발이 약간 가쪽을 향한다.

준비 단계

시선은 계속 앞을 향한다.

가슴을 똑바로 세운 자세로 편다.

엉덩관절은 수평으로 앞을 향한다.

무릎을 발목 방향으로 부드럽게 움직인다.

왼발은 계속 바닥을 디딘다.

1단계

준비 단계
반무릎을 꿇은 자세로 시작한다. 양무릎을 90도로 굽히고 왼쪽 다리를 정중선에서 약간 왼쪽으로 벌린다. 양손으로 허리를 짚고 척주를 중립으로 한다. 시선은 앞을 향한다.

1단계
양손으로 허리를 짚고 엉덩관절이 수평으로 앞을 향하게 한 자세를 유지한다. 꼬리뼈(미추)를 뒤로 약간 기울이면서 몸을 왼쪽 무릎 방향으로 움직이면 오른쪽 엉덩관절이 펴지고 왼쪽 엉덩관절이 굽는다.

2단계
몸무게 중심을 다시 반무릎 꿇은 다리 위로 옮겨 스트레칭을 마무리한다.

래터럴 플렉서 록
가쪽 굽힘근 록 LATERAL FLEXOR ROCK

샅굴 부위 근육과 안쪽 넓적다리 근육을 늘이는 동적 스트레칭이다. 몸통을 앞으로 내밀기 전에 양쪽 엉덩관절을 정중선에서 먼 가쪽으로 벌린다. 이 동작은 엉덩관절을 벌리고 모음근(내전근)의 동적 가동성을 향상하는 데 도움이 되는 아주 유용한 운동이다.

> **❝ ❞**
> **모음근은 엉덩관절의 다양한 움직임을 보조하며, 각 응용 동작에서 양쪽 모음근이 모두 스트레칭된다.**

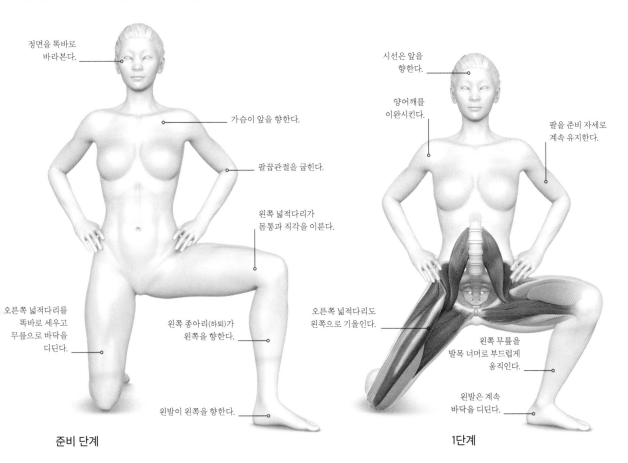

정면을 똑바로 바라본다.

가슴이 앞을 향한다.

팔꿈관절을 굽힌다.

왼쪽 넓적다리가 몸통과 직각을 이룬다.

오른쪽 넓적다리를 똑바로 세우고 무릎으로 바닥을 디딘다.

왼쪽 종아리(하퇴)가 왼쪽을 향한다.

왼발이 왼쪽을 향한다.

준비 단계

시선은 앞을 향한다.

양어깨를 이완시킨다.

팔을 준비 자세로 계속 유지한다.

오른쪽 넓적다리도 왼쪽으로 기울인다.

왼쪽 무릎을 발목 너머로 부드럽게 움직인다.

왼발은 계속 바닥을 디딘다.

1단계

준비 단계
반무릎을 꿇은 자세로 시작한다. 양무릎을 90도로 굽히고 왼쪽 다리를 완전히 벌려 정중선에서 먼 쪽을 향하게 한다. 척주는 중립으로 하고 시선은 앞을 향한다.

1단계
양손으로 허리를 짚고 엉덩관절이 수평으로 앞을 향하게 한 자세를 유지한다. 꼬리뼈를 뒤로 살짝 기울이면서 몸통을 왼쪽 발목 쪽으로 부드럽게 움직인다. 그러면 오른쪽 엉덩관절에서 폄과 벌림 동작에 따라 근육이 늘어나고, 왼쪽 엉덩관절에서는 굽힘과 벌림 동작에 따라 근육이 늘어난다.

2단계
몸무게 중심을 다시 반무릎 꿇은 다리 위로 옮겨 스트레칭을 마무리한다.

갈런드 포즈

GARLAND POSE

이 스쿼트 자세는 엉덩관절(고관절)을 벌리고 발목관절과 골반바닥(골반저) 근육을 늘이는 데 도움이 된다.
지지대가 있든 없든 할 수 있으며 가동 범위를 넓혀 딥 스쿼트(deep squat)를 하기에 좋은 동작이다.

처음부터 쪼그려 앉는 스쿼트 자세(Malasana)를 취할 수 없다면 요가 블록
같은 것을 바닥에 두어 동작의 반환점(정점)으로 삼을 수 있다. 팔꿈치를 이용해
안쪽에서 바깥쪽으로 양무릎에 부하를 가하면 무릎을 벌리는 데 도움이 될
수 있으며, 이렇게 하면 엉덩관절 가쪽돌림(외회전)을 전체 가동 범위에 걸쳐
할 수 있다. 일상적인 스트레칭 루틴의 일부로, 또는 준비 운동에서 엉덩관절,
무릎관절, 발목관절의 가동성을 높이는 데 이 동작을 이용할 수 있다.

> ## ! 주의 사항
> 엉덩관절이 아프거나 과도하게 땅길 정도로 부하를 가해서는
> 안 된다. 엉덩관절은 사람마다 모양과 크기가 다르며 구조적
> 변이 때문에 가동 범위가 제한될 수도 있다. 처음 할 때 지나치게
> 불편하면 동작을 변경한다.

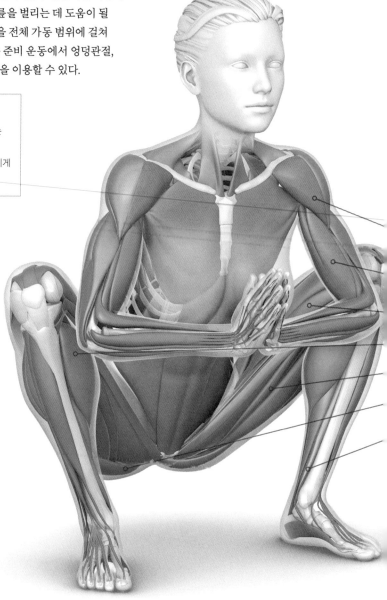

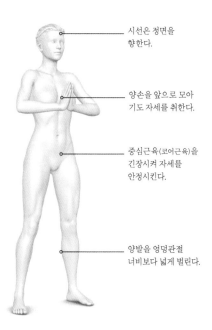

시선은 정면을
향한다.

양손을 앞으로 모아
기도 자세를 취한다.

중심근육(코어근육)을
긴장시켜 자세를
안정시킨다.

양발을 엉덩관절
너비보다 넓게 벌린다.

준비 단계
양발을 엉덩관절 너비보다 약간 넓게 벌린 채 서서
시작한다. 양발 발끝을 약간 바깥쪽으로 향하게 벌린다.

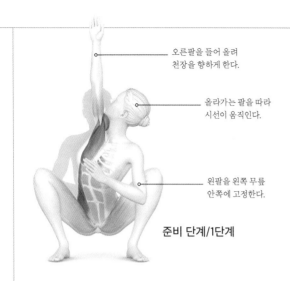

오른팔을 들어 올려
천장을 향하게 한다.

올라가는 팔을 따라
시선이 움직인다.

왼팔을 왼쪽 무릎
안쪽에 고정한다.

준비 단계/1단계

응용 동작: 번갈아 팔 뻗기

준비 단계
양손을 앞으로 모아 기도 자세를 취한 채 쪼그려 앉은 스쿼트 자세
1단계에서 시작한다.

1단계
오른팔을 천장 방향 위쪽으로 뻗는다. 머리와 목은 오른팔을 따라 움직인다.
척추는 곧게 편 자세를 유지하고 왼팔은 왼쪽 무릎 안쪽에 고정한다.

2단계
오른팔을 내려 오른쪽 무릎 안쪽에 댄다. 왼팔을 뻗어 같은 동작을 반복한다.

팔과 다리

손목관절(수관절) 굽힘근은 늘어나고,
팔꿈치관절(주관절) 굽힘근과 어깨관절(견관절)
벌림근(외전근)은 수축한다. 볼기근(둔근)과
모음근(내전근)은 긴장한 채 길어진다.
발목관절(족관절) 발바닥쪽굽힘근(족저측굴근)과
등쪽굽힘근(배측굴근)도 긴장한다.

어깨세모근(삼각근)
위팔두갈래근(상완이두근)
넙다리빗근(봉공근)
장딴지근(비복근)
반막모양근(반막양근)
큰볼기근(대둔근)
긴발가락굽힘근(장지굴근)

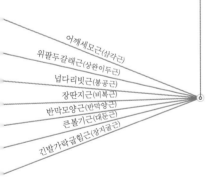

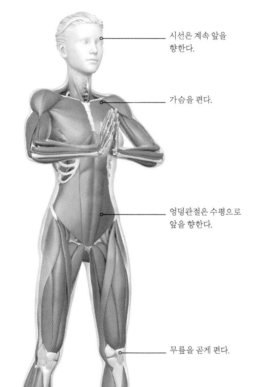

시선은 계속 앞을
향한다.

가슴을 편다.

엉덩관절은 수평으로
앞을 향한다.

무릎을 곧게 편다.

구분
- ●-- 관절
- ○- 근육
- ● 긴장한 채
  짧아진다.
- ● 긴장한 채
  길어진다.
- ○ 긴장하지 않고
  길어진다.
- ● 움직임도 길이
  변화도 없다.

1단계
몸을 낮춰 딥 스쿼트 자세를 취하되, 팔꿈치를 양무릎
안쪽에 대고 바깥쪽으로 부하를 가해 엉덩관절을
벌린다. 원하는 경우, 몸무게 중심을 오른쪽에서
왼쪽으로 이동할 수 있다.

2단계
몸을 일으켜 세워 준비 단계의
선 자세로 돌아간다.

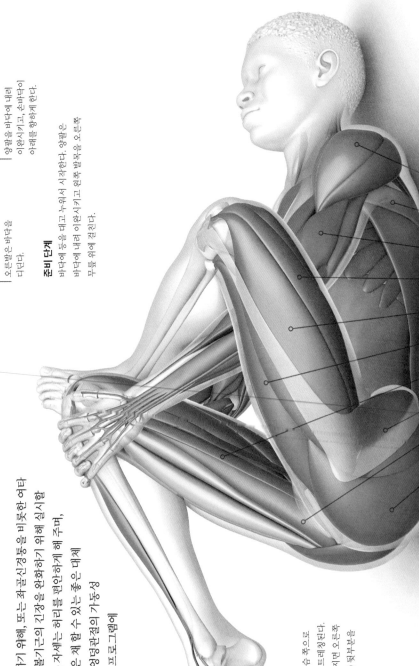

피겨 포 스트레칭

숫자 4 스트레칭

FIGURE 4 STRETCH

바닥에 누워서 하는 이 동작은 엉덩관절(고관절)의 가쪽돌림(외회전)을 개선하기 위해 볼기근(둔근)과 엉덩관절 돌림근(회전근)을 늘이는 매우 유용한 스트레칭이다.

엉덩관절 부위의 긴장을 완화하는 데 도움이 될 수 있다.

엉덩관절 가동성을 향상하기 위해, 또는 좌골신경통을 비롯한 여타 볼기근의 긴장을 완화하기 위해 실시할 수 있다. 바닥에 누운 기본 자세는 허리를 편안하게 해 주며, 앉은 자세는 책상 앞에 앉을 제 할 수 있는 좋은 대체 동작이다. 이 스트레칭은 엉덩관절의 가동성 향상을 목표로 하는 운동 프로그램에 많이 이용된다.

준비 단계
바닥에 등을 대고 누워서 시작한다. 왼쪽 무릎을 굽힌다. 바닥에 내려 이완시키고 왼쪽 발목을 오른쪽 무릎 위에 걸친다.

1단계
앉은으로 오른쪽 무릎을 잡아 가슴 쪽으로 당기면 왼쪽 엉덩관절 부위가 스트레칭된다. 오른쪽 무릎에서 불편감이 느껴지면 오른쪽 무릎 대신 오른쪽 넓적다리(대퇴) 뒷부분을 잡으면 된다.

- 머리와 목을 중립으로 한다.
- 왼쪽 무릎을 굽힌다.
- 왼쪽 발목을 오른쪽 무릎 위에 걸친다.
- 양팔을 바닥에 내려 이완시키고, 손바닥이 아래를 향하게 한다.
- 오른발은 바닥을 디딘다.

왼쪽 엉덩관절

볼기근과 엉덩관절 돌림근을 비롯한 엉덩관절 뒤부분의 근육은 엉덩관절이 가쪽돌림과 굽힘(굽속)이 일어날 때 길어진다. 엉덩관절 굽힘근(굽근)과 모음근(내전근)은 긴장되지 않은 제 짧아진다.

어깨세모근(삼각근)
작은원근(소원근)
팔세갈래근(상완삼두근)
다리곧은근(대퇴직근)
가쪽넓은근(외측광근)
두갈래근(대퇴이두근)
두덩정강근(박근)
근막긴장근(대퇴근막장근)
큰볼기근(대둔근)

응용 동작: 앉은 자세

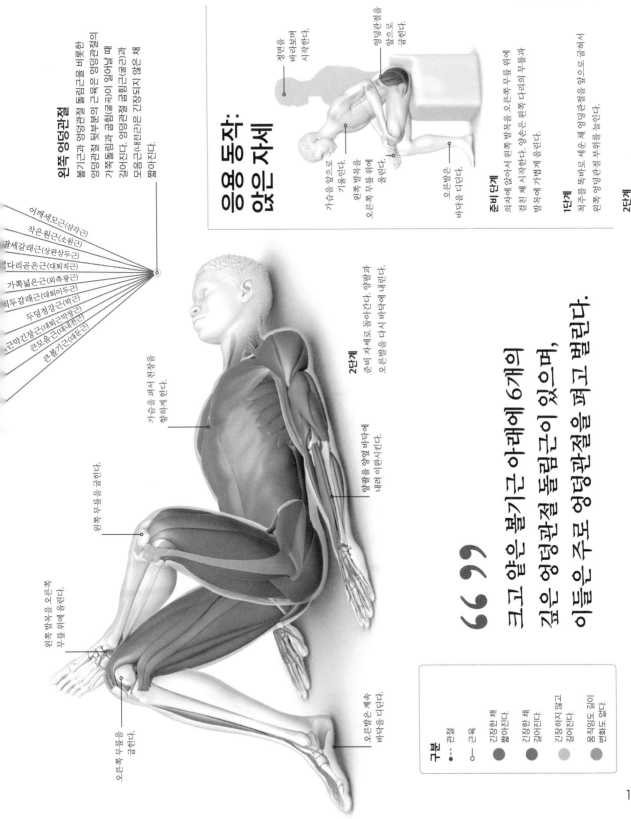

청면을 바라보며 시작한다.

엉덩관절을 앞으로 굽힌다.

가슴을 앞으로 기울인다.

왼쪽 발꿈을 오른쪽 무릎 위에 올린다.

오른발은 바닥을 디딘다.

준비 단계
의자에 앉아서 왼쪽 발꿈을 오른쪽 무릎 위에 걸친 채 시작한다. 양손은 왼쪽 다리의 무릎과 발목에 가볍게 올린다.

1단계
척추를 똑바로 세운 채 엉덩관절을 앞으로 굽혀서 왼쪽 엉덩관절 부위를 늘린다.

2단계
준비 자세로 돌아간다.

6699
크고 얕은 볼기근 아래에 6개의 깊은 엉덩관절 돌림근이 있으며, 이들은 주로 엉덩관절을 펴고 벌린다.

가슴을 펴서 천장을 향하게 한다.

왼쪽 무릎을 굽힌다.

왼쪽 발꿈을 오른쪽 무릎 위에 올린다.

오른쪽 무릎을 굽힌다.

양팔을 양옆 바닥에 내려 이완시킨다.

오른발은 계속 바닥을 디딘다.

2단계
준비 자세로 돌아간다. 양팔과 오른발을 다시 바닥에 내린다.

구분
- •-- 관절
- ○— 근육
- ● 긴장한 채 짧아진다.
- ● 긴장한 채 길어진다.
- ● 긴장하지 않고 길어진다.
- ● 움직임도 길이 변화도 없다.

129

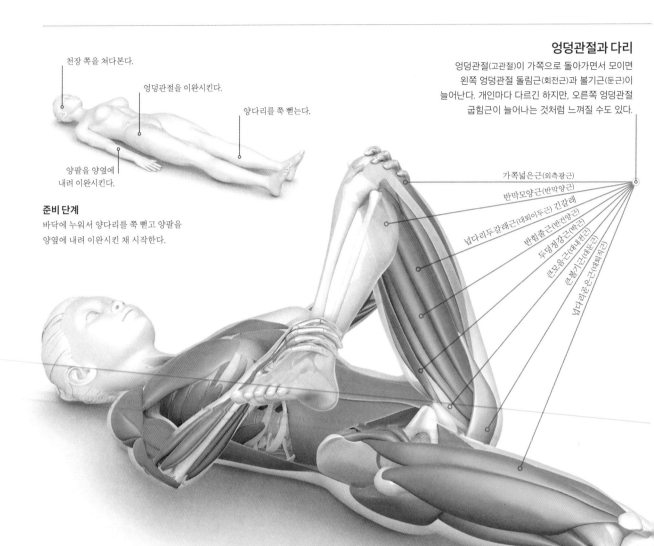

천장 쪽을 쳐다본다.

엉덩관절을 이완시킨다.

양다리를 쭉 뻗는다.

양팔을 양옆에
내려 이완시킨다.

준비 단계
바닥에 누워서 양다리를 쭉 뻗고 양팔을
양옆에 내려 이완시킨 채 시작한다.

엉덩관절과 다리
엉덩관절(고관절)이 가쪽으로 돌아가면서 모이면
왼쪽 엉덩관절 돌림근(회전근)과 볼기근(둔근)이
늘어난다. 개인마다 다르긴 하지만, 오른쪽 엉덩관절
굽힘근이 늘어나는 것처럼 느껴질 수도 있다.

가쪽넓은근(외측광근)

반막모양근(반막양근)

넙다리두갈래근(대퇴이두근) 긴갈래

반힘줄근(반건양근)

두덩정강근(박근)

큰모음근(대내전근)

큰볼기근(대둔근)

바닥라온근(대퇴직근)

크로스 보디 글루트 스트레칭
몸통 가로질러 볼기근 스트레칭
CROSS BODY GLUTE STRETCH

이 스트레칭은 일반적으로 볼기근과 엉덩관절 돌림근을 늘이는 데 이용된다.
단순히 엉덩관절 가동성 개선을 위한 운동으로 이용하거나, 엉덩관절 부위의
불편감을 유발할 수 있는 볼기근의 긴장을 완화하는 데 이용할 수 있다.

이 스트레칭의 당기는 각도는 피겨 포 스트레칭(128쪽 참고)과
약간 다르다. 또한 엉덩관절의 가동 범위도 다르다. 바닥에
누운 기본 자세가 허리를 편하게 해 주지만, 의자에 앉는 것이
더 편하다면 앉아서 하는 응용 동작을 시도해 볼 수 있다. 업무

중에도 책상 앞에 앉아 이 응용 동작을 해 볼 수 있다. 스트레칭
동작을 천천히 진행하다가 볼기근이 충분히 늘어난 듯하면
멈춘다.

구분

●--- 관절

○--- 근육

● 긴장한 채
   짧아진다.

● 긴장한 채
   길어진다.

○ 긴장하지 않고
   길어진다.

● 움직임도 길이
   변화도 없다.

! **주의 사항**
엉덩관절의 구조적 변이에 따라
개인별 관절 가동 범위가 다름을
유념해 가동 가능 각도로 시도한다.

응용 동작: 앉은 자세

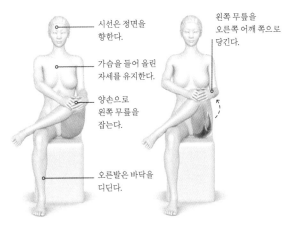

시선은 정면을
향한다.

가슴을 들어 올린
자세를 유지한다.

양손으로
왼쪽 무릎을
잡는다.

왼쪽 무릎을
오른쪽 어깨 쪽으로
당긴다.

오른발은 바닥을
디딘다.

준비 단계
의자에 앉아서 왼쪽 발목을 오른쪽 무릎 위에 비스듬히
걸친 채 시작한다. 양손으로 왼쪽 무릎을 잡는다.

1단계
척주를 똑바로 세운 자세를 유지하면서 왼쪽 무릎을
오른쪽 어깨 쪽으로 당기면 엉덩관절 뒷부분의 근육이 늘어난다.
준비 자세로 돌아간다.

시선은 계속
위를 향한다.

왼손으로 무릎을
당긴다.

왼쪽 엉덩관절을
가쪽으로 돌린다.

오른손으로 왼쪽 다리
정강이를 당긴다.

오른쪽 다리를 바닥에
쭉 뻗은 채 이완시킨다.

오른발은 위를
향한다.

2단계
양팔로 왼쪽 넓적다리를 정중선 쪽으로
당겨 엉덩관절 뒷부분의 근육을 늘인다.

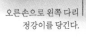

1단계
엉덩관절을 가쪽으로 살짝 돌려 왼쪽
엉덩이가 들리게 한다. 왼손은 무릎에
올리고 오른손은 정강이에 얹는다.

❝❞

이 볼기근 스트레칭은 엉덩관절
가쪽돌림 가동성에 제한이 있는
사람들에게 적합하다.

피겨 포 힙 인터널 로테이션 스트레칭
숫자 4 엉덩관절 안쪽돌림 스트레칭
FIGURE 4 HIP INTERNAL ROTATION STRETCH

엉덩관절(고관절)에 매우 유익한 스트레칭이며, 허리뼈(요추)를 부드럽게 돌리기도 한다.
피겨 포 스트레칭보다 엉덩관절을 덜 굽힌 자세에서 엉덩관절을 안쪽으로 돌려(내회전) 부드럽게
늘이므로 엉덩관절을 굽히기 어렵거나 안쪽돌림 가동 범위가 작은 사람들에게 도움이 될 수 있다.

엉덩관절 안쪽돌림 가동성은 차에 타거나 내릴 때, 운동 중에 방향 전환을 할 때처럼 일상적인 움직임에
필요하다. 엉덩관절 안쪽돌림이 잘 되지 않으면 엉덩관절 기능에 제한이 생길 수 있다. 이 간단한 동작은
엉덩관절을 부드럽게 늘이면서 허리의 긴장을 완화하는 데 도움이 될 수 있다. 스트레칭 중에 조절을 해서
왼발을 더 멀리 움직이거나 들어 올리면 엉덩관절 굽힘 각도를 다양하게 할 수 있다.

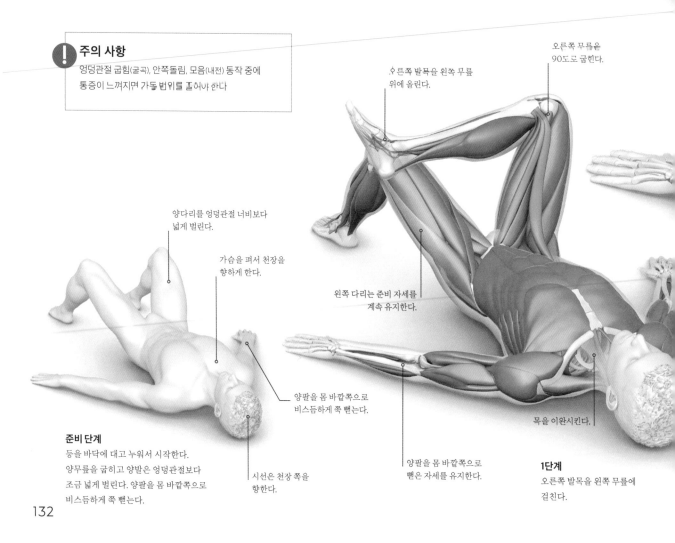

! 주의 사항
엉덩관절 굽힘(굴곡), 안쪽돌림, 모음(내전) 동작 중에
통증이 느껴지면 가동 범위를 줄여야 한다

오른쪽 발목을 왼쪽 무릎
위에 올린다.

오른쪽 무릎은
90도로 굽힌다.

양다리를 엉덩관절 너비보다
넓게 벌린다.

가슴을 펴서 천장을
향하게 한다.

왼쪽 다리는 준비 자세를
계속 유지한다.

양팔을 몸 바깥쪽으로
비스듬하게 쭉 뻗는다.

준비 단계
등을 바닥에 대고 누워서 시작한다.
양무릎을 굽히고 양발은 엉덩관절보다
조금 넓게 벌린다. 양팔을 몸 바깥쪽으로
비스듬하게 쭉 뻗는다.

시선은 천장 쪽을
향한다.

양팔을 몸 바깥쪽으로
뻗은 자세를 유지한다.

목을 이완시킨다.

1단계
오른쪽 발목을 왼쪽 무릎에
걸친다.

132

아랫몸(하체)

오른쪽 넙다리뒤근육(햄스트링)과 모음근(내전근)이 긴장된다.
왼쪽 엉덩관절을 오른쪽으로 돌리면 오른쪽 엉덩관절 굽힘근과
넙다리근막긴장근(대퇴근막장근)이 늘어난다. 왼쪽 배바깥빗근(외복사근)이
긴장된 채 늘어나면서 엉덩관절 돌림을 제어한다.

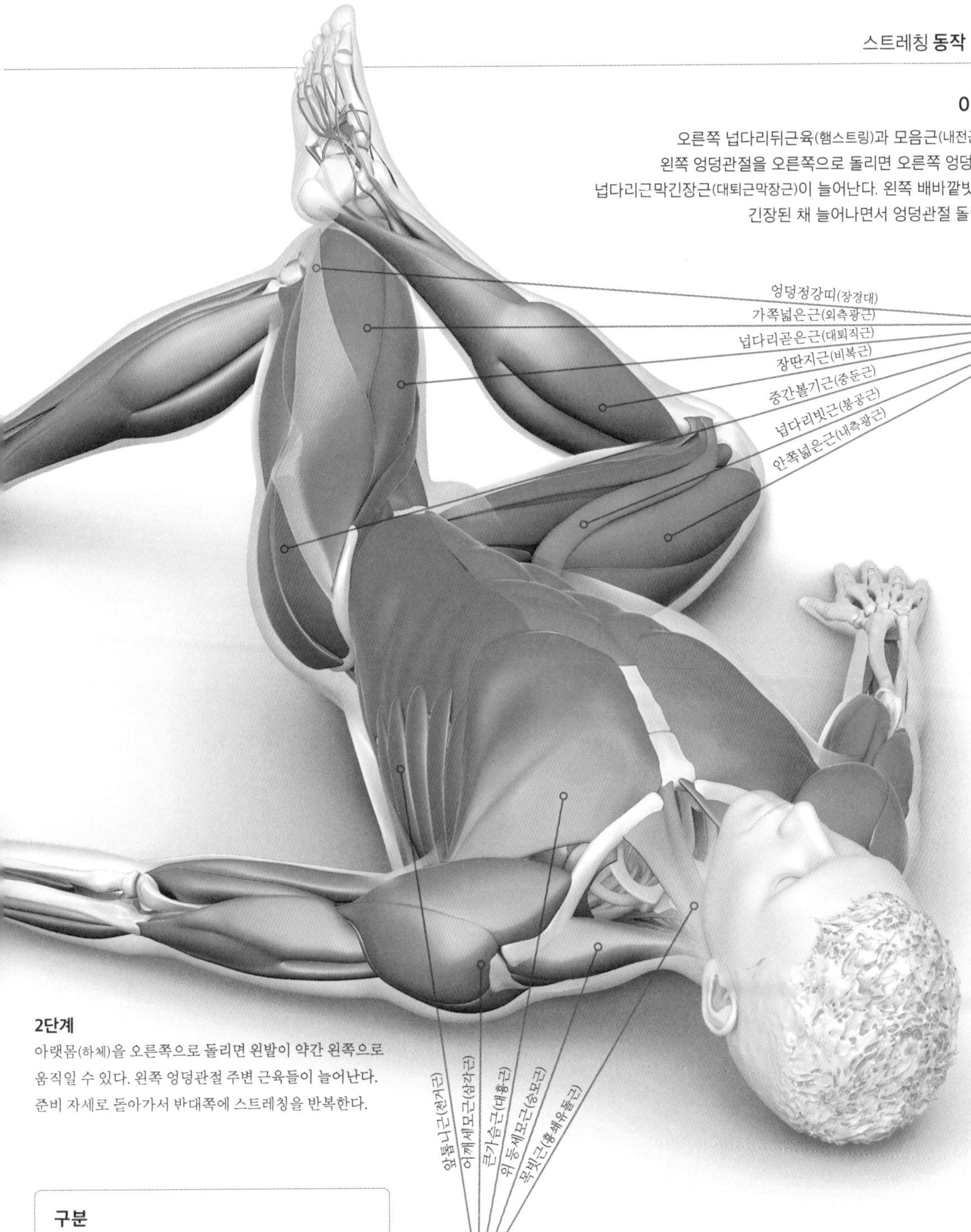

엉덩정강띠(장경대)
가쪽넓은근(외측광근)
넙다리곧은근(대퇴직근)
장딴지근(비복근)
중간볼기근(중둔근)
넙다리빗근(봉공근)
안쪽넓은근(내측광근)

2단계

아랫몸(하체)을 오른쪽으로 돌리면 왼발이 약간 왼쪽으로
움직일 수 있다. 왼쪽 엉덩관절 주변 근육들이 늘어난다.
준비 자세로 돌아가서 반대쪽에 스트레칭을 반복한다.

앞톱니근(전거근)
어깨세모근(삼각근)
큰가슴근(대흉근)
위등세모근(승모근)
목빗근(흉쇄유돌근)

구분

- •--- 관절
- ○— 근육
- ● 긴장한 채 짧아진다.
- ● 긴장한 채 길어진다.
- ○ 긴장하지 않고 길어진다.
- ● 움직임도 길이 변화도 없다.

가슴과 팔

팔로 바닥을 누르면서 몸통을 돌리면 왼쪽 가슴
근육과 위팔두갈래근(상완이두근)이 늘어난다.
오른쪽 어깨관절(견관절) 폄근과 팔꿈관절(주관절)
폄근이 긴장되어 돌림 동작을 제어한다.

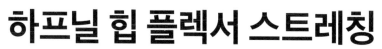

하프닐 힙 플렉서 스트레칭
반무릎 엉덩관절 굽힘근 스트레칭
HALF-KNEEL HIP FLEXOR STRETCH

이 동작은 넙다리네갈래근(대퇴사두근)과 엉덩관절(고관절) 굽힘근을 비롯한 엉덩관절 앞부분을 늘이는 데 매우 유용하다. 양다리를 굽힌 반무릎 자세를 취하면 다리 지렛대의 길이가 짧아져 스트레칭을 더 쉽게 할 수 있다.

엉덩관절을 과도하게 펴서 생기는 근육 긴장을 완화할 수 있다. 호흡과 볼기근(둔근) 수축을 이용하면 엉덩관절 굽힘근을 골고루 스트레칭할 수 있다. 관절 자세의 큰 변화 없이 스트레칭을 할 수 있으므로 관절 가동 범위가 제한돼 있는 사람이나, 엉덩관절을 안정시키는 조직이 손상된 절구테두리(비구순) 파열 환자에게 좋은 선택지가 될 수 있다.

구분
- ●--- 관절
- ○— 근육
- ● 긴장한 채 짧아진다.
- ● 긴장한 채 길어진다.
- ● 긴장하지 않고 길어진다.
- ● 움직임도 길이 변화도 없다.

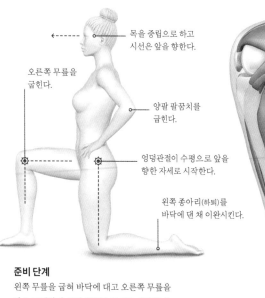

목을 중립으로 하고 시선은 앞을 향한다.

오른쪽 무릎을 굽힌다.

양팔 팔꿈치를 굽힌다.

엉덩관절이 수평으로 앞을 향한 자세로 시작한다.

왼쪽 종아리(하퇴)를 바닥에 댄 채 이완시킨다.

준비 단계
왼쪽 무릎을 굽혀 바닥에 대고 오른쪽 무릎을 앞으로 내밀어 굽힌 반무릎 자세로 시작한다. 오른발은 펴서 바닥을 디딘다. 척주는 중립으로 하고 시선은 앞을 향한다.

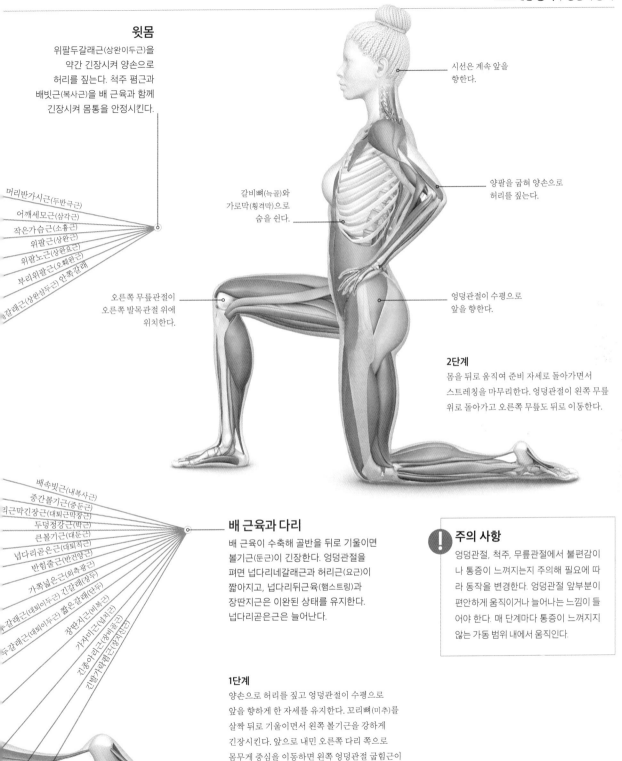

윗몸

위팔두갈래근(상완이두근)을
약간 긴장시켜 양손으로
허리를 짚는다. 척주 폄근과
배빗근(복사근)을 배 근육과 함께
긴장시켜 몸통을 안정시킨다.

머리반가시근(두반극근)
어깨세모근(삼각근)
작은가슴근(소흉근)
위팔근(상완근)
위팔노근(상완요근)
부리위팔근(오훼완근)
갈래근(상완삼두근) 안쪽갈래

시선은 계속 앞을
향한다.

양팔을 굽혀 양손으로
허리를 짚는다.

갈비뼈(늑골)와
가로막(횡격막)으로
숨을 쉰다.

오른쪽 무릎관절이
오른쪽 발목관절 위에
위치한다.

엉덩관절이 수평으로
앞을 향한다.

2단계

몸을 뒤로 움직여 준비 자세로 돌아가면서
스트레칭을 마무리한다. 엉덩관절이 왼쪽 무릎
위로 돌아가고 오른쪽 무릎도 뒤로 이동한다.

배속빗근(내복사근)
중간볼기근(중둔근)
넙다리근막긴장근(대퇴근막장근)
두덩정강근(박근)
큰볼기근(대둔근)
넙다리곧은근(대퇴직근)
반힘줄근(반건양근)
가쪽넓은근(외측광근)
갈래근(대퇴이두근) 긴갈래(장두)
갈래근(대퇴이두근) 짧은갈래(단두)
장딴지근(비복근)
가자미근(넙치근)
긴종아리근(장비골근)
긴발가락폄근(장지신근)

배 근육과 다리

배 근육이 수축해 골반을 뒤로 기울이면
볼기근(둔근)이 긴장한다. 엉덩관절을
펴면 넙다리네갈래근과 허리근(요근)이
짧아지고, 넙다리뒤근육(햄스트링)과
장딴지근은 이완된 상태를 유지한다.
넙다리곧은근은 늘어난다.

❗ 주의 사항

엉덩관절, 척주, 무릎관절에서 불편감이
나 통증이 느껴지는지 주의해 필요에 따
라 동작을 변경한다. 엉덩관절 앞부분이
편안하게 움직이거나 늘어나는 느낌이 들
어야 한다. 매 단계마다 통증이 느껴지지
않는 가동 범위 내에서 움직인다.

1단계

양손으로 허리를 짚고 엉덩관절이 수평으로
앞을 향하게 한 자세를 유지한다. 꼬리뼈(미추)를
살짝 뒤로 기울이면서 왼쪽 볼기근을 강하게
긴장시킨다. 앞으로 내민 오른쪽 다리 쪽으로
몸무게 중심을 이동하면 왼쪽 엉덩관절 굽힘근이
스트레칭된다.

135

» 응용 동작

엉덩관절(고관절) 굽힘근의 가동성은 엉덩관절 폄 동작에 영향을
미칠 수 있다. 하프닐 힙 플렉서 스트레칭의 서서 하는 응용 동작들은
좋은 대안이며, 계단 오르기 같은 활동으로 전환할 수도 있다.

구분
● 1차 목표 근육   ● 2차 목표 근육

스탠딩 힙 플렉서 스트레칭
서서 엉덩관절 굽힘근 스트레칭
STANDING HIP FLEXOR STRETCH

하프닐 동작(134쪽 참고)을 실시하는 데 어려움이
있는 사람들을 위한 훌륭한 대안이다. 골반 자세와
볼기근(둔근)을 이용해 엉덩관절 굽힘근을 늘이며,
근육 긴장을 완화하고 유연성을 높이는 데 도움이
될 수 있다.

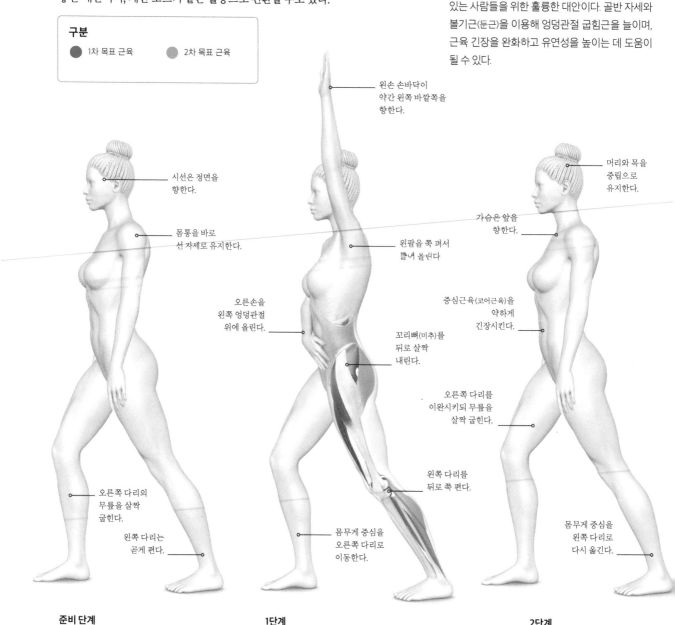

시선은 정면을
향한다.

몸통을 바로
선 자세로 유지한다.

오른쪽 다리의
무릎을 살짝
굽힌다.

왼쪽 다리는
곧게 편다.

왼손 손바닥이
약간 왼쪽 바깥쪽을
향한다.

왼팔을 쭉 펴서
틀어 올린다

오른손을
왼쪽 엉덩관절
위에 올린다.

꼬리뼈(미추)를
뒤로 살짝
내린다.

왼쪽 다리를
뒤로 쭉 편다.

몸무게 중심을
오른쪽 다리로
이동한다.

머리와 목을
중립으로
유지한다.

가슴은 앞을
향한다.

중심근육(코어근육)을
약하게
긴장시킨다.

오른쪽 다리를
이완시키되 무릎을
살짝 굽힌다.

몸무게 중심을
왼쪽 다리로
다시 옮긴다.

준비 단계
오른쪽 다리를 앞으로 내밀어
살짝 굽히고 선 자세로 시작한다.
왼쪽 다리는 몸 뒤쪽으로 곧게 편다.

1단계
왼팔을 위로 쭉 뻗어올리면서 꼬리뼈를 뒤로 살짝
내리고 몸무게 중심을 오른쪽 다리로 이동한다.
동시에 오른손을 왼쪽 엉덩관절 위에 올린다.

2단계
왼팔을 내리고 오른팔을 오른쪽
옆으로 되돌린다. 몸무게 중심을
오른쪽 다리로 다시 옮긴다.

체어/엘리베이티드 힙 플렉서 스트레칭
의자 딛고 엉덩관절 굽힘근 스트레칭
CHAIR/ELEVATED HIP FLEXOR STRETCH

이 응용 동작은 엉덩관절 폄 동작의 가동 범위가 제한된 사람에게 적합하다. 의자를 이용하면 반대쪽 엉덩관절을 굽힐 수 있어서 엉덩관절 굽힘근을 늘이기가 훨씬 용이하다.

주의 사항

엉덩관절 부위의 깊은 곳에서 불편감이 느껴지는지 주의를 기울여야 한다. 이 부위의 구조적 변이나 변화는 엉덩관절 가동 범위에 영향을 미칠 수 있다. 바닥을 디딘 다리가 너무 펴지지 않게 동작을 수정할 수 있다.

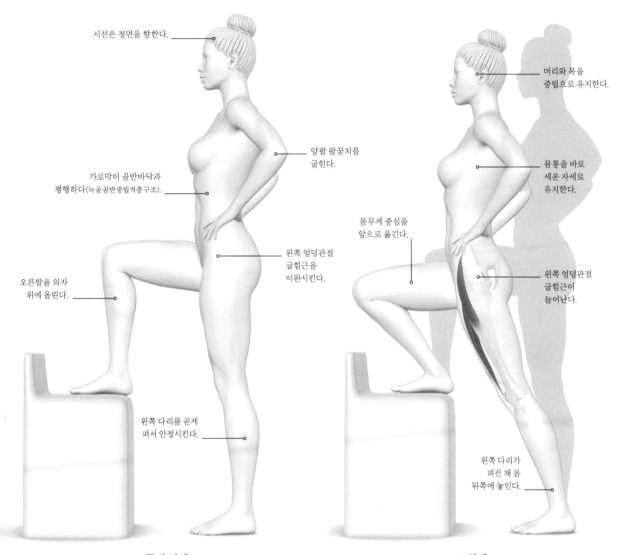

시선은 정면을 향한다.

머리와 목을 중립으로 유지한다.

양팔 팔꿈치를 굽힌다.

가로막이 골반바닥과 평행하다(늑골골반중립적층구조).

몸통을 바로 세운 자세로 유지한다.

몸무게 중심을 앞으로 옮긴다.

왼쪽 엉덩관절 굽힘근을 이완시킨다.

왼쪽 엉덩관절 굽힘근이 늘어난다.

오른발을 의자 위에 올린다.

왼쪽 다리를 곧게 펴서 안정시킨다.

왼쪽 다리가 펴진 채 몸 뒤쪽에 놓인다.

준비 단계

1단계

준비 단계
오른발을 의자나 벤치에 올려 오른쪽 다리가 들어 올려진 상태에서 양다리가 엇갈려 벌어지도록 한다.

1단계
왼발 발꿈치로 바닥을 디뎌 왼쪽 다리가 완전히 펴지게 한다. 몸무게 중심이 앞으로 이동하면 왼쪽 엉덩관절 굽힘근이 늘어나는 것이 느껴진다.

2단계
몸무게 중심을 왼쪽 다리로 되돌리면서 스트레칭을 마무리한다.

피전 스트레칭
비둘기 자세
PIGEON STRETCH

엉덩관절(고관절) 돌림근(회전근)은 다양한
방식으로 늘어날 수 있다. 앉아서 하는 이 동작은
몸무게에 따라 스트레칭 강도를 조절할 수 있다.

아랫몸(하체) 운동량과 엉덩관절 돌림(회전) 동작이
많아서 이 부위가 뻐근하게 느껴지는 경우가 종종
있다. 이 스트레칭을 하려면 엉덩관절의 각도를
조절해서 부드럽게 깊이 숙인 자세를 취해야 한다.
엉덩관절 뒷부분과 볼기근(둔근)에서 늘어나는
느낌이 들어야 한다.

구분
- ●-- 관절
- ○- 근육
- ● 긴장한 채 짧아진다.
- ● 긴장한 채 길어진다.
- ● 긴장하지 않고 길어진다.
- ● 움직임도 길이 변화도 없다.

엉덩관절 앞부분과 다리
오른쪽 엉덩관절 모음근(내전근)이 긴장된다.
오른쪽 볼기근과 엉덩관절 돌림근은 긴장된 채
길어진다. 넙다리네갈래근(대퇴사두근)과 엉덩관절
폄근이 다리를 펴면 왼쪽 엉덩관절 굽힘근(굴근)이
길어진다.

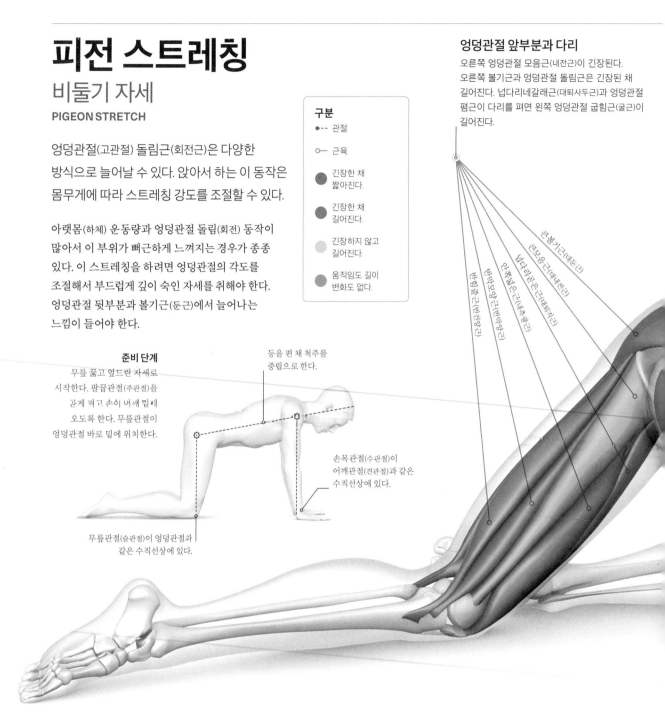

큰볼기근(대둔근)
큰모음근(대내전근)
넙다리곧은근(대퇴직근)
안쪽넓은근(내측광근)
반힘줄모양근(반건양근)
반막모양근(반막양근)

준비 단계
무릎 꿇고 엎드린 자세로
시작한다. 팔꿈관절(주관절)을
곧게 펴고 손이 어깨 밑에
오도록 한다. 무릎관절이
엉덩관절 바로 밑에 위치한다.

등을 편 채 척주를
중립으로 한다.

손목관절(수관절)이
어깨관절(견관절)과 같은
수직선상에 있다.

무릎관절(슬관절)이 엉덩관절과
같은 수직선상에 있다.

2단계
아래팔(전완)을 바닥에 내려 원하는 정도까지 스트레칭을
유지한다. 무릎을 더 높이 또는 더 낮게 움직여 스트레칭 각도를
조절하면 엉덩관절 굽힘 각도를 바꿀 수 있다. 그런 다음 양팔을
펴고 교차된 다리를 풀어 반대쪽에 동작을 반복한다.

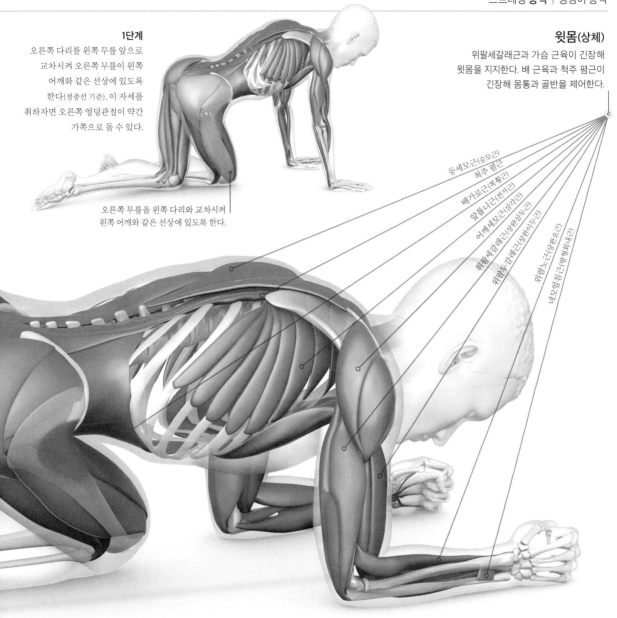

1단계
오른쪽 다리를 왼쪽 무릎 앞으로
교차시켜 오른쪽 무릎이 왼쪽
어깨와 같은 선상에 있도록
한다(정중선 기준). 이 자세를
취하자면 오른쪽 엉덩관절이 약간
가쪽으로 돌 수 있다.

오른쪽 무릎을 왼쪽 다리와 교차시켜
왼쪽 어깨와 같은 선상에 있도록 한다.

윗몸(상체)
위팔세갈래근과 가슴 근육이 긴장해
윗몸을 지지한다. 배 근육과 척주 폄근이
긴장해 몸통과 골반을 제어한다.

등세모근(승모근)
척주 폄근
배가로근(복횡근)
앞톱니근(전거근)
어깨세모근(삼각근)
위팔세갈래근(상완삼두근)
위팔두갈래근(상완이두근)
위팔노근(상완요근)
네모엎침근(방형회내근)

응용 동작:
앉은 자세

왼쪽 무릎 위 앞쪽으로
몸을 기울인다.

오른쪽 다리를 뒤로 뻗는다.

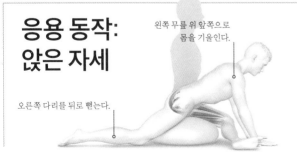

준비 단계
쿠션이나 베개 위에 앉아서 시작한다.
오른쪽 다리는 뒤로 뻗고 왼쪽 다리는
오른쪽 바깥으로 돌린다. 양손 손가락으로
굽은 왼쪽 다리 앞 바닥을 가볍게 짚어
균형을 유지한다. 베개를 이용하는 경우
손가락을 펴서 베개를 짚어 균형을 잡는다.
바닥에 손이 닿지 않으면 양손 밑에 요가
블록을 받친다.

1단계
양손을 앞으로 움직여서 손으로 바닥을
짚은 채 몸을 앞으로 기울인다. 왼쪽
엉덩관절 위로 몸을 접으면 대상 근육들이
모두 스트레칭된다.

2단계
몸통을 다시 똑바로 세우고 양손을 옆에
편안히 내리면서 준비 자세로 돌아간다.

월드 그레이티스트 스트레칭

세계 최고의 스트레칭
WORLD'S GREATEST STRETCH

이 활발한 동적 스트레칭은 이름에 걸맞게 엉덩관절(고관절), 발목관절(족관절), 등뼈(흉추)를 두루 늘인다. 이 동작은 근력을 강화하고 온몸을 늘여서 많은 운동 선수와 활동적인 사람들이 선호한다.

이 스트레칭은 하나의 연속 동작 안에 신체 여러 부위를 대상으로 하는 3가지 스트레칭이 들어 있다. 앞쪽으로 하는 런지 동작은 엉덩관절의 운동성에 중점을 두고, 팔꿈치관절(주관절)을 바닥에 대는 동작과 몸통을 돌리는 동작은 등뼈의 가동성에 초점을 맞춘다. 이 스트레칭에는 신체의 협응력과 제어 능력이 필요하며, 웨이트 리프팅이나 달리기를 비롯한 모든 운동을 위한 탁월한 동적 준비 운동이 될 수 있다. 특히 축구, 야구, 배구 같은 다평면 운동에 아주 적합하다.

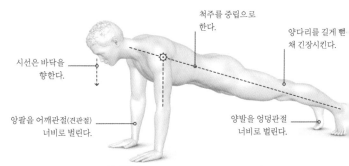

시선은 바닥을 향한다.

척추를 중립으로 한다.

양다리를 길게 뻗은 채 긴장시킨다.

앙팔을 어깨관절(견관절) 너비로 벌린다.

양발을 엉덩관절 너비로 벌린다.

준비 단계
하이 플랭크(엎드려뻗쳐) 자세로 시작한다. 양손과 양발 발가락으로 바닥을 짚고 척주를 중립으로 한다. 양손을 대략 어깨관절 너비로 벌린다.

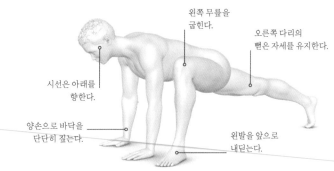

왼쪽 무릎을 굽힌다.

오른쪽 다리의 뻗은 자세를 유지한다.

시선은 아래를 향한다.

양손으로 바닥을 단단히 짚는다.

왼발을 앞으로 내딛는다.

1단계
왼발을 앞으로 크게 내딛어 왼손 옆에 오도록 한다. 다리를 런지 자세로 하고 왼발을 왼손 바깥쪽에 위치시킨다.

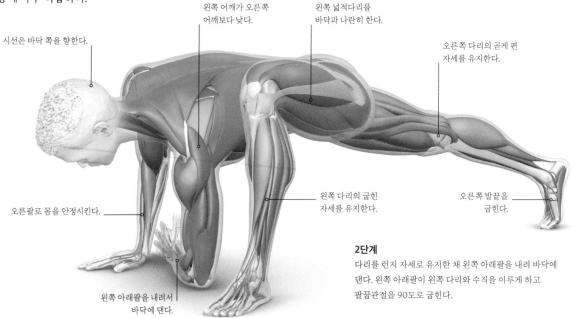

시선은 바닥 쪽을 향한다.

왼쪽 어깨가 오른쪽 어깨보다 낮다.

왼쪽 넓적다리를 바닥과 나란히 한다.

오른쪽 다리의 곧게 편 자세를 유지한다.

오른팔로 몸을 안정시킨다.

왼쪽 다리의 굽힌 자세를 유지한다.

오른쪽 발끝을 굽힌다.

왼쪽 아래팔을 내려서 바닥에 댄다.

2단계
다리를 런지 자세로 유지한 채 왼쪽 아래팔을 내려 바닥에 댄다. 왼쪽 아래팔이 왼쪽 다리와 수직을 이루게 하고 팔꿈치관절을 90도로 굽힌다.

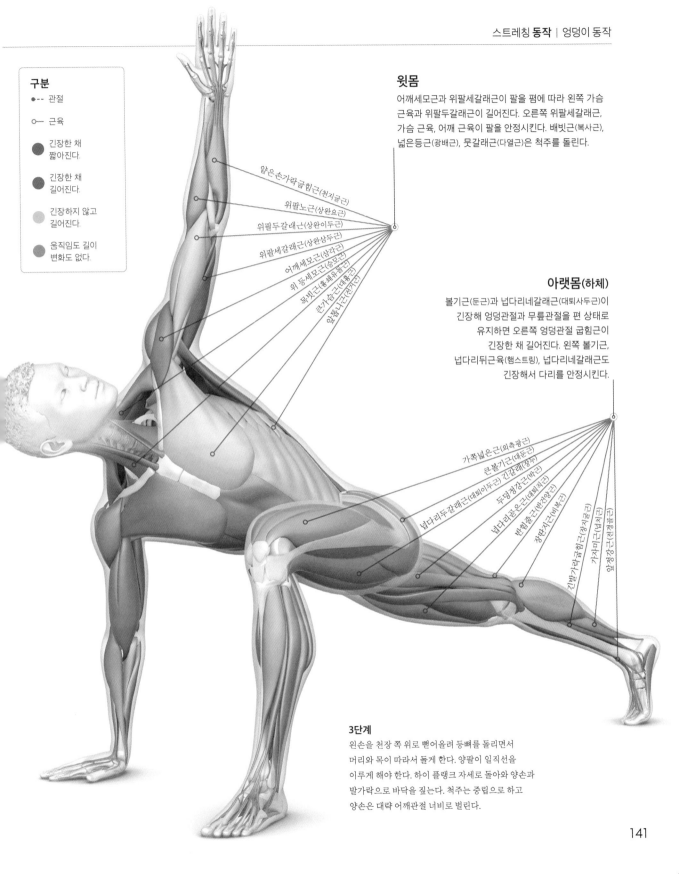

구분

- ●-- 관절
- ○— 근육
- ● 긴장한 채
  짧아진다.
- ● 긴장한 채
  길어진다.
- ● 긴장하지 않고
  길어진다.
- ● 움직임도 길이
  변화도 없다.

윗몸

어깨세모근과 위팔세갈래근이 팔을 폄에 따라 왼쪽 가슴
근육과 위팔두갈래근이 길어진다. 오른쪽 위팔세갈래근,
가슴 근육, 어깨 근육이 팔을 안정시킨다. 배빗근(복사근),
넓은등근(광배근), 뭇갈래근(다열근)은 척추를 돌린다.

얕은손가락굽힘근(천지굴근)
위팔노근(상완요근)
위팔두갈래근(상완이두근)
위팔세갈래근(상완삼두근)
어깨세모근(승모근)
위 등세모근(흉쇄유돌근)
목빗근(흉쇄유돌근)
큰가슴근(대흉근)
앞톱니근(전거근)

아랫몸(하체)

볼기근(둔근)과 넙다리네갈래근(대퇴사두근)이
긴장해 엉덩관절과 무릎관절을 편 상태로
유지하면 오른쪽 엉덩관절 굽힘근이
긴장한 채 길어진다. 왼쪽 볼기근,
넙다리뒤근육(햄스트링), 넙다리네갈래근도
긴장해서 다리를 안정시킨다.

가쪽넓은근(외측광근)
큰볼기근(대둔근)
넙다리두갈래근(대퇴이두근) 긴갈래(장두)
두덩정강근(박근)
넙다리곧은근(대퇴직근)
반힘줄근(반건양근)
장딴지근(비복근)
긴발가락굽힘근(장지굴근)
가자미근(넙치근)
앞정강근(전경골근)

3단계

왼손을 천장 쪽 위로 뻗어올려 등뼈를 돌리면서
머리와 목이 따라서 돌게 한다. 양팔이 직선을
이루게 해야 한다. 하이 플랭크 자세로 돌아와 양손과
발가락으로 바닥을 짚는다. 척주는 중립으로 하고
양손은 대략 어깨관절 너비로 벌린다.

팬케이크 스트레칭

PANCAKE STRETCH

이 동작의 궁극적인 목표는 팬케이크처럼 완전히 평평한 자세를 취하는 것이다.
그러려면 연습이 필요하다. 엉덩관절(고관절), 넙다리뒤근육(햄스트링), 허리,
모음근(내전근)에 능동 스트레칭을 실시해야 한다.

몸통을 앞으로 접는 이 스트레칭은 아랫몸(하체) 스트레칭 루틴의
일부로 바닥에서 할 수 있으며, 특히 무용을 하는 사람들에게 도움이 된다.
편안하게 몸을 최대한 숙일 수 있는 만큼 양손으로 받치고, 다리는 가능한 한
넓게 벌린다. 시간과 연습을 통해 스트레칭의 깊이를 더 늘릴 수 있다.
바닥에 앉아서 스트레칭하는 데 어려움이 있다면 의자나 받침대에 앉아서
하는 응용 동작을 해 볼 수 있다.

66 99

넓적다리 안쪽 부분에
걸쳐 있는 엉넝관질 모음근은
주로 다리를 모으지만
다른 동작을 보조하기도 한다.

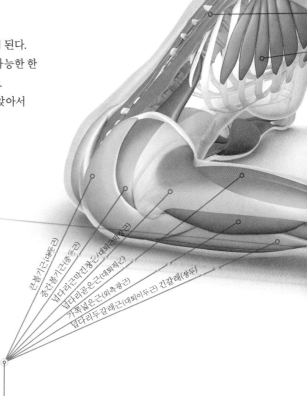

큰볼기근(대둔근)
중간볼기근(중둔근)
넙다리근막긴장근(대퇴근막장근)
넙다리곧은근(대퇴직근)
가쪽넓은근(외측광근)
넙다리두갈래근(대퇴이두근) 긴갈래(장두)

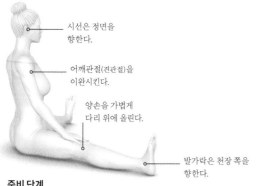

시선은 정면을
향한다.

어깨관절(견관절)을
이완시킨다.

양손을 가볍게
다리 위에 올린다.

발가락은 천장 쪽을
향한다.

준비 단계
바닥에 앉아서 다리를 V자로 넓게 벌린 자세로
시작한다. 양손은 가볍게 다리 위에 올린다.

아랫몸과 골반

엉덩관절 굽힘근을 수축시켜 몸통을 아래로 숙인다.
무릎관절(슬관절) 폄(신전)과 발목관절(족관절)
등쪽굽힘(배측굴곡)을 엉덩관절 벌림(외전)과
함께 실시하면서 엉덩관절을 굽히면 모음근,
반힘줄근(반건양근), 반막모양근(반막양근),
넙다리두갈래근, 장딴지 근육이 길게 늘어난다.

❗ 주의 사항

이 동작을 하는 동안 안쪽 넓적다리 근육(모음근)에서 편안한 움직임이
느껴져야 한다. 이 스트레칭의 강도는 부드럽게 높여야 하며, 불편감이
느껴지면 동작을 수정해야 한다.

응용 동작: 앉은 자세

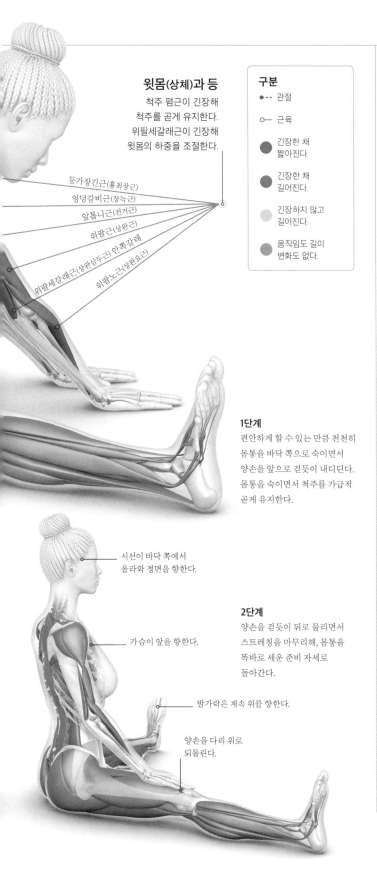

윗몸(상체)과 등
척주 폄근이 긴장해
척주를 곧게 유지한다.
위팔세갈래근이 긴장해
윗몸의 하중을 조절한다.

등가장긴근(흉최장근)
엉덩갈비근(장늑근)
앞톱니근(전거근)
위팔근(상완근)
위팔세갈래근(상완삼두근) 안쪽갈래
위팔노근(상완요근)

구분
●--- 관절
○— 근육
● 긴장한 채
짧아진다.
● 긴장한 채
길어진다.
○ 긴장하지 않고
길어진다.
● 움직임도 길이
변화도 없다.

1단계
편안하게 할 수 있는 만큼 천천히
몸통을 바닥 쪽으로 숙이면서
양손을 앞으로 걷듯이 내디딘다.
몸통을 숙이면서 척주를 가급적
곧게 유지한다.

시선이 바닥 쪽에서
올라와 정면을 향한다.

2단계
양손을 걷듯이 뒤로 물리면서
스트레칭을 마무리해, 몸통을
똑바로 세운 준비 자세로
돌아간다.

가슴이 앞을 향한다.

발가락은 계속 위를 향한다.

양손을 다리 위로
되돌린다.

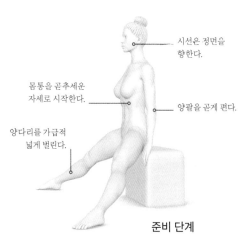

시선은 정면을
향한다.

몸통을 곧추세운
자세로 시작한다.

양팔을 곧게 편다.

양다리를 가급적
넓게 벌린다.

준비 단계

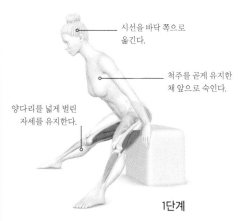

시선을 바닥 쪽으로
옮긴다.

척주를 곧게 유지한
채 앞으로 숙인다.

양다리를 넓게 벌린
자세를 유지한다.

1단계

준비 단계
벤치에 앉아 양다리를 편안하게 느껴지는 범위 내에서
V자 모양으로 가급적 넓게 벌린 자세로 시작한다. 양발을
이완시키고 양손으로 벤치를 짚는다.

1단계
등을 곧게 유지한 채 몸통을 앞으로 숙인다. 엉덩관절을
접어서 넙다리뒤근육과 모음근을 늘인다.

2단계
등을 곧게 유지한 채 준비 자세로 돌아간다.

해피 베이비 포즈

행복한 아기 자세 HAPPY BABY POSE

바닥에 누워 발을 잡고 이 자세를 취하면 마치 등을 대고 행복하게 누워 있는 아기 같다. 부드럽게 다리를 벌린 이 자세는 엉덩관절과 발목관절을 늘이고, 골반바닥(골반저) 근육을 이완시키며, 허리와 엉덩관절의 긴장을 완화할 수 있다.

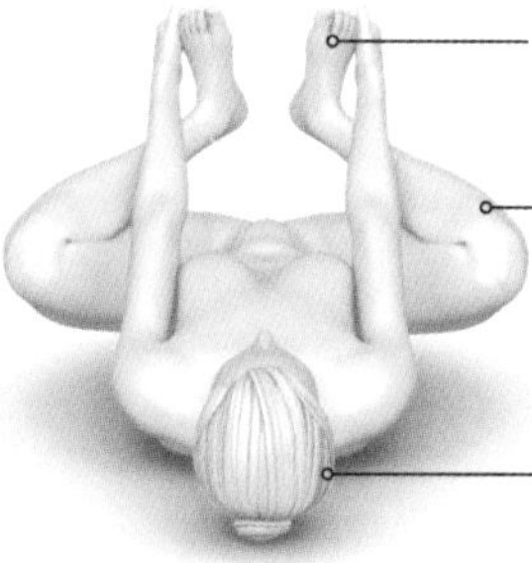

발 가쪽을 잡는다.
양무릎을 펼 바깥으로 넓게 벌린다.
천장을 응시하며 시작한다.

준비 단계
바닥에 등을 대고 누워서 시작한다. 무릎을 가슴 방향으로 옮기면서 양손으로 발 가쪽을 잡는다.

양무릎을 가슴 쪽으로 당기고, 엉덩관절을 벌리고, 갈비뼈(늑골)와 가로막(횡격막)을 이용하는 호흡에 집중함으로써 골반바닥 근육을 이완할 수 있다. 발을 잡는 것이 어렵다면 발목이나 정강이를 대신 잡아도 된다. 선택 사항이긴 하지만, 좌우로 부드럽게 흔들면 추가적인 이완이 이루어질 수 있다.

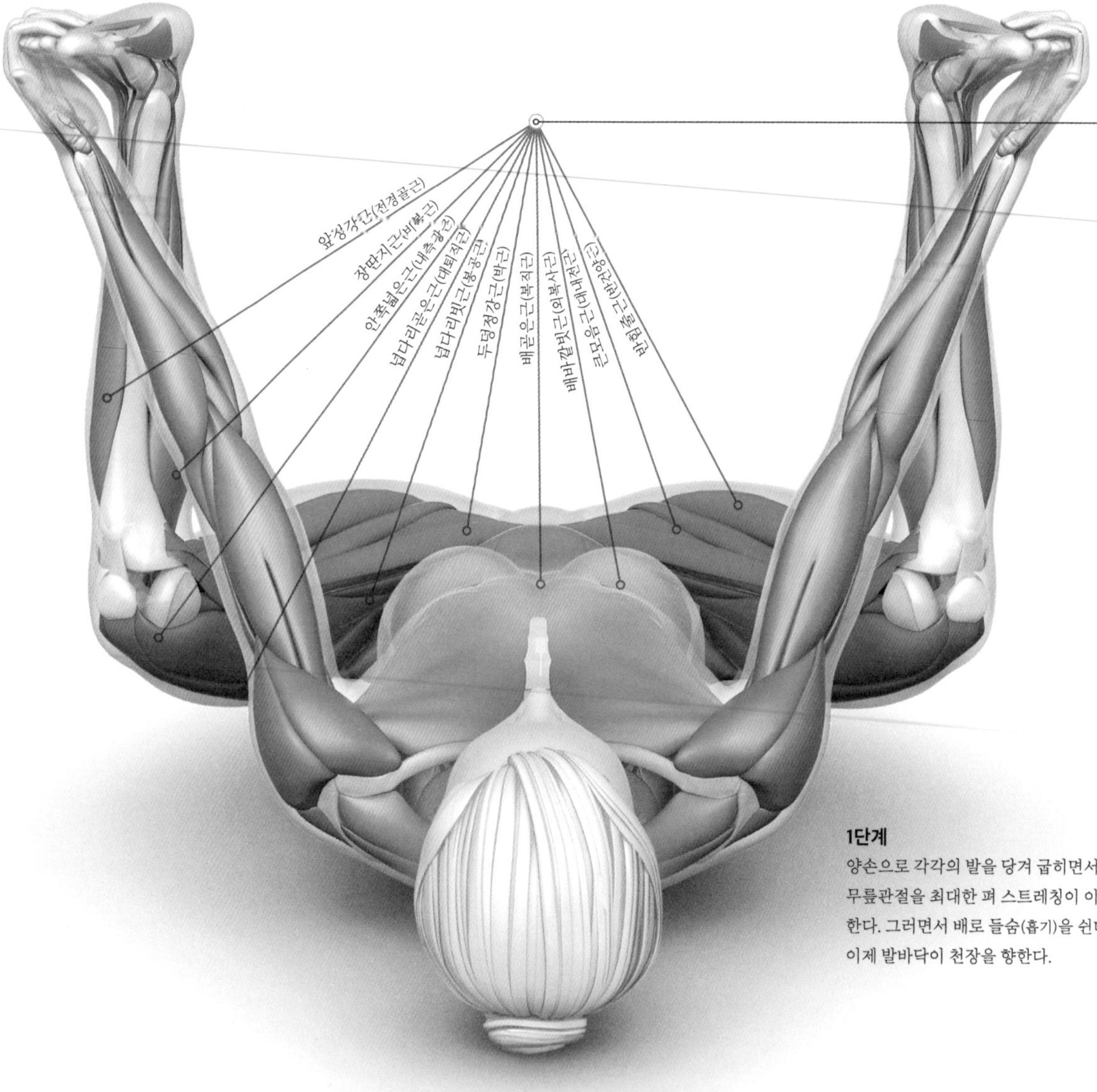

앞정강근(전경골근)
장딴지근(비복근)
안쪽넓은근(내측광근)
넙다리곧은근(대퇴직근)
넙다리빗근(봉공근)
두덩정강근(박근)
배곧은근(복직근)
배바깥빗근(외복사근)
큰모음근(대내전근)
반힘줄근(반건양근)

1단계
양손으로 각각의 발을 당겨 굽히면서 무릎관절을 최대한 펴 스트레칭이 이루어지게 한다. 그러면서 배로 들숨(흡기)을 쉰다. 이제 발바닥이 천장을 향한다.

응용 동작: 싱글 레그

준비 단계
바닥에 반듯이 누워서 시작한다. 왼손으로 왼발
가쪽을 잡고 왼쪽 무릎을 가슴 방향으로 옮긴다.
오른쪽 다리는 편 상태로 이완시킨다.

1단계
왼손으로 왼발을 당겨 굽히면서 무릎관절(슬관절)을
최대한 펴 스트레칭이 이루어지게 한다.
그러면서 배로 들숨을 쉰다. 오른쪽 다리는
편 상태를 유지한다.

2단계
왼쪽 다리를 늘인 상태에서 부드럽게 옆으로
흔든다. 바닥을 짚은 오른손을 이용하면
움직임을 제어하는 데 도움이 된다.

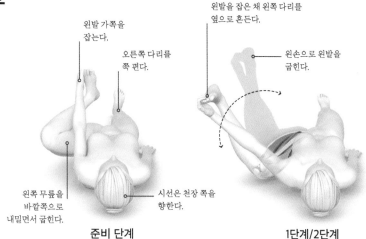

왼발 가쪽을
잡는다.

오른쪽 다리를
쭉 편다.

왼발을 잡은 채 왼쪽 다리를
옆으로 흔든다.

왼손으로 왼발을
굽힌다.

왼쪽 무릎을
바깥쪽으로
내밀면서 굽힌다.

시선은 천장 쪽을
향한다.

준비 단계

1단계/2단계

골반과 다리

가슴은 앞을 향하고 양손은 양다리를 당겨 스트레칭이
이루어지게 한다. 이 자세에서는 엉덩관절 모음근(내전근),
넙다리뒤근육(햄스트링), 장딴지 근육이 늘어난다.
발목관절(족관절)의 등쪽굽힘, 엉덩관절(고관절)의
굽힘과 벌림이 일어난다.

 주의 사항
엉덩관절이나 무릎관절에 통증이 있으면 이 자세를
취하면서 주의해야 한다. 이 스트레칭은 임신 초기
3개월 이후에는 권하지 않는다.

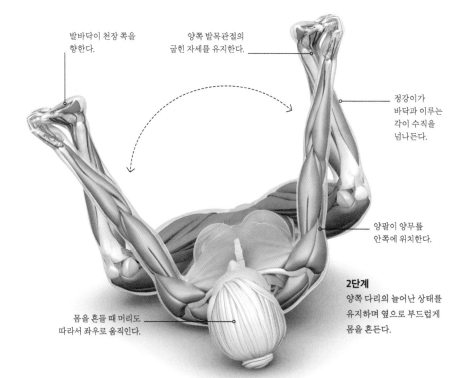

발바닥이 천장 쪽을
향한다.

양쪽 발목관절의
굽힌 자세를 유지한다.

정강이가
바닥과 이루는
각이 수직을
넘나든다.

양팔이 양무릎
안쪽에 위치한다.

2단계
양쪽 다리의 늘어난 상태를
유지하며 옆으로 부드럽게
몸을 흔든다.

몸을 흔들 때 머리도
따라서 좌우로 움직인다.

구분
- ●-- 관절
- ○— 근육
- ● 긴장한 채 짧아진다.
- ● 긴장한 채 길어진다.
- ● 긴장하지 않고 길어진다.
- ● 움직임도 길이 변화도 없다.

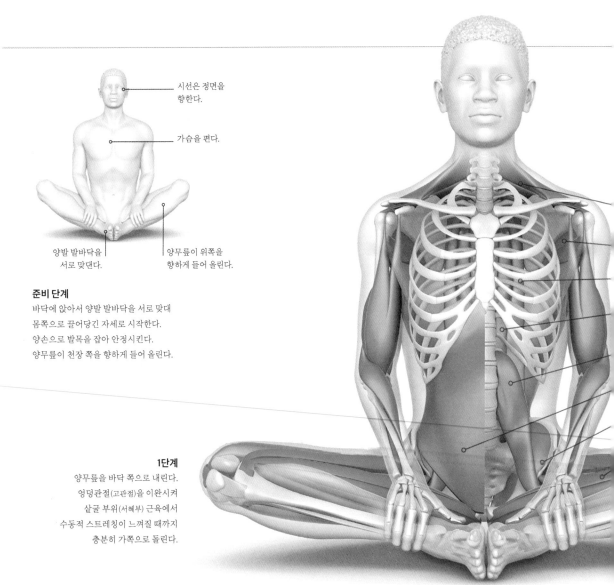

시선은 정면을
향한다.

가슴을 편다.

양발 발바닥을
서로 맞댄다.

양무릎이 위쪽을
향하게 들어 올린다.

준비 단계
바닥에 앉아서 양발 발바닥을 서로 맞대
몸쪽으로 끌어당긴 자세로 시작한다.
양손으로 발목을 잡아 안정시킨다.
양무릎이 천장 쪽을 향하게 들어 올린다.

1단계
양무릎을 바닥 쪽으로 내린다.
엉덩관절(고관절)을 이완시켜
살굴 부위(서혜부) 근육에서
수동적 스트레칭이 느껴질 때까지
충분히 가쪽으로 돌린다.

시티드 버터플라이 스트레칭
나비 자세 SEATED BUTTERFLY STRETCH

앉아서 하는 이 동작은 엉덩관절 벌림(외전)과 가쪽돌림(외회전)이 일어나기 때문에 엉덩관절과 모음근(안쪽 넓적다리 근육)을
늘이는 데 좋다. 모음근의 긴장을 완화하면 엉덩관절과 무릎관절(슬관절)의 통증 관리에 도움이 될 수 있다.

요가에서 많이 취하는 이 자세는 많은 피트니스 수업에서
이용되는 기본 스트레칭이다. 몸을 앞으로 접는 동작을 추가해
스트레칭을 강화하거나, 발바닥을 서로 맞댄 상태에서 중력이나
외부 부하를 가해 엉덩관절을 가쪽으로 돌림으로써 살굴 부위

근육과 모음근(안쪽 넓적다리 근육)을 늘일 수 있다. 발목을
몸쪽으로 깊이 당길 수 없다면, 할 수 있는 만큼만 당기면 된다.
스트레칭 강도가 너무 높으면 무릎 밑에 베개를 놓아 가동 범위를
줄일 수 있다.

몸통과 아랫몸(하체)

척주 폄근을 긴장시켜 척주를 곧은 자세로
유지한다. 두덩근(치골근), 긴모음근(장내전근),
짧은모음근(단내전근)은 긴장하지 않은 채
늘어나는 주요 모음근(내전근)이다.

목빗근(흉쇄유돌근)
작은원근(소원근)
엉덩갈비근(장늑근)
등가장긴근(흉최장근)
큰허리근(대요근)
배가로근(복횡근)
엉덩근(장골근)
두덩정강근(봉공근)
넙다리빗근(봉공근)
안쪽넓은근(내측광근)

응용 동작: 누운 자세

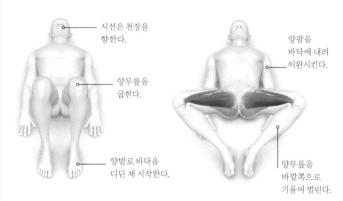

시선은 천장을
향한다.

양무릎을
굽힌다.

양발로 바닥을
디딘 채 시작한다.

양팔을
바닥에 내려
이완시킨다.

양무릎을
바깥쪽으로
기울여 벌린다.

준비 단계

바닥에 등을 대고 누워 시작한다.
양무릎을 굽히고 양발은 이완시킨다.
양팔은 길게 뻗어 몸 옆에 내린다.

1단계

양무릎을 천천히 바깥쪽으로 기울여 원하는
만큼 충분히 벌린다. 양무릎을 가운데로
되돌리며 스트레칭을 마무리한다.

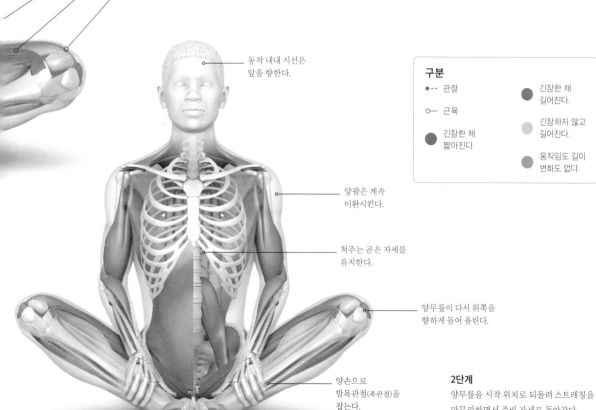

동작 내내 시선은
앞을 향한다.

구분

●-- 관절
○─ 근육

● 긴장한 채
짧아진다.

● 긴장한 채
길어진다.

긴장하지 않고
길어진다.

● 움직임도 길이
변화도 없다.

양팔은 계속
이완시킨다.

척주는 곧은 자세를
유지한다.

양무릎이 다시 위쪽을
향하게 들어 올린다.

양손으로
발목관절(족관절)을
잡는다.

2단계

양무릎을 시작 위치로 되돌려 스트레칭을
마무리하면서 준비 자세로 돌아간다.

스탠딩 힙 서클
서서 엉덩관절 돌리기
STANDING HIP CIRCLES

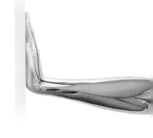

엉덩관절(고관절) 관절회전제어(CARs)를 이용하면 관절 가동 범위 전체에 걸쳐 능동적으로 움직일 수 있다. 이것은 엉덩관절의 능동적 움직임을 촉진할 뿐만 아니라, 이 동작에서 움직이지 않는 다리의 균형감과 안정성도 향상한다. 무릎을 꿇거나 모로 누운 자세로 하는 응용 동작도 있다(150쪽 참고).

엉덩관절 돌리기 동작은 가동성, 근력, 협응력을 향상하므로 일상적인 움직임을 위한 운동, 엉덩관절이나 아랫몸(하체) 운동 프로그램의 일부, 준비 운동 등으로 이용할 수 있다. 따라서 자신의 엉덩관절 가동성을 탐색하고 인식해서 관절 가동 범위를 파악하는 것이 중요하다. 엉덩관절 돌리기를 이해하고 연습하면 특정 스포츠에서 관절 탄력성을 높이기 위해 추가 근력 운동을 선택할 때 좋은 선행 경험이 될 수 있다.

 주의 사항
엉덩관절, 척주, 무릎관절(슬관절)에서 불편감이나 통증이 느껴지는지 주의를 기울여야 한다. 관절에서 통증 없이 나는 소음은 정상일 수 있다. 따갑거나 아린 통증이 느껴지면 무리하게 움직이지 말고 각 단계마다 통증 없는 범위 내에서 움직여야 한다.

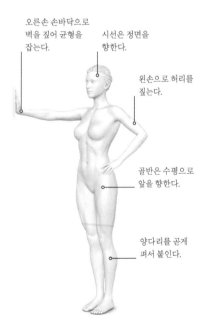

오른손 손바닥으로 벽을 짚어 균형을 잡는다.

시선은 정면을 향한다.

왼손으로 허리를 짚는다.

골반은 수평으로 앞을 향한다.

양다리를 곧게 펴서 붙인다.

준비 단계
몸무게를 양다리에 고르게 분산하고 서서 시작한다. 1단계로 넘어가면서 균형을 잃지 않게 오른손으로 미리 벽을 짚는다.

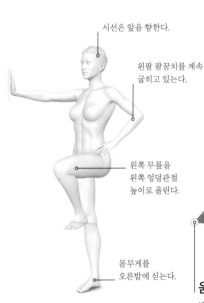

시선은 앞을 향한다.

왼팔 팔꿈치를 계속 굽히고 있는다.

왼쪽 무릎을 왼쪽 엉덩관절 높이로 올린다.

몸무게를 오른발에 싣는다.

1단계
몸무게 중심을 오른쪽 다리로 옮기되, 똑바로 선 자세를 유지한다. 왼쪽 무릎을 편안한 범위 내에서 앞을 향해 들어 올린다.

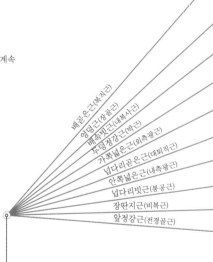

배곧은근(복직근)
엉덩근(장골근)
배속빗근(내복사근)
두덩정강근(박근)
가쪽넓은근(외측광근)
넙다리곧은근(대퇴직근)
안쪽넓은근(내측광근)
넙다리빗근(봉공근)
장딴지근(비복근)
앞정강근(전경골근)

움직이지 않는 다리와 배
배 근육, 넙다리근막긴장근(대퇴근막장근), 볼기근(둔근)이 긴장해 엉덩관절을 안정시킨다. 넙다리네갈래근(대퇴사두근)이 긴장해 무릎관절을 편 자세로 유지한다. 장딴지근, 앞정강근, 여타 종아리(하퇴) 근육이 함께 발과 발목을 안정시킨다.

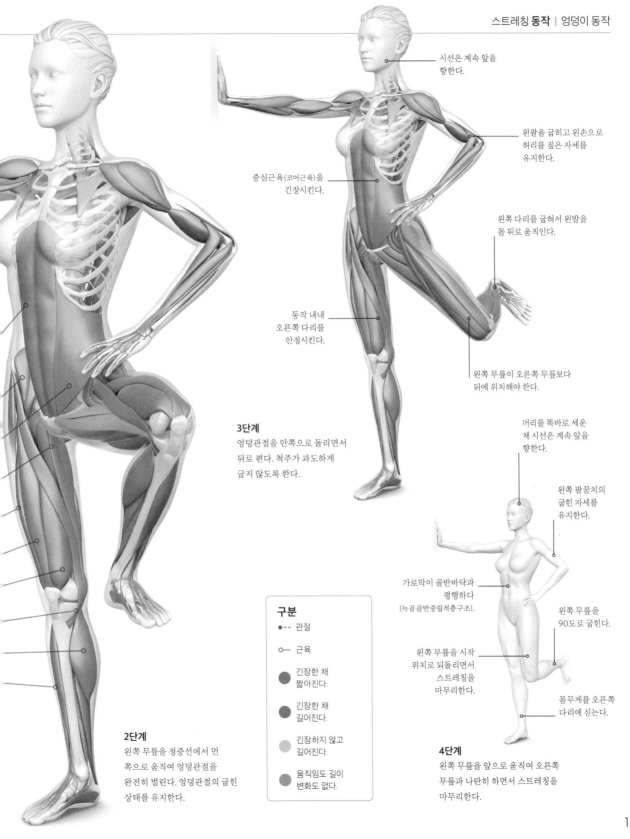

시선은 계속 앞을
향한다.

왼팔을 굽히고 왼손으로
허리를 짚은 자세를
유지한다.

중심근육(코어근육)을
긴장시킨다.

왼쪽 다리를 굽혀서 왼발을
몸 뒤로 움직인다.

동작 내내
오른쪽 다리를
안정시킨다.

왼쪽 무릎이 오른쪽 무릎보다
뒤에 위치해야 한다.

3단계
엉덩관절을 안쪽으로 돌리면서
뒤로 편다. 척주가 과도하게
굽지 않도록 한다.

머리를 똑바로 세운
채 시선은 계속 앞을
향한다.

왼쪽 팔꿈치의
굽힌 자세를
유지한다.

가로막이 골반바닥과
평행하다
(늑골골반중립적충구조).

왼쪽 무릎을
90도로 굽힌다.

왼쪽 무릎을 시작
위치로 되돌리면서
스트레칭을
마무리한다.

몸무게를 오른쪽
다리에 싣는다.

구분

- ●-- 관절
- ○— 근육
- ● 긴장한 채
  짧아진다.
- ● 긴장한 채
  길어진다.
- ● 긴장하지 않고
  길어진다.
- ● 움직임도 길이
  변화도 없다.

2단계
왼쪽 무릎을 정중선에서 먼
쪽으로 움직여 엉덩관절을
완전히 벌린다. 엉덩관절의 굽힌
상태를 유지한다.

4단계
왼쪽 무릎을 앞으로 움직여 오른쪽
무릎과 나란히 하면서 스트레칭을
마무리한다.

149

응용 동작

엉덩관절(고관절) 돌리기는 다양한 자세로 실시할 수 있다. 각 자세마다 대상자의 숙련 수준이 다르거나 중점적으로 이용하는 근육이 다르다.

구분
● 1차 목표 근육　● 2차 목표 근육

쿼드러페드 힙 서클
네발 자세 엉덩관절 돌리기 QUADRUPED HIP CIRCLE

엉덩관절 돌리기의 네발 자세 응용 동작은 중력을 거스르며 움직이는 노력을 해야 한다. 서서 하는 동작보다 강도가 약하며, 근력이 약해 엉덩관절을 다치기 쉬운 사람에게 적합한 선택지이다.

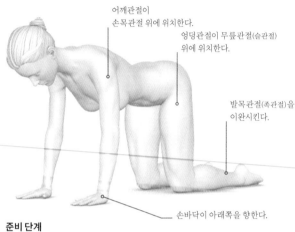

어깨관절이 손목관절 위에 위치한다.

엉덩관절이 무릎관절(슬관절) 위에 위치한다.

발목관절(족관절)을 이완시킨다.

손바닥이 아래쪽을 향한다.

준비 단계
양손과 무릎을 바닥에 대고 무릎 꿇어 엎드린 자세로 시작한다.

시선은 바닥 쪽 아래를 향한다.

어깨관절(견관절)이 손목관절(수관절) 위에 위치한다.

골반의 수평을 유지한다.

동작 내내 양팔을 곧게 편다.

왼쪽 무릎을 바닥에서 들어 올린다.

1단계
왼쪽 엉덩관절을 굽혀서 왼쪽 무릎을 왼쪽 팔꿈치 쪽으로 들어 올린다. 골반의 수평과 허리뼈(요추)의 안정을 유지한다.

사이드라잉 힙 서클
모로 누워 엉덩관절 돌리기 SIDELYING HIP CIRCLE

이마면(전두면)에서 중력에 거슬러 움직인다. 무릎 꿇고 엎드릴 수 없거나 서서 하기 어려운 사람에게 편안한 대체 동작이다. 엉덩관절이 약하거나 다치기 쉬운 사람에게도 좋은 선택지가 될 수 있다.

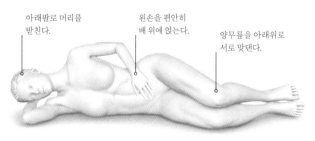

아래팔로 머리를 받친다.

왼손을 편안히 배 위에 얹는다.

양무릎을 아래위로 서로 맞댄다.

준비 단계
오른쪽 모로 누워 양무릎과 발목을 아래위로 맞댄 자세로 시작한다. 엉덩관절을 굽히고, 오른쪽 아래팔(전완)로 머리를 받친다.

1단계
왼쪽 엉덩관절을 굽혀 왼쪽 무릎을 가슴 쪽으로 움직인다. 골반의 수평을 유지하고 허리뼈의 움직임을 최소로 한다.

가슴은 계속 앞을 향한다.

왼쪽 다리를 위쪽 바깥으로 벌린다.

왼쪽 다리를 가슴 쪽으로 굽힌다.

2단계
왼쪽 무릎을 정중선에서 먼 쪽으로 움직여 엉덩관절을 벌린다. 이 단계의 동작에서 몸통이나 엉덩이가 흔들거리지 않게 한다.

6699

중심근육과 골반 근육을 적절한 수준으로 이용하는 다양한 응용 동작을 선택할 수 있다.

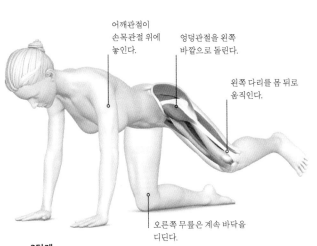

어깨관절이 손목관절 위에 놓인다.

엉덩관절을 왼쪽 바깥으로 돌린다.

왼쪽 다리를 몸 뒤로 움직인다.

오른쪽 무릎은 계속 바닥을 디딘다.

2단계
왼쪽 무릎을 정중선에서 먼 쪽으로 움직여 엉덩관절을 왼쪽으로 최대한 벌린다. 양손과 오른쪽 무릎은 계속 바닥을 디딘다.

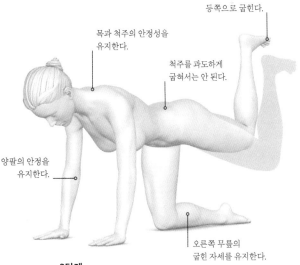

왼발 발가락을 등쪽으로 굽힌다.

목과 척주의 안정성을 유지한다.

척주를 과도하게 굽혀서는 안 된다.

양팔의 안정을 유지한다.

오른쪽 무릎의 굽힌 자세를 유지한다.

3단계
왼쪽 엉덩관절을 펴서 왼쪽 다리를 몸 뒤로 들어 올리면 발바닥은 천장을 향하고 무릎은 바닥을 향한다.

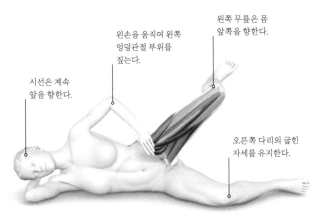

왼쪽 무릎은 몸 앞쪽을 향한다.

왼손을 움직여 왼쪽 엉덩관절 부위를 짚는다.

시선은 계속 앞을 향한다.

오른쪽 다리의 굽힌 자세를 유지한다.

3단계
엉덩관절을 안쪽으로 돌려서 뒤로 펴되, 척주를 과도하게 굽혀서는 안 된다. 왼손을 왼쪽 엉덩관절 위에 올려놓으면 신체 인식을 통해 척주의 과도한 움직임을 막을 수 있다.

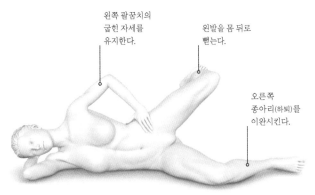

왼쪽 팔꿈치의 굽힌 자세를 유지한다.

왼발을 몸 뒤로 뻗는다.

오른쪽 종아리(하퇴)를 이완시킨다.

4단계
왼쪽 엉덩관절을 최대한 펴서 왼발을 몸 뒤로 뻗는다. 왼쪽 무릎은 몸 앞쪽을 향한다. 양무릎과 발목을 아래위로 맞댄 준비 자세로 돌아오면서 스트레칭을 마무리한다.

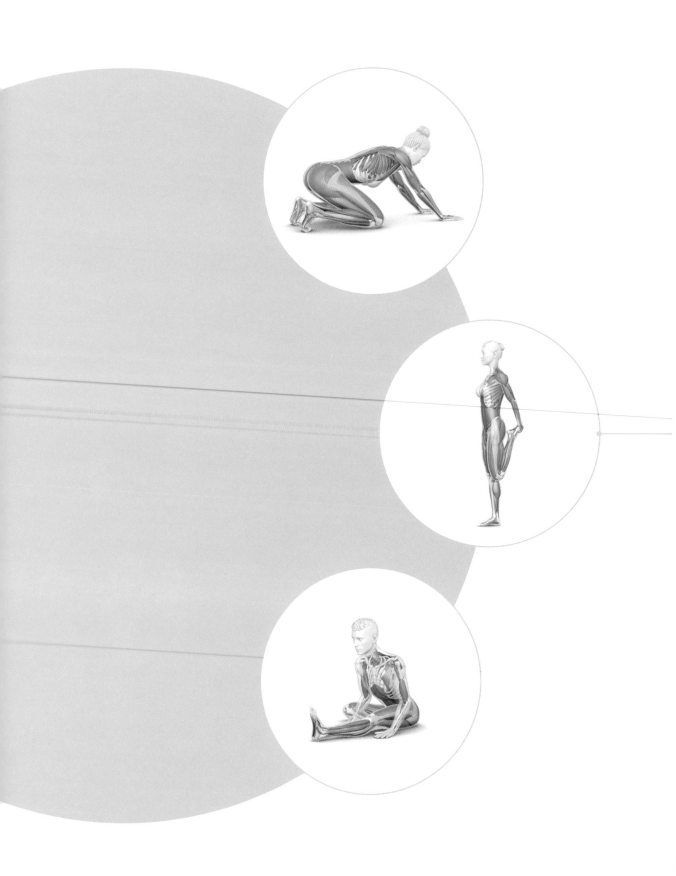

다리와 발 동작

다리는 몸무게를 지탱하고, 움직임을 원활하게 하고, 균형을 유지하는 데 중요한 역할을 한다. 무릎관절(슬관절), 발가락관절(지관절), 발목관절(족관절)의 적절한 가동 범위를 유지하기 위한 스트레칭을 하면 걷기 같은 자연스러운 움직임은 물론이고 계단 오르기 같은 기능적 활동도 더 수월해진다. 또한 다리와 발을 유연하고 튼튼하게 하면 달리기나 자전거 타기 같은 운동을 할 때 더 나은 능력을 발휘할 수 있다.

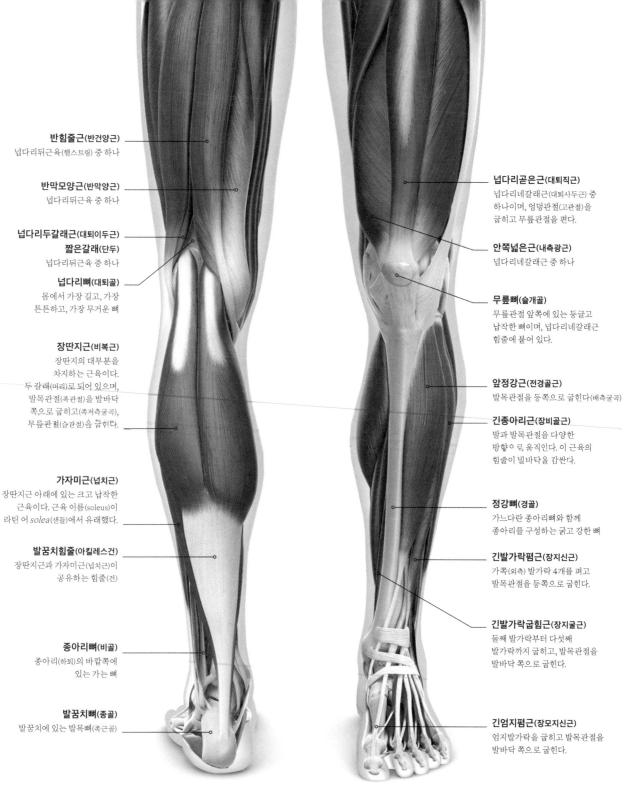

반힘줄근(반건양근)
넙다리뒤근육(햄스트링) 중 하나

반막모양근(반막양근)
넙다리뒤근육 중 하나

넙다리두갈래근(대퇴이두근)
짧은갈래(단두)
넙다리뒤근육 중 하나

넙다리뼈(대퇴골)
몸에서 가장 길고, 가장
튼튼하고, 가장 무거운 뼈

장딴지근(비복근)
장딴지의 대부분을
차지하는 근육이다.
두 갈래(머리)로 되어 있으며,
발목관절(족관절)을 발바닥
쪽으로 굽히고(족저측굴곡),
무릎관절(슬관절)을 굽히다.

가자미근(넙치근)
장딴지근 아래에 있는 크고 납작한
근육이다. 근육 이름(soleus)이
라틴 어 *solea*(샌들)에서 유래했다.

발꿈치힘줄(아킬레스건)
장딴지근과 가자미근(넙치근)이
공유하는 힘줄(건)

종아리뼈(비골)
종아리(하퇴)의 바깥쪽에
있는 가는 뼈

발꿈치뼈(종골)
발꿈치에 있는 발목뼈(족근골)

넙다리곧은근(대퇴직근)
넙다리네갈래근(대퇴사두근) 중
하나이며, 엉덩관절(고관절)을
굽히고 무릎관절을 편다.

안쪽넓은근(내측광근)
넙다리네갈래근 중 하나

무릎뼈(슬개골)
무릎관절 앞쪽에 있는 둥글고
납작한 뼈이며, 넙다리네갈래근
힘줄에 붙어 있다.

앞정강근(전경골근)
발목관절을 등쪽으로 굽힌다(배측굴곡)

긴종아리근(장비골근)
발과 발목관절을 다양한
방향으로 움직인다. 이 근육의
힘줄이 발바닥을 감싼다.

정강뼈(경골)
가느다란 종아리뼈와 함께
종아리를 구성하는 굵고 강한 뼈

긴발가락폄근(장지신근)
가쪽(외측) 발가락 4개를 펴고
발목관절을 등쪽으로 굽힌다.

긴발가락굽힘근(장지굴근)
둘째 발가락부터 다섯째
발가락까지 굽히고, 발목관절을
발바닥 쪽으로 굽힌다.

긴엄지폄근(장모지신근)
엄지발가락을 굽히고 발목관절을
발바닥 쪽으로 굽힌다.

뒤에서 본 모습   앞에서 본 모습

다리와 발 스트레칭

종아리, 발목관절, 발의 주요 근육에는 장딴지근과 가자미근으로 이루어진 장딴지 근육, 앞정강근, 뒤정강근(후경골근), 종아리 근육, 발가락 굽힘근, 발 자체기원근육(내인근육)이 있다. 이 근육들은 발바닥쪽굽힘, 등쪽굽힘, 안쪽들림(내번), 가쪽들림(외번), 발가락 움직임 같은 동작을 일으킨다.

종아리와 발의 근육은 서로 협력해 몸을 안정시키고 앞으로 나아가게 한다. 장딴지 근육은 걷기, 달리기, 점프처럼 발로 바닥을 디뎠다가 떼는 일상 활동에 매우 중요하다. 앞정강근, 뒤정강근, 종아리 근육, 긴엄지굽힘근(장모지굴근) 같은 여타 근육은 발목관절과 발을 제어하는 데 도움을 주며, 발 자체기원근육은 활(궁) 구조와 균형을 유지하고 발가락 움직임을 제어한다.

장딴지 근육 스트레칭 같은 유연성 운동은 이 부위의 가동 범위를 늘리며, 이 근육군을 대상으로 하는 근력 운동은 안정성, 순발력, 지구력을 향상한다. 다리와 발에 있는 근육의 근력과 유연성을 키우면 일상 활동이 수월해지며, 일상 생활이나 스포츠에서 일어날 수 있는 부상의 위험을 줄이는 데 도움이 된다.

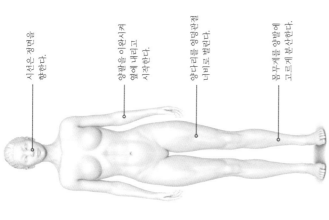
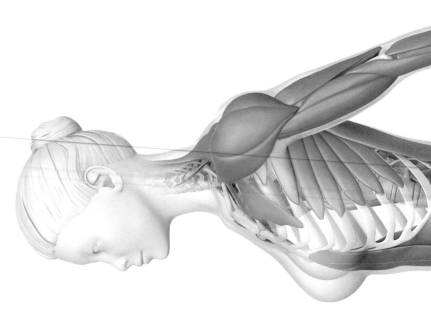

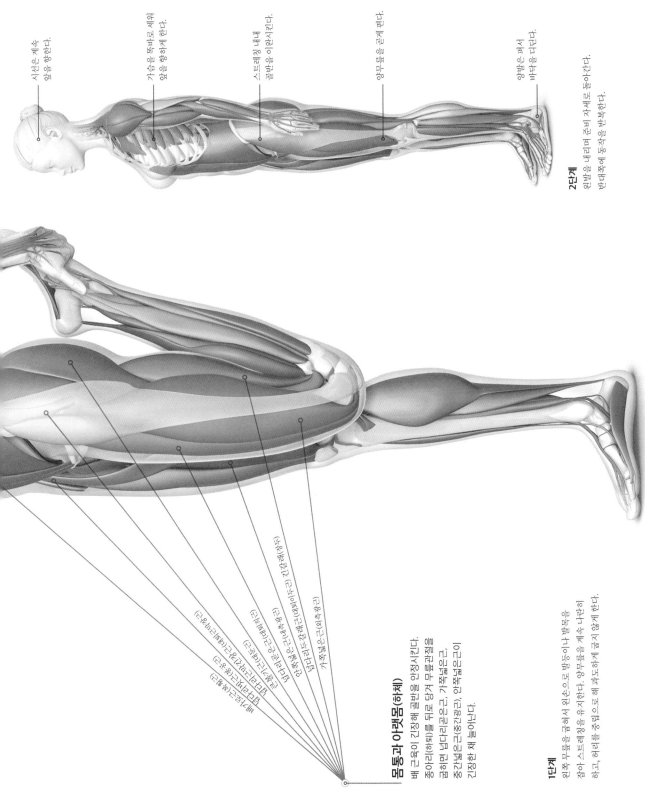

시선은 계속 앞을 향한다.

가슴을 똑바로 세워 앞을 향하게 한다.

스트레칭하며 골반을 이완시킨다.

양무릎을 곧게 편다.

양발은 펴서 바닥을 디딘다.

2단계
앞발을 내디디며 준비 자세로 돌아간다. 반대쪽에 동작을 반복한다.

큰볼기근(대둔근)

넙다리빗근(봉공근)

넙다리곧은근(대퇴직근)

넙다리두갈래근(대퇴이두근) 긴갈래(장두)

반힘줄근과 반막근(반힘줄모양근)

가쪽넓은근(외측광근)

몸통과 아랫몸(하체)

배 근육이 긴장해 골반을 안정시킨다.
종아리(하퇴)를 뒤로 당겨 무릎관절을 굽히면 넙다리뒤근으로, 가쪽넓은근, 중간넓은근(중간광근), 안쪽넓은근이 긴장한 채 늘어난다.

1단계
왼쪽 무릎을 굽혀서 왼손으로 발등이나 발목을 잡아 스트레칭을 유지한다. 양무릎을 계속 나란히 하고, 허리를 중립으로 해 과도하게 굽지 않게 한다.

157

» 응용 동작

어떤 사람들에게는 자신의 관절 가동 범위, 숙련도, 원하는 스트레칭 강도에
따라 다른 넙다리네갈래근(대퇴사두근) 스트레칭이 더 적합할 수 있다. 발을 들어
올린 상태로 부드러운 스트레칭을 할 수도 있고, 소파를 이용해 더 높은 강도의
스트레칭을 할 수도 있다.

주의 사항

엉덩관절(고관절), 척주, 무릎관절
(슬관절)에서 불편감이나 통증이 느
껴지면 필요에 따라 동작을 변경해
야 한다. 엉덩이와 넓적다리(대퇴)
앞부분에서 편안한 움직임이 느껴
져야 한다.

위드 풋 엘리베이티드
외다리 자세 WITH FOOT ELEVATED

이 응용 동작은 무릎을 굽히는 데 제한이 있거나 손으로 발을 잡을 수 없는
사람에게 좋다. 균형 잡는 데 도움이 필요하면 손으로 가까운 벽을 짚는다.

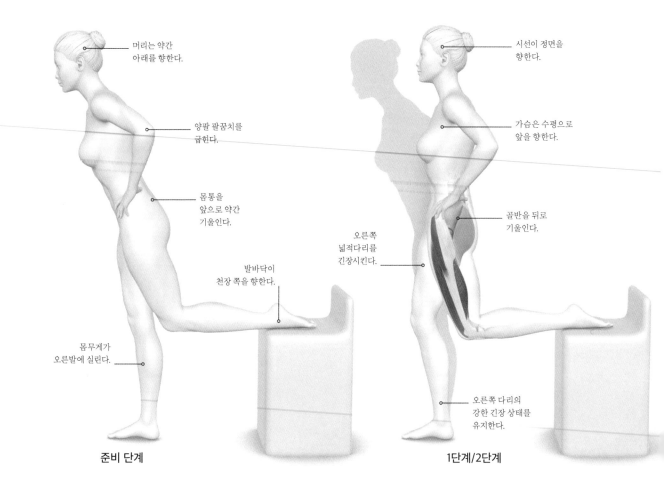

머리는 약간
아래를 향한다.

양팔 팔꿈치를
굽힌다.

몸통을
앞으로 약간
기울인다.

발바닥이
천장 쪽을 향한다.

몸무게가
오른발에 실린다.

준비 단계

시선이 정면을
향한다.

가슴은 수평으로
앞을 향한다.

골반을 뒤로
기울인다.

오른쪽
넓적다리를
긴장시킨다.

오른쪽 다리의
강한 긴장 상태를
유지한다.

1단계/2단계

준비 단계
왼발 발등을 뒤에 놓인 의자에 얹은 채 서서 시작한다.
왼발 발바닥은 위를 향한다. 양손은 허리를 가볍게 짚는다.
균형을 잡기 위해 필요하면 오른손으로 가까운 벽을 짚는다.

1단계
골반을 뒤로 살짝 기울이고 몸을 똑바로 세워
왼쪽 넙다리네갈래근 앞부분을 늘인다.

2단계
골반을 이완시키고 몸을 앞으로 기울여
준비 자세로 돌아가면서 스트레칭을
마무리한다.

66 99
무릎을 많이 굽힐수록 넙다리네갈래근의
스트레칭 강도가 더 크게 느껴진다.

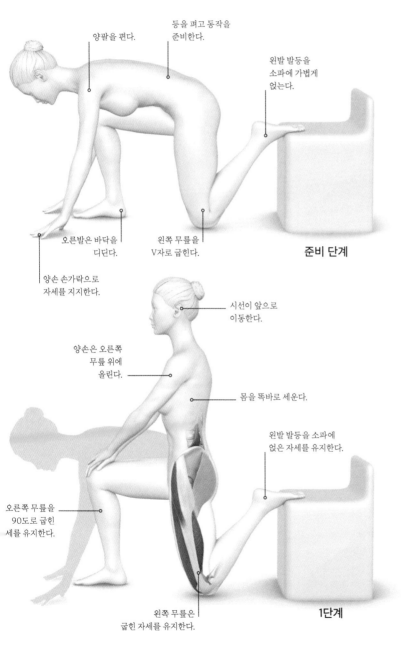

양팔을 편다.

등을 펴고 동작을
준비한다.

왼발 발등을
소파에 가볍게
얹는다.

오른발은 바닥을
디딘다.

왼쪽 무릎을
V자로 굽힌다.

양손 손가락으로
자세를 지지한다.

준비 단계

시선이 앞으로
이동한다.

양손은 오른쪽
무릎 위에
올린다.

몸을 똑바로 세운다.

왼발 발등을 소파에
얹은 자세를 유지한다.

오른쪽 무릎을
90도로 굽힌
세를 유지한다.

왼쪽 무릎은
굽힌 자세를 유지한다.

1단계

하프닐 카우치 스트레칭
반무릎 소파 스트레칭
HALF-KNEEL COUCH STRETCH

이 스트레칭은 넙다리네갈래근과 엉덩관절 굽힘
근을 대상으로 한다. 스트레칭 효과가 있으려면 무
릎을 굽힐 수 있어야 할뿐더러 무릎에 걸리는 부하
를 견딜 수 있어야 한다.

준비 단계
왼발 발등을 의자나 소파에 얹은 채 반무릎을
꿇은 자세로 시작한다. 몸을 앞으로 기울이고,
등을 평평하게 하고, 양손 손가락으로 앞쪽 바닥을
짚어 자세를 지지한다.

1단계
몸을 일으켜세워 양손을 오른쪽 무릎 위에 올린다.
꼬리뼈(미추)를 뒤로 살짝 내린 자세를 유지해
허리뼈(요추)가 과도하게 펴지지 않도록 한다.

2단계
몸을 앞으로 기울이며 준비 자세로 돌아가
스트레칭을 마무리한다. 양손 손가락으로
바닥을 짚어 자세를 지지한다.

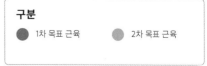

구분

● 1차 목표 근육   ● 2차 목표 근육

스태틱 햄스트링 스트레칭

넙다리뒤근육 정적 스트레칭
STATIC HAMSTRING STRETCH

이 고전적인 스트레칭은 넙다리뒤근육(햄스트링)을 대상으로 한다. 아랫몸 운동 프로그램과 함께 실시할 수도 있고, 무릎관절(슬관절)과 엉덩관절(고관절)의 가동성을 향상하는 운동으로 실시할 수도 있다. 넓적다리(대퇴) 뒷부분에서 근육이 늘어나는 것이 느껴져야 한다.

넙다리뒤근육은 골반에서 일어나 넙다리뼈(대퇴골) 뒤쪽으로 달리다가 무릎관절 밑에 부착된다. 이 근육은 엉덩관절 폄과 무릎관절 굽힘에 핵심적인 역할을 한다. 넙다리뒤근육이 유연하지 않으면 무릎관절을 펴기가 어려워지고 무릎 통증이 발생할 수

있다. 골반 뒷부분에서 일어나 달리다가 발에서 끝나는 신경인 궁둥신경(좌골신경)의 가동성이 제한되면 넙다리뒤근육에 영향을 미칠 수 있다. 이 스트레칭을 근력 운동과 병행하면 이 중요한 근육군의 근력과 유연성을 향상할 수 있다.

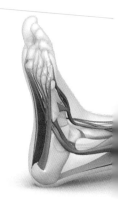

구분
- ●-- 관절
- ○- 근육
- ● 긴장한 채 짧아진다.
- ● 긴장한 채 길어진다.
- ● 긴장하지 않고 길어진다.
- ● 움직임도 길이 변화도 없다.

" "

넙다리뒤근육은 **3개의 개별 근육**인
반힘줄근(반건양근), 반막모양근(반막양근),
넙다리두갈래근으로 구성되어 있다.

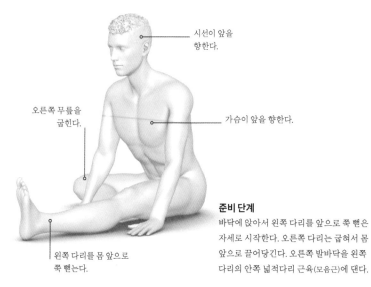

시선이 앞을 향한다.

오른쪽 무릎을 굽힌다.

가슴이 앞을 향한다.

왼쪽 다리를 몸 앞으로 쭉 뻗는다.

준비 단계
바닥에 앉아서 왼쪽 다리를 앞으로 쭉 뻗은 자세로 시작한다. 오른쪽 다리는 굽혀서 몸 앞으로 끌어당긴다. 오른쪽 발바닥을 왼쪽 다리의 안쪽 넓적다리 근육(모음근)에 댄다.

아랫몸(하체)
엉덩관절을 굽히고 무릎관절을 펴면 넙다리뒤근육이 긴장한 채 늘어난다. 발목관절(족관절)을 등쪽으로 굽히면(배측굴곡) 장딴지근이 긴장하지 않은 채 늘어난다.

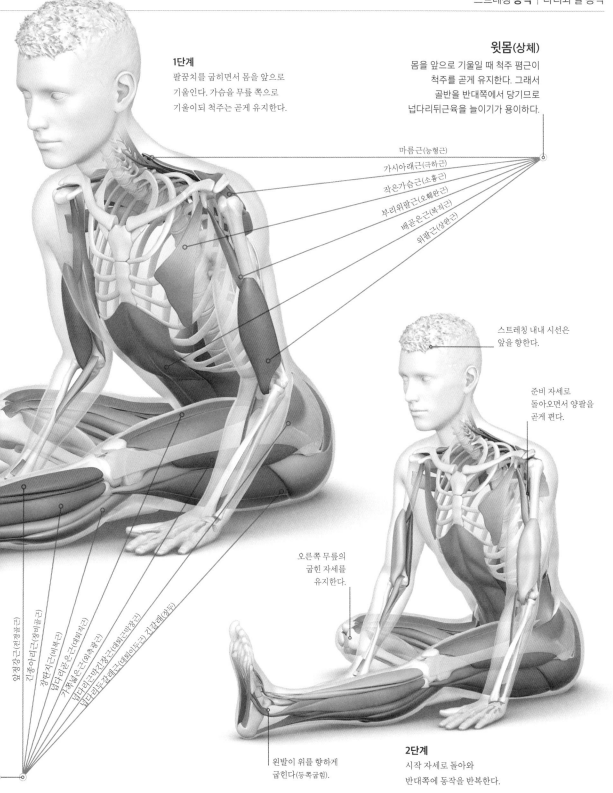

윗몸(상체)
몸을 앞으로 기울일 때 척주 폄근이
척주를 곧게 유지한다. 그래서
골반을 반대쪽에서 당기므로
넙다리뒤근육을 늘이기가 용이하다.

1단계
팔꿈치를 굽히면서 몸을 앞으로
기울인다. 가슴을 무릎 쪽으로
기울이되 척주는 곧게 유지한다.

마름근(능형근)
가시아래근(극하근)
작은가슴근(소흉근)
부리위팔근(오훼완근)
배곧은근(복직근)
위팔근(상완근)

스트레칭 내내 시선은
앞을 향한다.

준비 자세로
돌아오면서 양팔을
곧게 편다.

오른쪽 무릎의
굽힌 자세를
유지한다.

앞정강근(전경골근)
긴종아리근(장비골근)
장딴지근(비복근)
발꿈치힘줄근(아킬레스건)
넙다리곧은근(대퇴직근)
넙다리빗근(봉공근) 긴갈래(장두)
넙다리두갈래근(대퇴이두근) 긴갈래(장두)

왼발이 위를 향하게
굽힌다(등쪽굽힘).

2단계
시작 자세로 돌아와
반대쪽에 동작을 반복한다.

161

» 응용 동작

다음 넙다리뒤근육 스트레칭 응용 동작들은 스태틱 햄스트링
스트레칭(160쪽 참고)보다 강도가 낮다. 그래서 근육의 긴장을
완화하면서 가동 범위를 늘리는 데 적합하다.

주의 사항
등에서 불편감이 느껴지거나 다리에 작열감이
있으면 가동 범위를 줄이거나 등을 평평하게
유지해야 한다. 증상이 지속되면 전문가와
상담해야 한다.

시티드 햄스트링 스트레칭
앉아서 넙다리뒤근육 스트레칭 SEATED HAMSTRING STRETCH

넙다리뒤근육(햄스트링) 스트레칭을 앉아서 하는 이 응용 동작은 책상 앞에
앉아서 일하거나 오랜 시간 앉아 있는 사람에게 좋은 스트레칭이다. 아랫몸
(하체) 운동 프로그램과 함께 실시할 수 있으며, 무릎관절(슬관절)과 엉덩관
절(고관절)의 가동성을 향상하는 데 도움이 되는 운동이기도 하다.

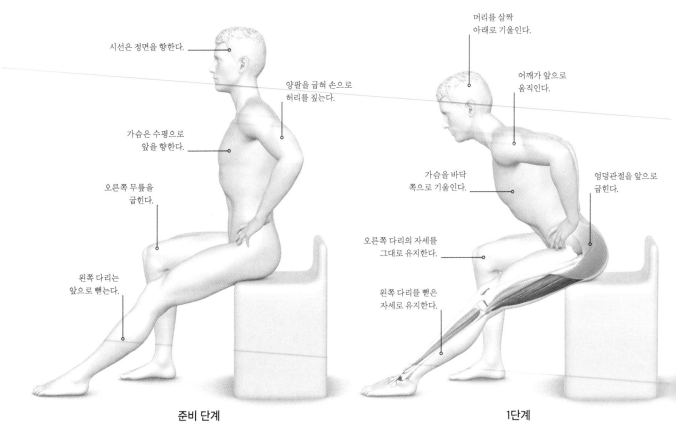

시선은 정면을 향한다.

양팔을 굽혀 손으로
허리를 짚는다.

가슴은 수평으로
앞을 향한다.

오른쪽 무릎을
굽힌다.

왼쪽 다리는
앞으로 뻗는다.

머리를 살짝
아래로 기울인다.

어깨가 앞으로
움직인다.

가슴을 바닥
쪽으로 기울인다.

엉덩관절을 앞으로
굽힌다.

오른쪽 다리의 자세를
그대로 유지한다.

왼쪽 다리를 뻗은
자세로 유지한다.

준비 단계

1단계

준비 단계
의자 가장자리에 걸터앉아서 왼쪽 다리를
앞으로 쭉 뻗은 자세로 시작한다. 왼쪽 무릎을
살짝 굽힌다. 양손으로 허리를 짚는다.

1단계
엉덩관절을 굽혀 몸을 앞으로
기울이되, 척주는 곧게 유지한다.

2단계
준비 자세로 돌아가 몸을
다시 똑바로 세운다.

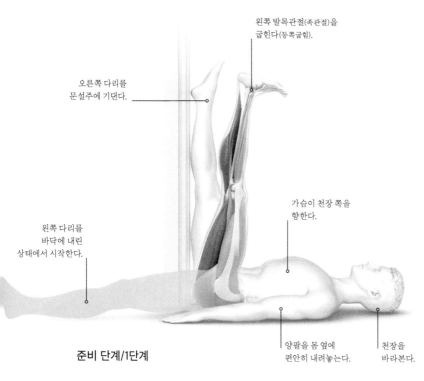

왼쪽 발목관절(족관절)을
굽힌다(등쪽굽힘).

오른쪽 다리를
문설주에 기댄다.

가슴이 천장 쪽을
향한다.

왼쪽 다리를
바닥에 내린
상태에서 시작한다.

양팔을 몸 옆에
편안히 내려놓는다.

천장을
바라본다.

준비 단계/1단계

다이내믹 햄스트링 로워
넙다리뒤근육 동적 스트레칭
DYNAMIC HAMSTRING LOWERS

이 넙다리뒤근육 스트레칭은 운동이나 스포츠
의 준비 운동으로 할 수 있다. 움직이지 않는 다
리에는 정적 스트레칭을, 반대쪽 다리에는 내
리고 올리는 동작을 반복하는 능동 스트레칭
을 실시한다. 넙다리뒤근육과 엉덩관절 굽힘근
의 이러한 능동적 움직임을 통해 동적 스트레
칭을 할 수 있다(40쪽 참고).

준비 단계
바닥에 누워서 오른쪽 다리를 부드러운 스트레칭이
이루어질 정도의 거리와 각도로 문설주에 기댄 채
시작한다. 왼쪽 다리는 이완시켜 바닥에 댄다.

1단계
왼쪽 다리를 바닥에서 들어 올려 오른쪽 다리를 지나
가슴 쪽으로 움직인다. 왼쪽 발목관절을 굽힌다.

구분

● 1차 목표 근육

● 2차 목표 근육

❝ ❞
다리를 바닥에서 들어 올리면
스트레칭이 더 많이 된다.

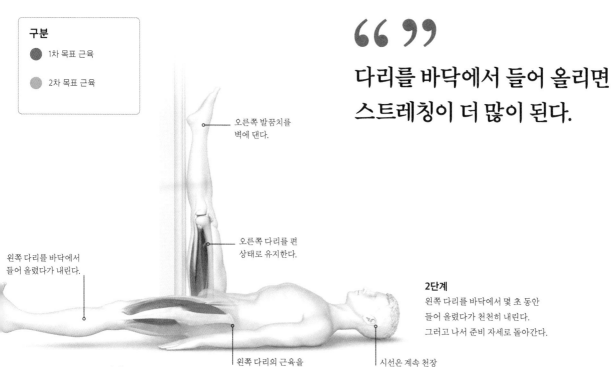

오른쪽 발꿈치를
벽에 댄다.

오른쪽 다리를 편
상태로 유지한다.

왼쪽 다리를 바닥에서
들어 올렸다가 내린다.

2단계
왼쪽 다리를 바닥에서 몇 초 동안
들어 올렸다가 천천히 내린다.
그러고 나서 준비 자세로 돌아간다.

2단계

왼쪽 다리의 근육을
긴장시킨다.

시선은 계속 천장
쪽을 향한다.

개스트로크니미어스 스텝 스트레칭

장딴지근 계단 스트레칭
GASTROCNEMIUS STEP STRETCH

장딴지근은 다리의 큰 근육 가운데 하나로서 무릎관절(슬관절) 뒤 넙다리뼈(대퇴골)에서 일어나는 두 갈래 근육으로 이루어져 있으며, 장딴지 근육군을 구성한다. 몸이 앞으로 나아가는 데 중요한 역할을 한다.

장딴지근은 발목관절(족관절) 발바닥굽힘근(족저측굴근)이면서 무릎관절 굽힘을 보조한다. 아울러 특히 걸음을 뗄 때 발목관절을 안정시키고 제어하는 데 관여한다. 이 스트레칭은 높이가 낮은 계단을 이용하거나 계단의 첫째 단을 이용할 수 있다. 스트레칭을 진행하면서 균형을 잡기 위해 난간을 이용할 수 있다. 스트레칭 강도를 낮추려면 한쪽 발을 계단을 계속 디디 제 반대쪽 발이 발꿈치를 계단 턱 아래로 내려 스트레칭한다. 이 운동을 하는 동안 앞꿈치부터 발뒤꿈치까지 발 앞부분은 계단을 디디고 있어야 한다. 발꿈치를 올리고 내리면서 장딴지 근육과 발꿈치힘줄(아킬레스힘줄)에 계속 주의를 기울여야 한다.

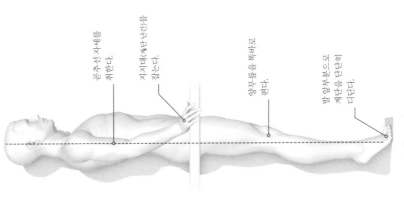

준주선 자세를 취한다.

지지대(계단 난간)를 잡는다.

양무릎을 똑바로 편다.

발 앞부분으로 계단을 단단히 디딘다.

준비 단계
발 앞꿈치로 계단을 디딘 체 똑바로 서서 시작한다. 무게중심을 양발 앞부분에 고르게 분산하고 양발을 나란히 한다. 발꿈치를 가급적 높이 들어 올린다.

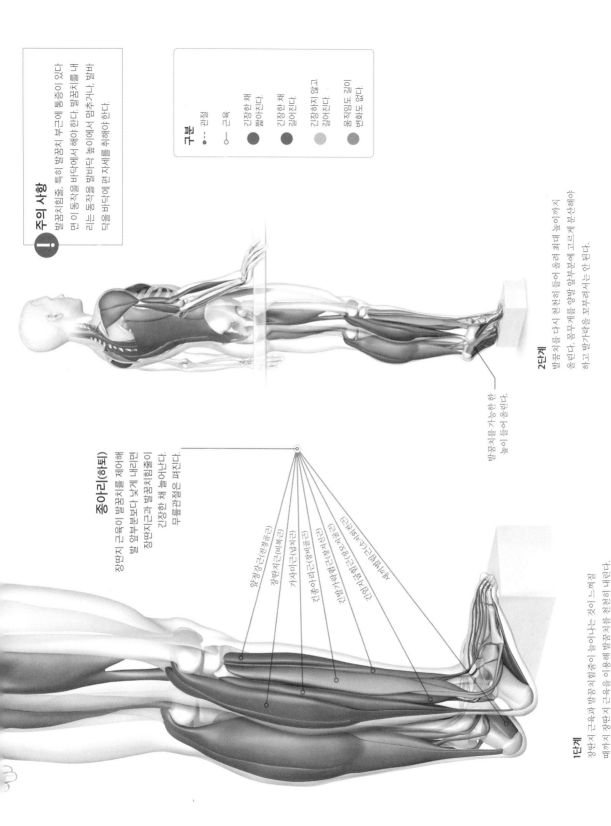

주의 사항

발꿈치힘줄은, 특히 발꿈치 부근에 통증이 있다면 이 동작을 바닥에서 해야 한다. 발꿈치를 내리는 동작을 발바닥 높이에서 멈추거나, 발바닥을 바닥에 편 자세를 취해야 한다.

구분

- ⊶ 관절
- ⊸ 근육
- ● 긴장한 채 짧아진다.
- ● 긴장한 채 길어진다.
- ● 긴장하지 않고 길어진다.
- ● 움직임도 길이 변화도 없다.

종아리(하퇴)

장딴지 근육이 발꿈치를 제어해 발 앞부분보다 낮게 내리면 장딴지근과 발꿈치힘줄이 긴장한 채 늘어난다. 무릎관절은 펴진다.

앞정강근(전경골근)
장딴지근(비복근)
가자미근(넘치근)
긴종아리근(장비골근)
긴발가락굽힘근(장지굴근)
긴엄지굽힘근(장무지굴근)

1단계

장딴지 근육과 발꿈치힘줄이 늘어나는 것이 느껴질 때까지 장딴지 근육을 이용해 발꿈치를 천천히 내린다.

발꿈치를 가능한 한 높이 들어 올린다.

발꿈치를 다시 천천히 들어 올려 최대 높이까지 올린다. 몸무게를 양발 앞부분에 고르게 분산해야 하고 발가락을 꼬부려서는 안 된다.

2단계

개스트로크니미어스 월 스트레칭
장딴지근 벽 스트레칭
GASTROCNEMIUS WALL STRETCH

장딴지근 벽 스트레칭은 계단 스트레칭(164쪽 참고)의 대안으로, 장딴지근과
발꿈치힘줄(아킬레스건)을 대상으로 하는 간단한 맨몸 운동이다.

이 스트레칭은 1단계와 2단계에서 자세 유지 시간을
바꿈으로써 정적 스트레칭에서 동적 스트레칭으로
변경할 수 있다. 장딴지 근육의 유연성과 발목관절
가동 범위를 유지하는 데 좋은 스트레칭이다. 이
자세는 계단 스트레칭보다 강도가 약하며, 발목관절
등쪽굽힘(배측굴곡) 자세를 적극적으로 취할 수 없는
사람에게 좋은 선택지가 될 수 있다. 발꿈치를 더
아래로 내려 움직이지 않는 다리에 몸무게를 더 많이
싣거나, 한 자세를 더 오래 유지할 수도 있다.

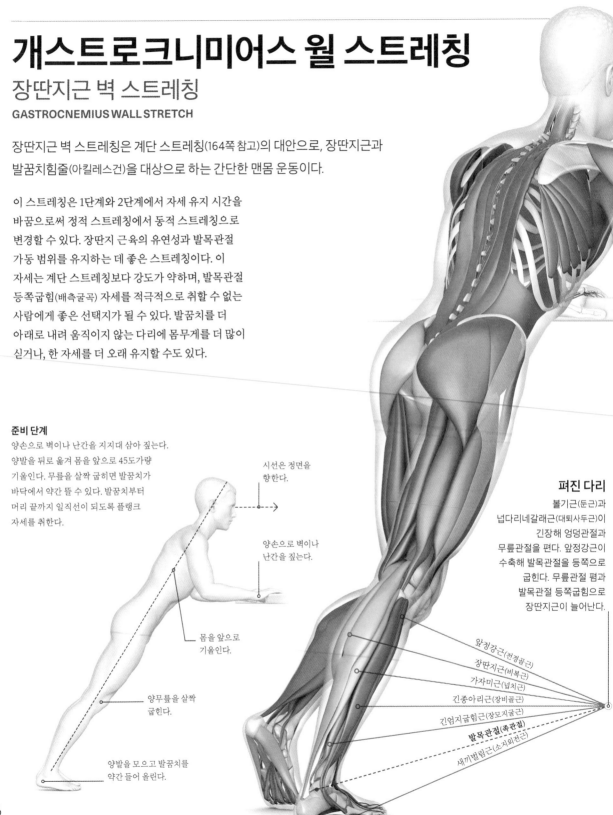

준비 단계
양손으로 벽이나 난간을 지지대 삼아 짚는다.
양발을 뒤로 옮겨 몸을 앞으로 45도가량
기울인다. 무릎을 살짝 굽히면 발꿈치가
바닥에서 약간 뜰 수 있다. 발꿈치부터
머리 끝까지 일직선이 되도록 플랭크
자세를 취한다.

시선은 정면을
향한다.

양손으로 벽이나
난간을 짚는다.

몸을 앞으로
기울인다.

양무릎을 살짝
굽힌다.

양발을 모으고 발꿈치를
약간 들어 올린다.

펴진 다리
볼기근(둔근)과
넙다리네갈래근(대퇴사두근)이
긴장해 엉덩관절과
무릎관절을 편다. 앞정강근이
수축해 발목관절을 등쪽으로
굽힌다. 무릎관절 폄과
발목관절 등쪽굽힘으로
장딴지근이 늘어난다.

앞정강근(전정골근)
장딴지근(비복근)
가자미근(넙치근)
긴종아리근(장비골근)
긴엄지굽힘근(장모지굴근)
발목관절(족관절)
새끼벌림근(소지외전근)

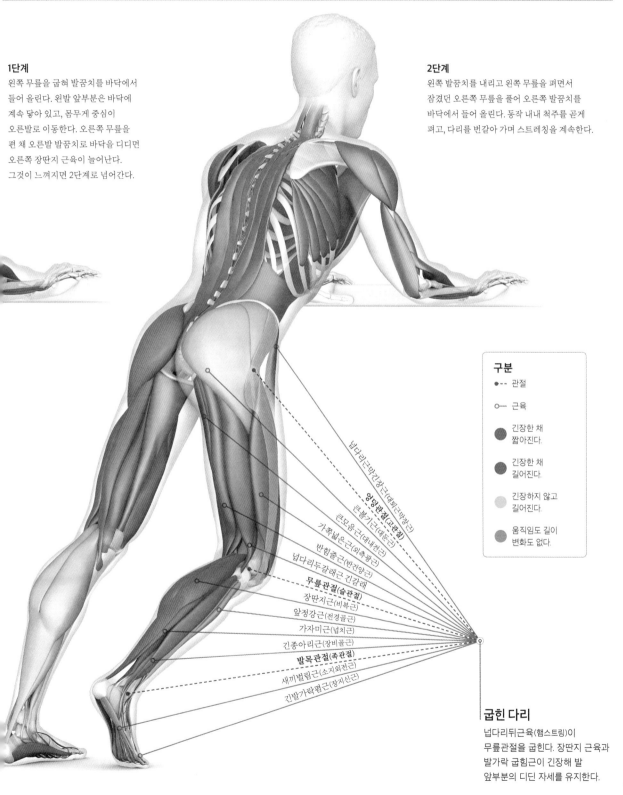

1단계

왼쪽 무릎을 굽혀 발꿈치를 바닥에서
들어 올린다. 왼발 앞부분은 바닥에
계속 닿아 있고, 몸무게 중심이
오른발로 이동한다. 오른쪽 무릎을
편 채 오른발 발꿈치로 바닥을 디디면
오른쪽 장딴지 근육이 늘어난다.
그것이 느껴지면 2단계로 넘어간다.

2단계

왼쪽 발꿈치를 내리고 왼쪽 무릎을 펴면서
잠겼던 오른쪽 무릎을 풀어 오른쪽 발꿈치를
바닥에서 들어 올린다. 동작 내내 척주를 곧게
펴고, 다리를 번갈아 가며 스트레칭을 계속한다.

구분

●-- 관절

○— 근육

● 긴장한 채
   짧아진다.

● 긴장한 채
   길어진다.

● 긴장하지 않고
   길어진다.

● 움직임도 길이
   변화도 없다.

넙다리근막긴장근(대퇴근막장근)

엉덩관절(고관절)

큰볼기근(대둔근)

가쪽넓은근(외측광근)

반힘줄근(반건양근)

넙다리두갈래근 긴갈래

무릎관절(슬관절)

장딴지근(비복근)

앞정강근(전경골근)

가자미근(넙치근)

긴종아리근(장비골근)

발목관절(족관절)

새끼벌림근(소지외전근)

긴발가락폄근(장지신근)

굽힌 다리

넙다리뒤근육(햄스트링)이
무릎관절을 굽힌다. 장딴지 근육과
발가락 굽힘근이 긴장해 발
앞부분의 디딘 자세를 유지한다.

» 응용 동작

몸무게와 관절각을 이용해 장딴지 근육과 발목관절(족관절)을 늘이는 다양한 스트레칭이 있다. 이러한 스트레칭은 각자가 원하는 신체 활동 목표와 현재의 신체 능력에 맞는 최선의 선택지를 고르는 데 도움이 된다.

구분		
● 1차 목표 근육		● 2차 목표 근육

벤트니 캐프 스트레칭
무릎 굽힌 장딴지 근육 스트레칭 BENT-KNEE CALF STRETCH

2개의 장딴지 근육 중 아래쪽에 있는 가자미근(넙치근)을 늘이려면 기존 장딴지 근육 스트레칭에서 무릎을 살짝 굽혀야 한다. 무릎 굽힌 장딴지 근육 스트레칭은 장딴지 근육 계단 스트레칭을 보완하면서 발목관절 가동성과 장딴지 근육 유연성을 유지하는 데 도움이 된다.

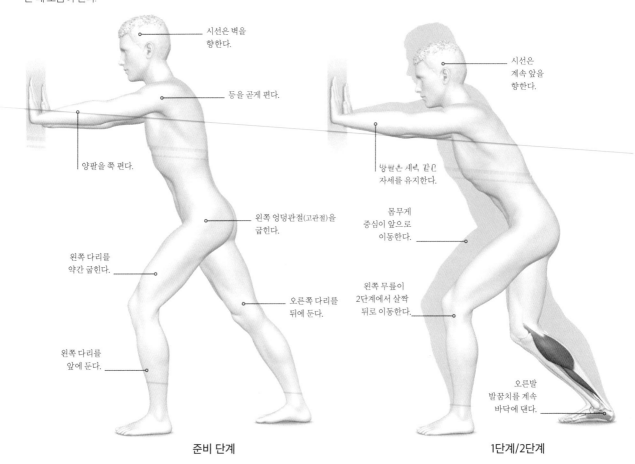

시선은 벽을 향한다.

등을 곧게 편다.

양팔을 쭉 편다.

왼쪽 엉덩관절(고관절)을 굽힌다.

왼쪽 다리를 약간 굽힌다.

오른쪽 다리를 뒤에 둔다.

왼쪽 다리를 앞에 둔다.

준비 단계

시선은 계속 앞을 향한다.

발벌린 새력, 같(2 자세를 유지한다.

몸무게 중심이 앞으로 이동한다.

왼쪽 무릎이 2단계에서 살짝 뒤로 이동한다.

오른발 발꿈치를 계속 바닥에 댄다.

1단계/2단계

준비 단계
왼쪽 다리가 앞에, 오른쪽 다리가 뒤에 오도록 양다리를 엇갈리게 벌린 자세로 시작한다. 양손으로 벽을 짚는다.

1단계
몸무게 중심을 왼발 앞으로 옮겨 오른쪽 다리의 장딴지 근육이 늘어나게 한다. 오른쪽 발꿈치는 계속 바닥을 디딘다.

2단계
오른쪽 무릎을 굽히면 몸무게 중심이 오른쪽 다리로 이동한다. 이렇게 하면 늘어나는 목표 근육이 달라진다(가자미근이 늘어난다). 오른쪽 발꿈치는 계속 바닥에 디딘다.

168

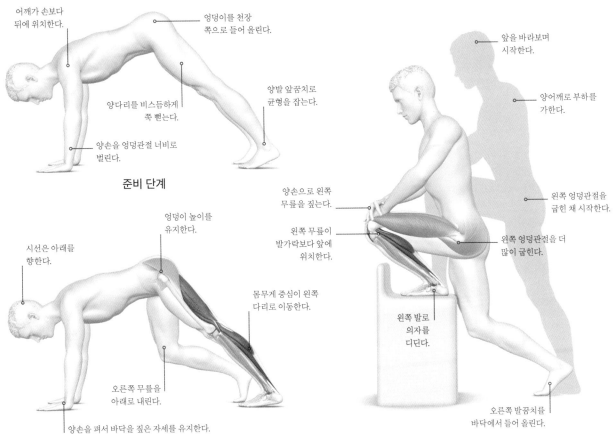

어깨가 손보다
뒤에 위치한다.

엉덩이를 천장
쪽으로 들어 올린다.

양다리를 비스듬하게
쭉 뻗는다.

양발 앞꿈치로
균형을 잡는다.

양손을 엉덩관절 너비로
벌린다.

앞을 바라보며
시작한다.

양어깨로 부하를
가한다.

준비 단계

엉덩이가 높이를
유지한다.

시선은 아래를
향한다.

양손으로 왼쪽
무릎을 짚는다.

왼쪽 엉덩관절을
굽힌 채 시작한다.

왼쪽 무릎이
발가락보다 앞에
위치한다.

왼쪽 엉덩관절을 더
많이 굽힌다.

몸무게 중심이 왼쪽
다리로 이동한다.

왼쪽 발로
의자를
디딘다.

오른쪽 무릎을
아래로 내린다.

양손을 펴서 바닥을 짚은 자세를 유지한다.

오른쪽 발꿈치를
바닥에서 들어 올린다.

1단계

준비 단계/1단계

다운워드 도그 앨터네이팅 니 벤드
엎드린 개 자세로 교대로 무릎 굽히기
DOWNWARD DOG ALTERNATING KNEE BEND

운동이나 스포츠를 하기 전에 준비 운동으로 장딴지 근육 동적
스트레칭을 실시할 수 있다. 이것은 요가의 다운워드 도그(견상
자세)를 변경한 것으로, 양다리를 부드럽게 교대로 늘인다.

준비 단계
엉덩이를 들어 올리고 무릎을 편 상태에서, 발꿈치를 바닥에서 떼고 발
앞꿈치와 손으로 바닥을 짚은 자세로 시작한다.

1단계
몸무게 중심을 왼쪽 다리로 옮기면서 오른쪽 무릎을 아래로 내린다.
곧게 편 왼쪽 다리에 걸리는 부하를 유지한 채 몇 초 동안 멈춘다.

2단계
몸무게 중심을 오른쪽 다리로 옮기며 왼쪽 무릎을 아래로 내린다.
이러한 '개걸음' 동작으로 리드미컬하게 양다리를 교대로 늘인다.

앵클 도시플렉션 록
발목관절 등쪽굽힘 록 ANKLE DORSIFLEXION ROCK

이 동작은 일상 생활은 물론이고 발목과 무릎의 기능에도 중
요한 발목관절 등쪽굽힘(배측굴곡) 가동성을 탐색하는 데 적
합하다. 스쿼트나 달리기 같은 운동을 하기 전에 발목관절을
위한 준비 운동으로 실시할 만한 스트레칭이다.

준비 단계
왼발로 의자나 벤치를 디디고 오른쪽 다리로 바닥을 디딘 자세로
시작한다. 양손은 무릎을 짚는다.

1단계
왼쪽 무릎을 천천히 움직여 발가락 앞에 위치시키면 장딴지 근육이
늘어나는 것이 느껴진다. 왼발 발꿈치는 계속 의자를 디딘다.

2단계
몸을 다시 곧게 펴면서 준비 자세로 돌아간다. 오른쪽 발꿈치로 다시
바닥을 디딘다.

닐링 토 플렉서 스트레칭
네발 자세 발가락 굽힘근 스트레칭
KNEELING TOE FLEXOR STRETCH

이 동작은 발가락 굽힘근을 늘여서 발가락 폄 가동성을 부드럽게
향상하는 데 좋다. 무릎 꿇고 엎드린 네발 자세를 취하면 관절로
몸무게를 제어할 수 있어서 발가락 굳음(강직) 완화에 도움이 된다.

발목관절(족관절)을 지나가는 강한 근육인
긴엄지굽힘근(장모지굴근)은 엄지발가락을 굽힌다.
하지만 발바닥의 두꺼운 조직인 표층에는 발등 쪽에
위치한 1개를 제외한 발 근육이 4개 층을 이루고 있다.
이 근육들은 발가락의 섬세한 움직임을 담당한다. 또한
활(궁) 구조를 지지하고, 걸을 때 자세 유지를 돕는다.

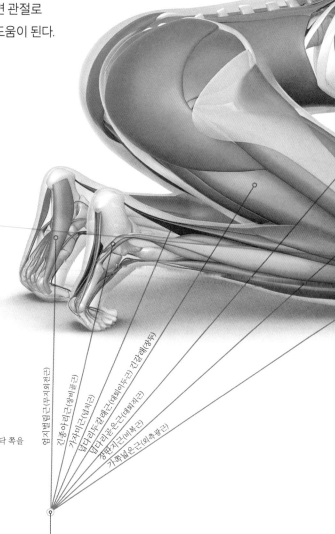

① 주의 사항

관절과다가동성인 경우 해서는 안 된다. 이 경우 최대 가동 범
위까지 스트레칭하는 것이 역효과를 일으킬 수 있다. 발이나
발목에서 통증이 느껴지는지 주의를 기울이며 어느 단계든 통
증이 느껴지지 않는 가동 범위 내에서 움직여야 한다.

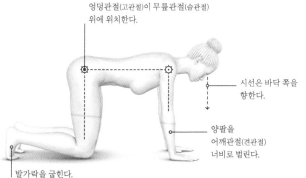

엉덩관절(고관절)이 무릎관절(슬관절)
위에 위치한다.

시선은 바닥 쪽을
향한다.

양팔을
어깨관절(견관절)
너비로 벌린다.

발가락을 굽힌다.

엄지벌림근(무지외전근)
긴종아리근(장비골근)
가자미근(넙치근)
넙다리두갈래근(대퇴이두근)
넙다리곧은근(대퇴직근)
장딴지근(비복근)
가쪽넓은근(외측광근)
긴갈래(장두)

준비 단계
무릎 꿇고 엎드린 자세로 시작한다. 어깨관절이 손목관절(수관절) 위에
놓이고, 엉덩관절이 무릎관절 위에 놓인다. 머리와 목은 일직선을
이룬다. 척주는 중립을 이루어 완전히 굽히지도 완전히 펴지도 않은
편안한 중간 자세를 취한다. 발가락은 등쪽으로 굽혀야 한다.

종아리(하퇴)와 발목
스트레칭 자세에서 긴엄지굽힘근(장모지굴근) 힘줄(건)과
자체기원(내인) 발가락 굽힘근이 긴장한 채 늘어난다.
넙다리뒤근육(햄스트링)과 엉덩관절 굽힘근이 엉덩이를
발 쪽으로 움직이고 무릎관절을 굽혀 스트레칭 강도를
조절한다.

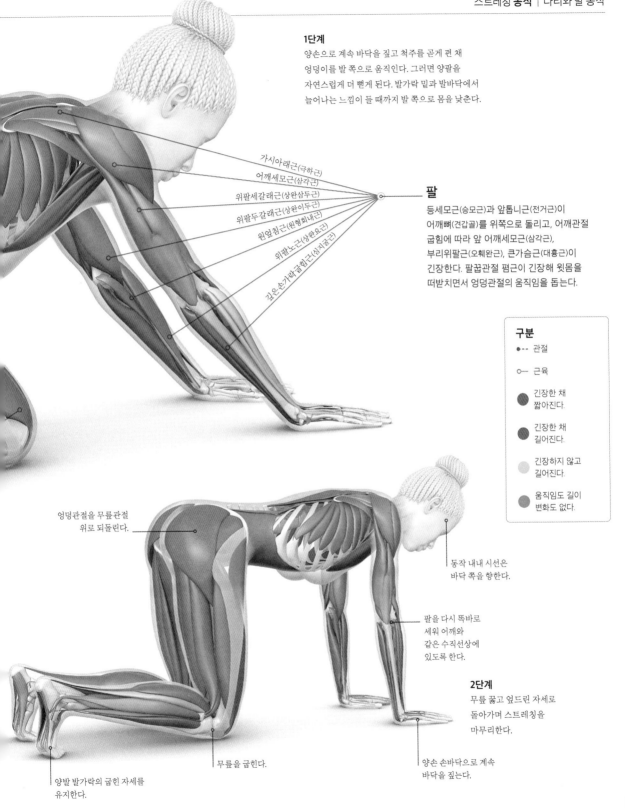

1단계

양손으로 계속 바닥을 짚고 척추를 곧게 편 채
엉덩이를 발 쪽으로 움직인다. 그러면 양팔을
자연스럽게 더 뻗게 된다. 발가락 밑과 발바닥에서
늘어나는 느낌이 들 때까지 발 쪽으로 몸을 낮춘다.

가시아래근(극하근)
어깨세모근(삼각근)
위팔세갈래근(상완삼두근)
위팔두갈래근(상완이두근)
원엎침근(원형회내근)
위팔노근(상완요근)
깊은손가락굽힘근(심지굴근)

팔

등세모근(승모근)과 앞톱니근(전거근)이
어깨뼈(견갑골)를 위쪽으로 돌리고, 어깨관절
굽힘에 따라 앞 어깨세모근(삼각근),
부리위팔근(오훼완근), 큰가슴근(대흉근)이
긴장한다. 팔꿉관절 폄근이 긴장해 윗몸을
떠받치면서 엉덩관절의 움직임을 돕는다.

구분

●-- 관절

○- 근육

⬤ 긴장한 채
짧아진다.

⬤ 긴장한 채
길어진다.

◯ 긴장하지 않고
길어진다.

⬤ 움직임도 길이
변화도 없다.

엉덩관절을 무릎관절
위로 되돌린다.

동작 내내 시선은
바닥 쪽을 향한다.

팔을 다시 똑바로
세워 어깨와
같은 수직선상에
있도록 한다.

2단계

무릎 꿇고 엎드린 자세로
돌아가며 스트레칭을
마무리한다.

무릎을 굽힌다.

양손 손바닥으로 계속
바닥을 짚는다.

양발 발가락의 굽힌 자세를
유지한다.

171

≫ 응용 동작

발꿈치뼈(종골)와 발가락 바닥(기저)을 연결하는 조직인 발바닥근막(족저근막)과
발 근육은 몸이 걷거나 서 있는 것을 돕는다. 다음 응용 동작들은 일상적인
움직임의 가동성을 향상한다.

구분
● 1차 목표 근육   ● 2차 목표 근육

토 월 스트레칭
발가락 벽 스트레칭 TOE WALL STRETCH

서서 하는 이 응용 동작은 발가락 굽힘근을 늘여서 발가락 굽힘 가동성을 향상하는
쉬운 운동이다. 서서 발가락 펴는 동작은 걷기와 달리기 같은 활동에 좋다.

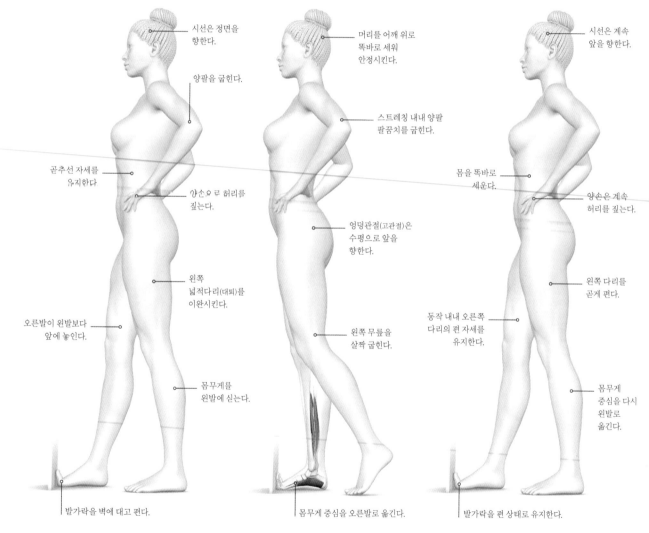

시선은 정면을
향한다.

양팔을 굽힌다.

곧추선 자세를
유지한다

양손으로 허리를
짚는다.

왼쪽
넓적다리(대퇴)를
이완시킨다.

오른발이 왼발보다
앞에 놓인다.

몸무게를
왼발에 싣는다.

발가락을 벽에 대고 편다.

머리를 어깨 위로
똑바로 세워
안정시킨다.

스트레칭 내내 양팔
팔꿈치를 굽힌다.

엉덩관절(고관절)은
수평으로 앞을
향한다.

왼쪽 무릎을
살짝 굽힌다.

몸무게 중심을 오른발로 옮긴다.

시선은 계속
앞을 향한다.

몸을 똑바로
세운다.

양손은 계속
허리를 짚는다.

왼쪽 다리를
곧게 편다.

동작 내내 오른쪽
다리의 편 자세를
유지한다.

몸무게
중심을 다시
왼발로
옮긴다.

발가락을 편 상태로 유지한다.

준비 단계
오른발 발가락을 벽에 대고 가볍게 펴면서 시작한다.
몸무게는 왼발에 싣는다. 양손으로 허리를 짚는다.

1단계
몸무게 중심을 앞쪽에 놓인 오른발로 옮겨
발가락 편 스트레칭을 강화한다.

2단계
몸무게 중심을 뒤쪽의 왼발로 옮기며
스트레칭을 마무리한다.

172

벤트니 월 스트레칭
무릎 굽혀 벽 스트레칭 BENT-KNEE WALL STRETCH

이 발가락 스트레칭은 발바닥근막을 늘인다. 무릎을 굽혀 발목관절(족관절) 등쪽굽힘(배측굴곡)을 크게 하며, 발바닥근막 조직을 늘이는 데 적합한 선택지이다. 이 스트레칭은 발의 근력과 가동성을 강화하기 위한 일상적인 운동 루틴과 함께 실시할 수 있다.

주의 사항

관절과다가동성인 경우 해서는 안 된다. 가동성 문제가 있는 사람에게는 최대 가동 범위까지 스트레칭하는 것이 역효과를 일으킬 수 있다. 발이나 발목에서 통증이 느껴지는지 주의를 기울이며 어느 단계든 통증이 느껴지지 않는 가동 범위 내에서 움직여야 한다.

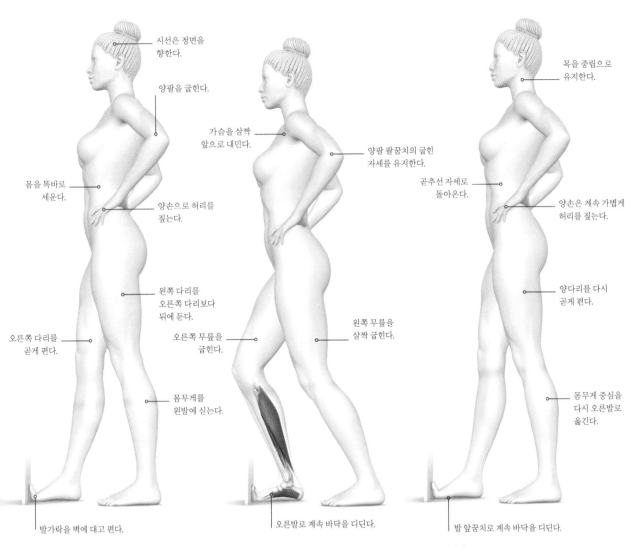

시선은 정면을 향한다.

양팔을 굽힌다.

몸을 똑바로 세운다.

양손으로 허리를 짚는다.

왼쪽 다리를 오른쪽 다리보다 뒤에 둔다.

오른쪽 다리를 곧게 편다.

몸무게를 왼발에 싣는다.

발가락을 벽에 대고 편다.

준비 단계
오른발 발가락을 벽에 대고 살짝 편 상태로 시작한다. 몸무게는 왼발에 싣는다.

가슴을 살짝 앞으로 내민다.

양팔 팔꿈치의 굽힌 자세를 유지한다.

오른쪽 무릎을 굽힌다.

왼쪽 무릎을 살짝 굽힌다.

오른발로 계속 바닥을 디딘다.

1단계
오른쪽 무릎을 굽혀서 앞으로 움직인다. 오른쪽 발꿈치는 바닥에 계속 붙인다.

목을 중립으로 유지한다.

곧추선 자세로 돌아온다.

양손은 계속 가볍게 허리를 짚는다.

양다리를 다시 곧게 편다.

몸무게 중심을 다시 오른발로 옮긴다.

발 앞꿈치로 계속 바닥을 디딘다.

2단계
몸무게 중심을 왼발로 되돌리며 스트레칭을 마무리한다.

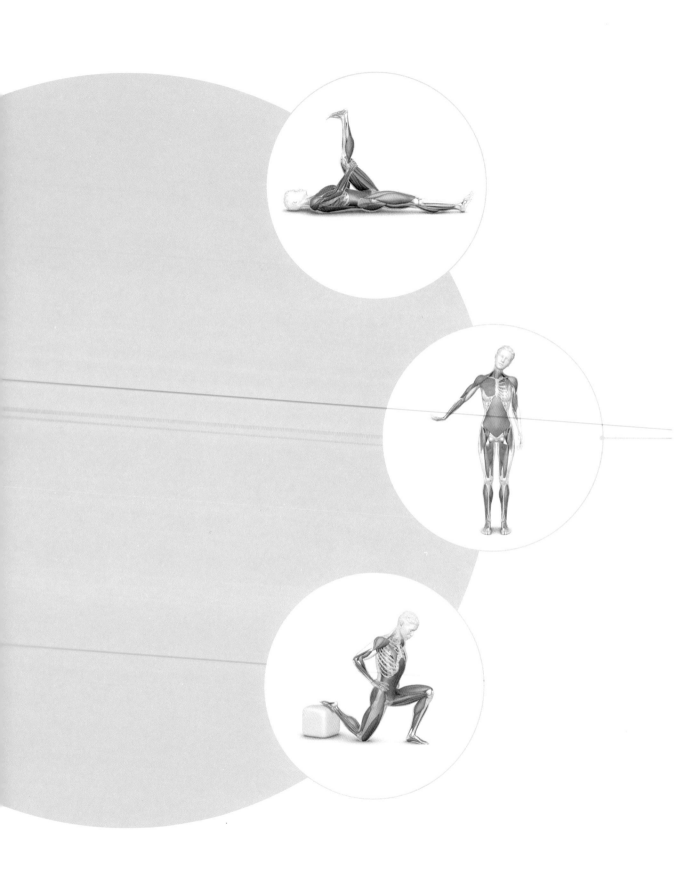

신경 가동성 동작

신경계통은 자체적으로 의사소통하는 방식과 근육뼈대계통(근골격계통)과 교류하는 방식을 통해, 움직임과 가동 범위에 영향을 미칠 뿐만 아니라 결림 같은 증상을 일으킬 수도 있다. 이 장의 스트레칭을 이용하면, 팔 앞부분을 달리며 내려가는 정중신경과, 허리에서 두 다리로 달리며 내려가는 좌골신경 등 팔과 다리에 있는 주요 신경의 신경 가동성을 향상할 수 있다.

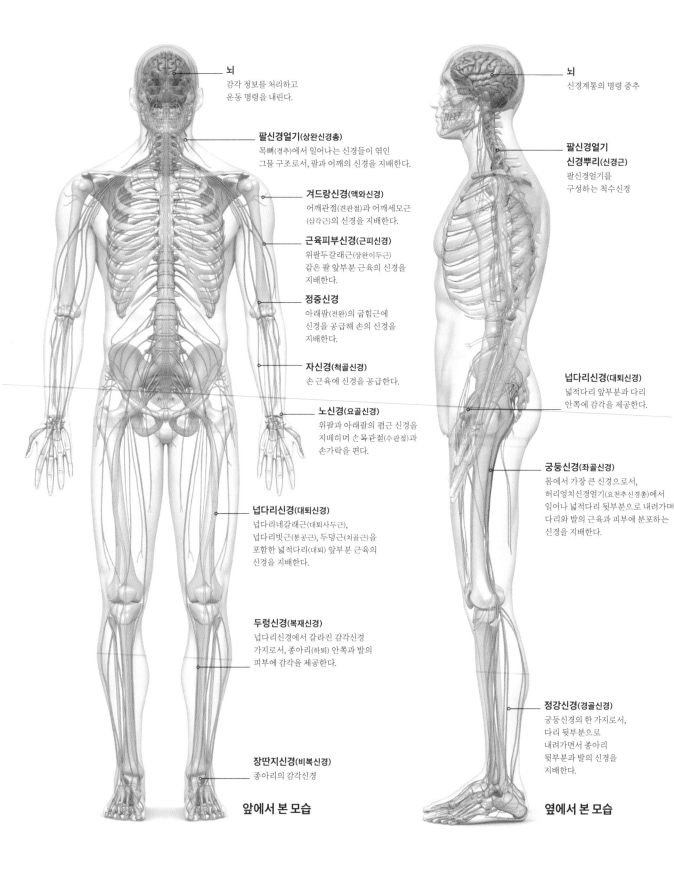

뇌
감각 정보를 처리하고
운동 명령을 내린다.

팔신경얼기(상완신경총)
목뼈(경추)에서 일어나는 신경들이 엮인
그물 구조로서, 팔과 어깨의 신경을 지배한다.

겨드랑신경(액와신경)
어깨관절(견관절)과 어깨세모근
(삼각근)의 신경을 지배한다.

근육피부신경(근피신경)
위팔두갈래근(상완이두근)
같은 팔 앞부분 근육의 신경을
지배한다.

정중신경
아래팔(전완)의 굽힘근에
신경을 공급해 손의 신경을
지배한다.

자신경(척골신경)
손 근육에 신경을 공급한다.

노신경(요골신경)
위팔과 아래팔의 폄근 신경을
지배히며 손 목관절(수관절)과
손가락을 편다.

넙다리신경(대퇴신경)
넙다리네갈래근(대퇴사두근),
넙다리빗근(봉공근), 두덩근(치골근)을
포함한 넙적다리(대퇴) 앞부분 근육의
신경을 지배한다.

두렁신경(복재신경)
넙다리신경에서 갈라진 감각신경
가지로서, 종아리(하퇴) 안쪽과 발의
피부에 감각을 제공한다.

장딴지신경(비복신경)
종아리의 감각신경

앞에서 본 모습

뇌
신경계통의 명령 중추

팔신경얼기
신경뿌리(신경근)
팔신경얼기를
구성하는 척수신경

넙다리신경(대퇴신경)
넓적다리 앞부분과 다리
안쪽에 감각을 제공한다.

궁둥신경(좌골신경)
몸에서 가장 큰 신경으로서,
허리엉치신경얼기(요천추 신경총)에서
일어나 넓적다리 뒷부분으로 내려가며
다리와 발의 근육과 피부에 분포하는
신경을 지배한다.

정강신경(경골신경)
궁둥신경의 한 가지로서,
다리 뒷부분으로
내려가면서 종아리
뒷부분과 발의 신경을
지배한다.

옆에서 본 모습

신경 가동성 스트레칭

신경계통은 신체 기능을 조정하고 제어해 내부 자극과 외부 자극에 대한 정보 교류와 반응이 일어나게 한다. 팔의 주요 신경으로는 정중신경, 자신경, 노신경이 있다. 다리의 주요 신경에는 궁둥신경, 넙다리신경, 정강신경이 있다.

팔의 정중신경, 자신경, 노신경은 감각 기능과 운동 기능을 모두 담당한다. 촉각, 온도, 고유감각(움직임을 감지하는 신체 능력)을 비롯한 감각 정보는 이 신경들을 통해 피부, 관절, 근육에서 중추신경계통으로 전달된다. 운동 신호는 중추신경계통에서 근육으로 전달되어 팔의 자발운동(수의운동)과 제어를 가능하게 한다. 마찬가지로 다리에서도 궁둥신경, 넙다리신경, 정강신경, 여타 신경가지를 포함한 신경들이 감각 입력과 운동 제어를 가능하게 한다. 이러한 신경들은 팔다리(사지)의 감각, 협응, 움직임에 필수적인 역할을 하며, 전반적인 신체 기능과 환경과의 상호 작용에 기여한다.

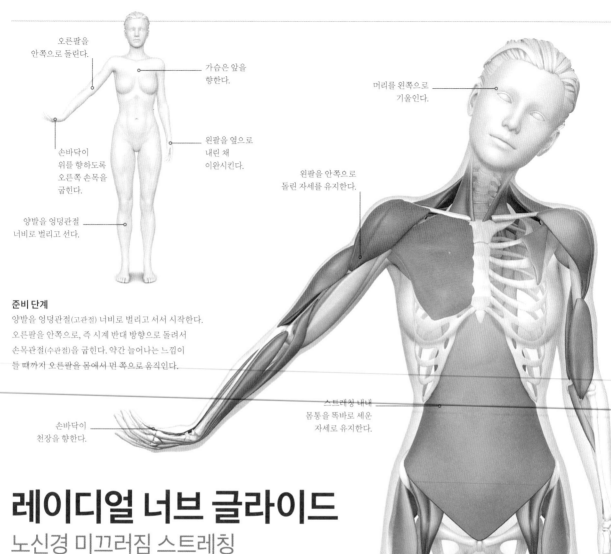

오른팔을
안쪽으로 돌린다.

가슴은 앞을
향한다.

머리를 왼쪽으로
기울인다.

손바닥이
위를 향하도록
오른쪽 손목을
굽힌다.

왼팔을 옆으로
내린 채
이완시킨다.

왼팔을 안쪽으로
돌린 자세를 유지한다.

양발을 엉덩관절
너비로 벌리고 선다.

준비 단계
양발을 엉덩관절(고관절) 너비로 벌리고 서서 시작한다.
오른팔을 안쪽으로, 즉 시계 반대 방향으로 돌려서
손목관절(수관절)을 굽힌다. 약간 늘어나는 느낌이
들 때까지 오른팔을 몸에서 먼 쪽으로 움직인다.

스트래칭 내내
몸통을 똑바로 세운
자세로 유지한다.

손바닥이
천장을 향한다.

레이디얼 너브 글라이드
노신경 미끄러짐 스트레칭
RADIAL NERVE GLIDE

아래팔(전완)이나 손목의 결림은 노신경(요골신경) 가동성 문제 때문에
발생할 수 있다. 이 신경은 목 부위의 팔신경얼기(상완신경총)에서
일어나며 신경가지가 팔 뒷부분을 따라 손으로 내려간다. 이 문제를
해결하려면 손과 손바닥을 안쪽으로 돌린 다음, 팔을 정중선에서
먼 쪽으로 움직여야 한다.

머리와 목을 해당 팔에서 먼 쪽으로 기울여 신경의 긴장을 높일 수 있다.
이 신경 미끄러짐(활주)을 단발성으로 실시해도 신경 관련 굳음(강직)으로
인한 팔 뒷부분의 결림을 완화하고 아래팔의 긴장을 줄일 수 있다.
목통증(경통)이 있거나 신경통 병력이 있는 경우 주의해서 실시해야 한다.

1단계
목을 오른팔과 먼 쪽, 즉 왼쪽으로
기울여 스트래칭을 강화한다.

목과 팔

오른쪽 목갈비근(사각근)과 목빗근이 길어진다. 위팔세갈래근이
팔꿈관절(주관절)을 편 상태로 유지하고, 어깨밑근(견갑하근)과 가슴
근육이 어깨관절(견관절)을 안쪽으로 돌린다. 원엎침근(원형회내근)과
네모엎침근(방형회내근)이 긴장해 아래팔을 엎친다(회내).

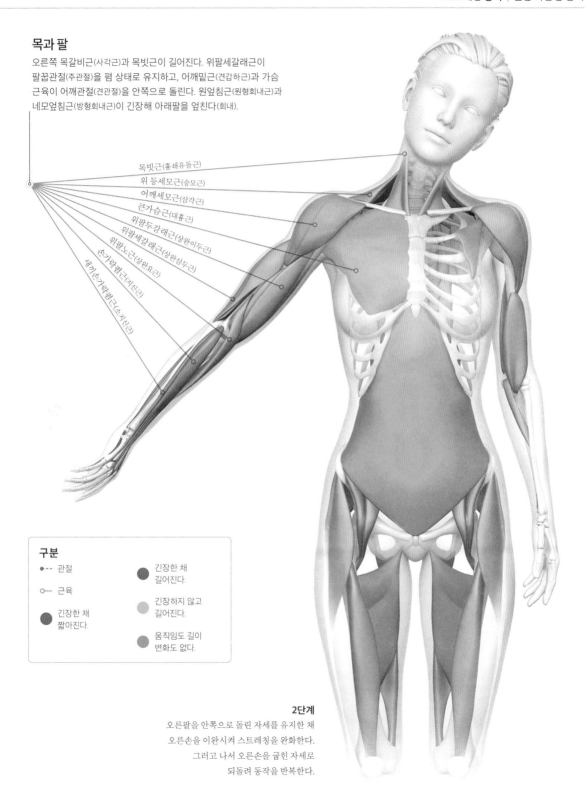

목빗근(흉쇄유돌근)
위 등세모근(승모근)
어깨세모근(삼각근)
큰가슴근(대흉근)
위팔두갈래근(상완이두근)
위팔세갈래근(상완삼두근)
손가락폄근(지신근)
새끼손가락폄근(소지신근)

구분

●-- 관절

○— 근육

● 긴장한 채
   짧아진다.

● 긴장한 채
   길어진다.

● 긴장하지 않고
   길어진다.

● 움직임도 길이
   변화도 없다.

2단계
오른팔을 안쪽으로 돌린 자세를 유지한 채
오른손을 이완시켜 스트레칭을 완화한다.
그러고 나서 오른손을 굽힌 자세로
되돌려 동작을 반복한다.

» 응용 동작

팔, 손목, 손 부위에는 많은 신경이 분포한다. 이 부위의 주요 신경들은
특정 근육을 가동하는 고유한 신경전달경로를 지니고 있다.

미디언 너브 글라이드
정중신경 미끄러짐 스트레칭 MEDIAN NERVE GLIDE

아래팔(전완)이나 손목의 근육 결림은 정중신경 가동성 문제 때문에 발생할 수 있다.
이 신경은 목 부위의 팔신경얼기(상완신경총)에서 일어나 팔 앞부분으로 가지를 뻗어
내려간다. 정중신경을 스트레칭하려면 손과 손바닥을 바깥쪽으로 돌리고 손목관절
을 펴 팔을 정중선에서 먼 쪽으로 움직여야 한다. 머리와 목을 팔에서 먼 쪽으로 기
울이면 신경의 긴장이 높아진다. 이 스트레칭은 손목과 아래팔의 긴장을 완화하는
데 도움이 될 수 있다.

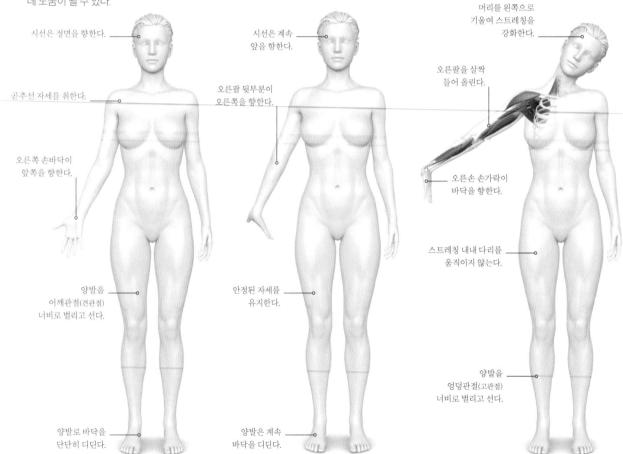

시선은 정면을 향한다.

곧추선 자세를 취한다.

오른쪽 손바닥이
앞쪽을 향한다.

양발을
어깨관절(견관절)
너비로 벌리고 선다.

양발로 바닥을
단단히 디딘다.

시선은 계속
앞을 향한다.

오른팔 뒷부분이
오른쪽을 향한다.

안정된 자세를
유지한다.

양발은 계속
바닥을 디딘다.

머리를 왼쪽으로
기울여 스트레칭을
강화한다.

오른팔을 살짝
들어 올린다.

오른손 손가락이
바닥을 향한다.

스트레칭 내내 다리를
움직이지 않는다.

양발을
엉덩관절(고관절)
너비로 벌리고 선다.

준비 단계
똑바로 서서 시작한다. 오른팔과
오른손 손바닥이 앞쪽을 향한다.

1단계
팔을 정중선에서 먼 쪽으로 돌려 팔 뒷부분이
오른쪽을 향하게 하고 손목관절(수관절)을
편다(등쪽굽힘).

2단계
오른팔을 살짝 들어 올리고 머리를 왼쪽으로 기울여
스트레칭을 강화한다. 그리고 나서 손목을 중립적인
준비 자세로 되돌린다.

얼너 너브 글라이드
자신경 미끄러짐 스트레칭 ULNAR NERVE GLIDE

아래팔이나 손목의 근육 결림은 자신경(척골신경) 가동성 문제 때문에 발생할 수 있다. 자신경은 목 부위의 팔신경얼기에서 일어나 팔꿈치 안쪽으로 가지가 내려가서 넷째, 다섯째 손가락까지 이어진다. 흔히 이 신경이 지나는 위팔뼈(상완골) 안쪽 끝부분은 부딪히면 찌릿해 '웃기는 뼈'라고 부른다. 이 신경을 스트레칭하려면 어깨관절과 팔꿉관절(주관절)을 굽히고 손과 손바닥을 아래쪽으로 엎쳐야(회내) 한다. 늘이는 팔에서 먼 쪽으로 머리와 목을 기울여 신경의 긴장을 높일 수 있다. 이 신경 미끄러짐(활주) 스트레칭을 단발성으로 실시해도 신경 관련 굳음(강직)으로 인한 팔 뒷부분의 결림을 완화하고 아래팔의 긴장을 해소할 수 있다.

> ⚠ **주의 사항**
>
> 급성 목통증(경통)이 있는 경우 이 스트레칭을 피해야 한다. 아래팔, 어깨, 목에서 과도한 불편감이나 통증이 느껴지는지 주의를 기울여야 한다. 팔 뒷부분 움직임이 편해야 한다. 각 단계마다 통증 없는 가동 범위 내에서 움직여야 한다. 1단계에서 깊은 부위가 살짝 당기다가 2단계에서 긴장이 풀리는 느낌이 들어야 한다. 과도한 저림이나 욱신거림, 통증이 느껴지면 중단해야 한다.

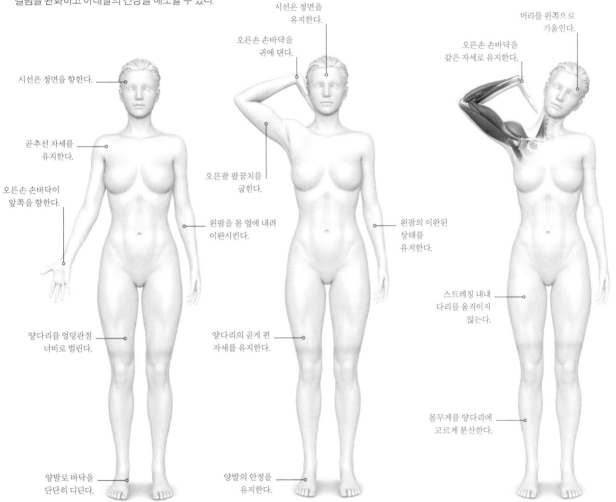

시선은 정면을 향한다.

곧추선 자세를 유지한다.

오른손 손바닥이 앞쪽을 향한다.

양다리를 엉덩관절 너비로 벌린다.

양발로 바닥을 단단히 디딘다.

준비 단계
똑바로 선 자세로 시작한다. 오른팔과 오른손 손바닥이 앞쪽을 향한다.

시선은 정면을 유지한다.

오른손 손바닥을 귀에 댄다.

오른팔 팔꿈치를 굽힌다.

왼팔을 몸 옆에 내려 이완시킨다.

양다리의 곧게 편 자세를 유지한다.

양발의 안정을 유지한다.

1단계
오른손 손바닥이 아래쪽을 향하게 돌린 상태에서 오른손을 들어 올려 귀에 덮듯이 갖다 대면, 오른손 손가락이 아래를 향한다. 반드시 자신에게 가능한 가동 범위 내에서 움직여야 한다.

머리를 왼쪽으로 기울인다.

오른손 손바닥을 같은 자세로 유지한다.

왼팔의 이완된 상태를 유지한다.

스트레칭 내내 다리를 움직이지 않는다.

몸무게를 양다리에 고르게 분산한다.

2단계
머리를 오른손에서 먼 쪽인 왼쪽으로 기울이면 스트레칭 강도가 높아진다.

사이애틱 너브 글라이드

궁둥신경 미끄러짐 스트레칭 SCIATIC NERVE GLIDE

궁둥신경(좌골신경) 가동성 제한은 넓적다리(대퇴) 뒷부분의 불편감을 일으킬
수 있다. 이 신경의 가동성을 회복하는 방법은 엉덩관절(고관절)을 굽히고
무릎관절(슬관절)을 편 채 발목관절(족관절)을 굽혔다 폈다 하는 것이다.

머리와 목을 굽히면 신경 긴장을 높일 수 있다. 이 신경 미끄러짐 스트레칭을
단발성으로 실시해도 신경 관련 근육 결림으로 인한 엉덩이와 넓적다리 뒷부분의
통증을 완화할 수 있다. 또한 넙다리뒤근육과 장딴지 근육의 긴장을 줄이고 엉덩관절과
무릎관절의 가동 범위 문제를 해결할 수 있다. 이 스트레칭은 무릎관절을 굽힌 상태에서
발목관절을 움직일 수도 있고, 무릎관절을 능동적으로 펼 수도 있다. 발목관절 등쪽굽힘
상태에서 무릎관절을 강하게 펼수록 신경의 긴장이 강해진다는 점에 주목해야 한다.

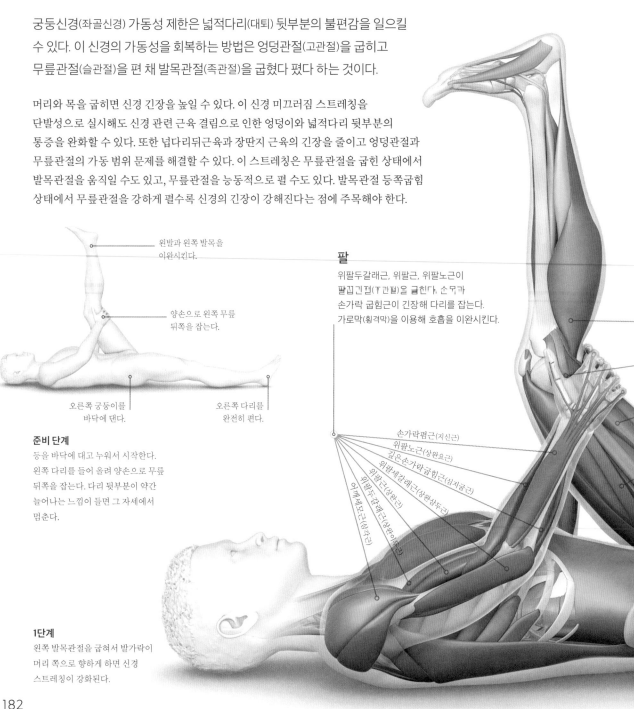

왼발과 왼쪽 발목을
이완시킨다.

양손으로 왼쪽 무릎
뒤쪽을 잡는다.

오른쪽 궁둥이를
바닥에 댄다.

오른쪽 다리를
완전히 편다.

준비 단계
등을 바닥에 대고 누워서 시작한다.
왼쪽 다리를 들어 올려 양손으로 무릎
뒤쪽을 잡는다. 다리 뒷부분이 약간
늘어나는 느낌이 들면 그 자세에서
멈춘다.

팔
위팔두갈래근, 위팔근, 위팔노근이
팔꿉관절(주관절)을 굽힌다. 손목과
손가락 굽힘근이 긴장해 다리를 잡는다.
가로막(횡격막)을 이용해 호흡을 이완시킨다.

손가락폄근(지신근)
위팔노근(상완요근)
깊은손가락굽힘근(심지굴근)
위팔세갈래근(상완삼두근)
위팔근(상완근)
위팔두갈래근(상완이두근)
어깨세모근(삼각근)

1단계
왼쪽 발목관절을 굽혀서 발가락이
머리 쪽으로 향하게 하면 신경
스트레칭이 강화된다.

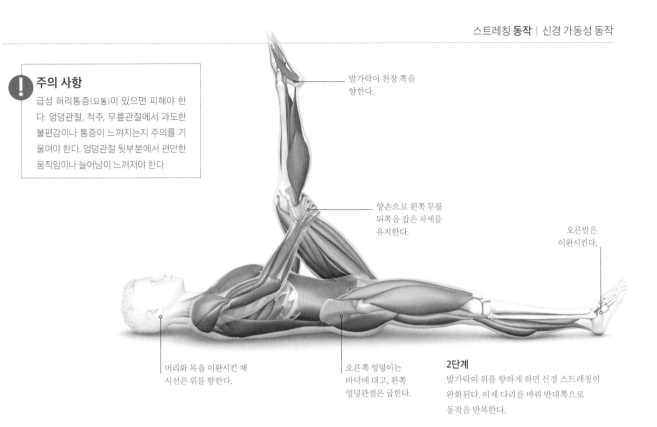

발가락이 천장 쪽을 향한다.

양손으로 왼쪽 무릎 뒤쪽을 잡은 자세를 유지한다.

오른발은 이완시킨다.

머리와 목을 이완시킨 채 시선은 위를 향한다.

오른쪽 엉덩이는 바닥에 대고, 왼쪽 엉덩관절은 굽힌다.

2단계

발가락이 위를 향하게 하면 신경 스트레칭이 완화된다. 이제 다리를 바꿔 반대쪽으로 동작을 반복한다.

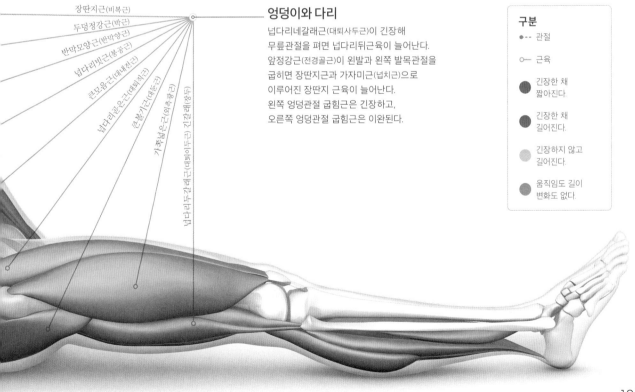

장딴지근(비복근)

두덩정강근(박근)

반막모양근(반막양근)

넙다리빗근(봉공근)

큰모음근(대내전근)

넙다리곧은근(대퇴직근)

큰볼기근(대둔근)

가쪽넓은근(외측광근)

넙다리두갈래근(대퇴이두근) 긴갈래(장두)

엉덩이와 다리

넙다리네갈래근(대퇴사두근)이 긴장해 무릎관절을 펴면 넙다리뒤근육이 늘어난다. 앞정강근(전경골근)이 왼발과 왼쪽 발목관절을 굽히면 장딴지근과 가자미근(넙치근)으로 이루어진 장딴지 근육이 늘어난다. 왼쪽 엉덩관절 굽힘근은 긴장하고, 오른쪽 엉덩관절 굽힘근은 이완된다.

구분

●-- 관절

○- 근육

● 긴장한 채 짧아진다.

● 긴장한 채 길어진다.

● 긴장하지 않고 길어진다.

● 움직임도 길이 변화도 없다.

» 응용 동작

궁둥신경(좌골신경)은 정강신경(경골신경)과 종아리신경(비골신경)으로 갈라진다. 각각의 신경에서 나온 가지가 합쳐져 장딴지신경(비복신경)을 형성하고, 이것은 종아리(하퇴), 발, 발목에 감각 기능을 제공한다.

티비얼 너브 글라이드
정강신경 미끄러짐 스트레칭 TIBIAL NERVE GLIDE

보다 구체적인 신경 미끄러짐 스트레칭을 이용하면 다리의 다양한 부위에서 발생하는 문제에 도움이 될 수 있다. 정강신경은 발목 안쪽을 따라 달리는 궁둥신경의 한 가지이다. 이 신경을 가동하려면 엉덩관절(고관절)은 굽히고 무릎관절(슬관절)은 펴고 발목관절(족관절)을 정중선의 위쪽(등쪽굽힘) 바깥쪽(가쪽들림)으로 움직여야 한다. 목을 발쪽으로 굽히면 신경 긴장을 높일 수 있다.

주의 사항

급성 허리통증(요통)이 있으면 이 스트레칭을 피해야 한다. 엉덩관절, 척주, 무릎관절에서 과도한 불편감이나 통증이 느껴지는지 주의를 기울여야 한다.

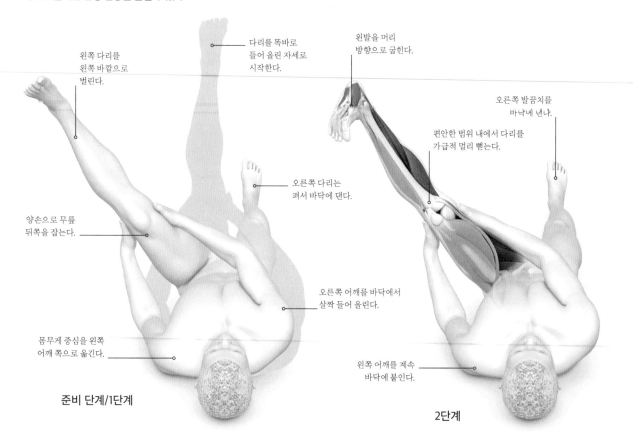

다리를 똑바로 들어 올린 자세로 시작한다.

왼쪽 다리를 왼쪽 바깥으로 벌린다.

왼발을 머리 방향으로 굽힌다.

오른쪽 발꿈치를 바닥에 댄다.

편안한 범위 내에서 다리를 가급적 멀리 뻗는다.

양손으로 무릎 뒤쪽을 잡는다.

오른쪽 다리는 펴서 바닥에 댄다.

오른쪽 어깨를 바닥에서 살짝 들어 올린다.

몸무게 중심을 왼쪽 어깨 쪽으로 옮긴다.

왼쪽 어깨를 계속 바닥에 붙인다.

준비 단계/1단계

2단계

준비 단계
바닥에 누워서 시작한다. 왼쪽 다리를 들어 올려 양손으로 무릎 뒤쪽을 잡는다. 무릎을 펴면 넓적다리(대퇴) 뒷부분에서 늘어나는 느낌이 든다.

1단계
엉덩관절을 벌려(외전) 다리를 정중선에서 먼 왼쪽 바깥으로 움직인다. 골반과 등은 계속 바닥에 붙인다.

2단계
왼발을 머리 방향으로 굽혀서 정중선에서 먼 쪽으로 움직여 스트레칭을 강화한다.

피뷸러 너브 글라이드
종아리신경 미끄러짐 스트레칭 FIBULAR NERVE GLIDE

종아리신경은 궁둥신경의 가지이며 종아리와 발목의 바깥부분을 따라 달리면서 종아리의 가쪽 부분 근육에 신경을 제공한다. 이 신경을 가동하려면 엉덩관절은 굽히고, 무릎관절은 펴고, 발목을 몸쪽으로 들어 올려야 한다. 신경 스트레칭 강도를 높이려면 목을 들어 발 쪽으로 굽히면 된다.

준비 단계
등을 바닥에 대고 누워서 시작한다. 왼쪽 다리를 들어 올려 양손으로 무릎 뒤쪽을 잡는다. 넓적다리 뒷부분에서 늘어나는 것이 느껴질 때까지 무릎관절을 편다.

1단계
엉덩관절을 모아서(내전) 왼쪽 다리를 오른쪽으로 움직인다. 골반과 등은 계속 바닥에 붙인다.

2단계
왼발을 머리 방향으로 굽혀서 정중선 쪽으로 움직여 스트레칭을 강화한다.

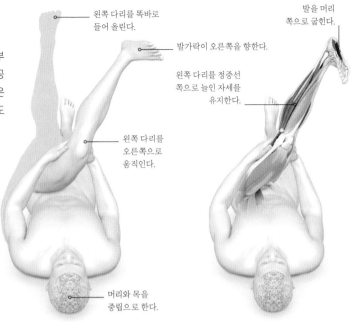

왼쪽 다리를 똑바로 들어 올린다.
발가락이 오른쪽을 향한다.
왼쪽 다리를 정중선 쪽으로 늘인 자세를 유지한다.
왼쪽 다리를 오른쪽으로 움직인다.
머리와 목을 중립으로 한다.
발을 머리 쪽으로 굽힌다.

준비 단계/1단계　　　2단계

수어럴 너브 글라이드
장딴지신경 미끄러짐 스트레칭 SURAL NERVE GLIDE

장딴지신경은 궁둥신경의 가지이며 종아리와 발목의 뒤 가쪽부분을 따라 달린다. 등을 대고 누워서 이 신경을 가동하려면 엉덩관절은 굽히고 무릎관절은 펴고 발목을 몸쪽(안쪽들림) 아래로(발바닥쪽굽힘) 움직여야 한다. 이 스트레칭이 쉽다면 목을 들어 발 쪽으로 굽히면 신경 긴장이 높아진다.

준비 단계
등을 바닥에 대고 누워서 시작한다. 왼쪽 다리를 들어 올려 양손으로 무릎 뒤쪽을 잡는다. 넓적다리 뒷부분에서 늘어나는 것이 느껴질 때까지 무릎관절을 편다.

1단계
엉덩관절을 모아서 왼쪽 다리를 오른쪽으로 움직인다. 골반과 등은 계속 바닥에 붙인다.

2단계
왼발을 안쪽 아래를 향하게 움직여 스트레칭을 강화한다.

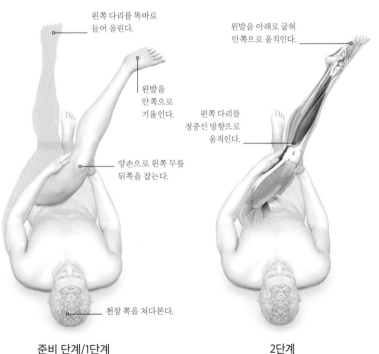

왼쪽 다리를 똑바로 들어 올린다.
왼발을 안쪽으로 기울인다.
양손으로 왼쪽 무릎 뒤쪽을 잡는다.
천장 쪽을 쳐다본다.
왼발을 아래로 굽혀 안쪽으로 움직인다.
왼쪽 다리를 정중선 방향으로 움직인다.

준비 단계/1단계　　　2단계

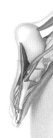

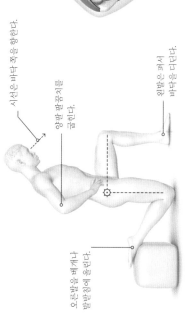

페머럴 너브 글라이드

넙다리신경 미끄러짐 스트레칭 FEMORAL NERVE GLIDE

넙다리신경(대퇴신경)은 넙다리 근육과 영덩이 근육에 신경을 공급해 엉덩관절(고관절)을 굽히고 무릎관절(슬관절)을 편다. 넙다리신경을 긴장시키려면 다음 스트레칭에서처럼 엉덩관절을 펴고 무릎관절을 굽혀야 한다.

넙다리신경과 관련된 증상들은 전형적으로 넙다리 앞부분에서 나타날 수 있다. 이 신경 미끄러짐 스트레칭을 단방향으로 실시해도 신경 긴장으로 인한 엉덩이 앞부분 결림을 완화할 수 있다. 또한 엉덩관절 폄 가동 범위를 늘리거나 넙다리 앞부분의 불편감을 줄이는 데 도움이 될 수도 있다. 고개를 들거나 숙여서 신경 긴장을 높일 수 있다.

준비 단계

반무릎을 꿇은 자세로 시작한다. 왼쪽 다리는 앞으로 내밀고 오른쪽 발목을 베개나 발받침에 걸친다. 척주는 중립을 유지하고 시선은 아래를 향한다. 엉덩관절 굽힘근과 넙다리 앞부분에 늘어나는 느낌이 들어야 한다.

오른발목을 베개나 발받침에 올린다.

시선은 바닥 쪽을 향한다.

양쪽 팔꿈치를 굽힌다.

왼발은 펴서 바닥을 디딘다.

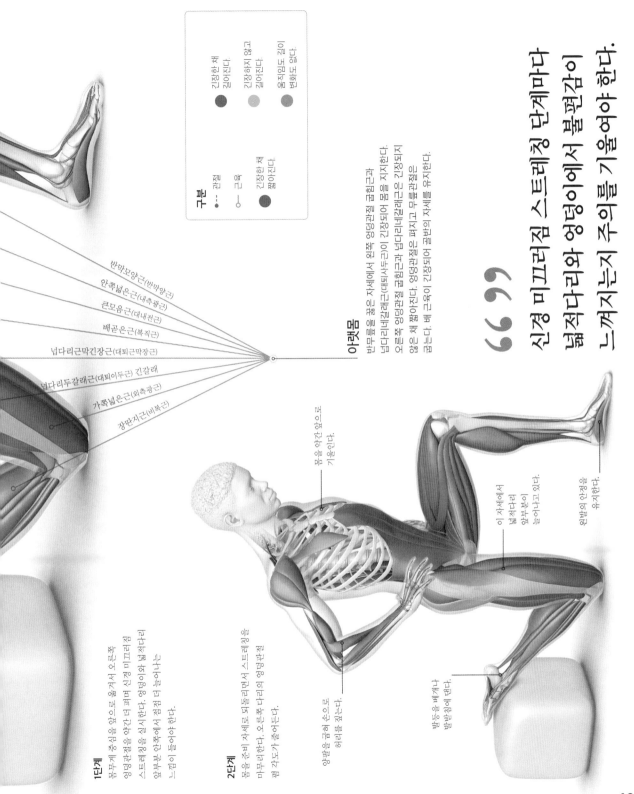

> **신경 미끄러짐 스트레칭 단계마다 넓적다리와 엉덩이에서 불편감이 느껴지는지 주의를 기울여야 한다.**

구분
- - - 관절
- ○ 근육
- ● 긴장한 채 길어진다.
- ● 긴장하지 않고 길어진다.
- ● 움직임도 길이 변화도 없다.
- ● 긴장한 채 짧아진다.

반막모양근(반막양근)
안쪽넓은근(내측광근)
큰모음근(대내전근)
배곧은근(복직근)
넙다리근막긴장근(대퇴근막장근)
넙다리두갈래근(대퇴이두근) 긴갈래
가쪽넓은근(외측광근)
장딴지근(비복근)

아랫몸

반무릎을 굽은 자세에서 왼쪽 엉덩관절 굽힘근과 넙다리네갈래근(대퇴사두근)이 긴장되어 몸을 지지한다. 오른쪽 엉덩관절 굽힘근과 넙다리네갈래근은 긴장되지 않은 채 짧아진다. 엉덩관절은 펴지고 무릎관절은 굽는다. 배 근육이 긴장되어 자세를 유지한다.

몸을 약간 앞으로 기울인다.

이 자세에서 넙적다리 앞부분이 늘어나고 있다.

골반의 안정을 유지한다.

엉덩을 굽혀 손으로 허리를 잡는다.

발등을 베개나 발받침에 얹는다.

1단계

몸무게 중심을 앞으로 옮겨서 오른쪽 엉덩관절을 앞쪽 더 깊게 미끄러짐 스트레칭을 실시한다. 엉덩이와 넙적다리 앞부분 안쪽에서 점점 더 늘어나는 느낌이 들어야 한다.

2단계

몸을 준비 자세로 되돌리면서 스트레칭을 마무리한다. 오른쪽 다리의 엉덩관절 펴 각도가 줄어든다.

스트레칭 루틴

신체 활동 목표 달성에 있어 핵심은 자신이 선택한 움직임에 맞는 프로그램을 만드는 것이다. 우리는 더 활동적인 라이프 스타일을 위해 근력 운동이나 여타 다양한 스포츠 훈련을 강화하고 싶을 수 있다. 척주나 엉덩관절(고관절), 무릎관절(슬관절) 같은 신체 부위를 목표로 삼을 수도 있고, 전신 운동 루틴으로 온몸을 스트레칭할 수도 있다. 따라 하기 쉬운 목록으로 구성되고 초급과 상급으로 나누어져 있는 다음 추천 스트레칭 루틴들은 목적에 맞는 움직임을 모색하는 데 도움이 될 수 있다.

스트레칭 루틴이란?

이 책에는 여러 수준에 적합한 다양한 스트레칭이 있다. 자신의 가동성을 분석하고
유연성과 전반적인 신체 건강을 개선하기 위해 스트레칭을 하면서 필요에 따라 동작을
수정하고 몸에 주의를 기울여야 한다.

스트레칭 연구는 계속 발전하고 있으며 최적의 스트레칭 운동량은 개인별 수준, 활동 수준, 경험 수준에 따라 달라진다. 여러 연구에서 제각각의 스트레칭 운동량이 가동 범위, 근육통 같은 다양한 평가변수에 미치는 영향을 조사했다. 이 장에서는 목표와 운동 경험에 기초한 스트레칭 권장 가이드라인을 제공한다.

초심자

초심자는 1주일에 3~5일, 1일 1회 스트레칭을 통해 유연성 훈련을 시작할 수 있다. 낮은 강도의 가벼운 준비 운동으로 근육을 풀어 주는 것으로 시작한다. 주요 근육군을 대상으로 정적 스트레칭을 최대 30초까지 유지할 수 있다.

스트레칭은 약간의 불편감이 느껴질 수 있지만 통증이 지속되어서는 안 된다. 스트레칭에 대한 감각과 내성에 주의를 기울이면 자신의 신체 인식을 향상하는 데 도움이 된다. 유연성이 증가함에 따라 감각이 달라질 수 있으며, 더 많은 변화를 위해 새로운 가동 범위를 목표로 삼을 필요도 있다.

스트레칭이 점점 편해지면 강도나 자세 유지 시간을 점진적으로 늘려야 한다. 스트레칭을 하는 동안 호흡을 이완시키면서 조절하는 연습을 해야 하고, 개인별 맞춤 지도와 특정 문제 해결을 위해 자격을 갖춘 전문가의 지도를 받아야 한다. 스트레칭에 적응하려면 일관성이 중요하다는 점을 명심해야 한다.

숙련자

활동량이 많거나 운동 경험이 많은 사람은 숙련자용 스트레칭을 선택할 수 있다. 이러한 스트레칭은 한 번에 여러 근육군을 이용하며 여러 운동면에서 이루어진다(14쪽 참고). 우선 현재의 유연성 수준을 평가하고 더 개선하거나 유지해야 할 부분을 파악해야 한다. 특정 근육군을 목표로 하는 동적 스트레칭이 포함된 능동적 준비 운동으로 시작한다. 숙련자용 스트레칭은 동적 스트레칭이면서 후속 활동과 유사한 동작일 가능성이 높다. 강도가 더 높고 더나 노름이나 기구가 필요할 수 있는 고유감각신경근육촉진(PNF) 스트레칭이나 신장성 수축 동작 같은 스트레칭 기술을 이용할 수도 있다(42쪽 참고). 특히 무술이나 무용처럼 많은 유연성이 요구되는 운동을 할 때는 더 많은 근육을 사용하기 위해 숙련자용 스트레칭의 강도와 자세 유지 시간을 더 늘릴 수 있다. 강도 높은 스트레칭은 가동 범위도 더 클 수 있으므로, 이러한 가동 범위를 이용하는 근력 운동이 부상을 줄이는 데 도움이 된다는 점에 주목해야 한다. 아울러 적절한 회복 및 연습 프로그램도 매우 중요하다. 숙련자는 자신의 몸에 계속 주의를 기울여야 하며 과도한 불편감이 느껴질 정도로 무리해서는 안 된다.

정적 스트레칭 대 동적 스트레칭

정적 스트레칭과 동적 스트레칭은 주로 자세 유지 시간에 따라 구분되는 두 종류의 스트레칭이다. 둘 다 가동 범위를 개선할 수 있다. 정적 스트레칭은 일반적으로

초심자

정적 스트레칭:
15~30초 1~2세트
동적 스트레칭:
1~2초 유지하면서 10~15렙(rep) 1~2세트

주요 근육군을 대상으로 하되, 넙다리뒤근육(햄스트링)이나 장딴지 근육처럼 간단한 1~2개의 관절 근육을 선택한다. 감각과 자세에 익숙해지면 신체 인식이 향상된다. 스트레칭 중, 스트레칭 후, 그리고 다음 날의 느낌에 주의를 기울인다. 1주일에 3회 이상, 규모 있는 운동 루틴의 일부로 스트레칭을 실시하는 것이 좋다.

숙련자

정적 스트레칭:
15~60초 1~3세트
동적 스트레칭:
1~2초 유지하면서 10~20렙 1~2세트

주요 근육군을 대상으로 하되, 선호하는 스포츠나 운동을 하면서 이용한다. 스트레칭 내성 범위 내에서 유연성에 변화를 일으키기 위해 한계치에 도전하는 것을 목표로 한다. 여러 관절을 늘이는 다평면 운동을 포함시켜 루틴을 확장한다. 스트레칭 효과를 극대화하고, 근력을 향상하고, 움직임과 목표에 맞춘 가동성을 개선하기 위해 더 큰 운동 프로그램의 일부로 이용할 수 있다.

정적 스트레칭
근육이나 관절을 고정된
자세로 유지한다.
차일드 포즈 78쪽
코브라 80쪽
시티드 버터플라이
스트레칭 146쪽

동적 스트레칭
근육이나 관절을 전체 가동
범위에 걸쳐 움직인다.
캣 카우 74쪽
스레드 더 니들 94쪽
월드 그레이티스트
스트레칭 140쪽

15~60초 정도의 시간 동안 스트레칭을 유지한다. 근육은 점진적으로 길어지다가 최대 긴장 지점에서 멈춘다. 이 스트레칭은 일반적으로 신체 활동 후에 또는 유연성이나 가동성 훈련 프로그램의 일부로 실시한다. 정적 스트레칭은 간단한 동작인 경우가 많으므로 초심자에게 더 적합할 수 있다. 동적 스트레칭은 관절이나 근육을 전체 가동 범위에 걸쳐 반복적으로 일정하게 움직이며 1~2초 또는 15초 미만 동안 스트레칭을 유지한다. 동적 스트레칭은 협응력이 필요하며, 동적 관절 안정성과 신경근육 제어력, 근육 성능을 향상할 수 있다. 동적 준비 운동의 일환으로 스트레칭을 하는

경우, 가동 범위 내에서 보통 속도 또는 빠른 속도로 스트레칭을 실시할 수 있다. 또한 유연성 훈련을 위해 최대 가동 범위까지 보통 속도로 실시할 수도 있다. 이 장의 동적 준비 운동들은 동적 스트레칭으로 구성돼 있지만, 동일한 스트레칭이 다른 운동(가동성 운동)에서는 정적 스트레칭에 속할 수도 있다. 요컨대 스트레칭의 유형은 목표에 따라 달라질 수 있다.

여기서는 정적 스트레칭과 동적 스트레칭을 함께 소개한다. 유연성 향상을 위해서는 정적 스트레칭을 실시하고, 신체 활동을 위한 준비 운동으로는 동적 스트레칭을 실시하면 된다.

기억해야 할 간단한 팁

유연성 향상을 위한 운동을 시작할 때 다음 사항을 고려해야 한다.

● **준비 운동으로** 스트레칭 전에 근육으로 가는 혈류량을 늘린다.

● **스트레칭 유형을** 움직임 목표에 맞게 선택한다.

● **부드럽게 시작해** 스트레칭의 강도와 자세 유지 시간을 점차 늘린다.

● **능동/수동 스트레칭을** 모두 시도한다. 전자는 한 근육군을 이용해 다른 근육군을 늘이는 데 중점을 두고, 후자는 신체 다른 부위 또는 파트너 같은 외부의 힘을 이용한다.

● 목표와 관련 있는 근육을 대상으로 스트레칭과 근력 운동을 병행해 **강화한다.**

● **꾸준히** 1주일에 3~5일 실시한다.

● 불편감이 오래 지속되면 **동작을 변경하고** 필요하면 자격을 갖춘 전문가의 지도를 받는다.

66 99

정적 스트레칭과 동적 스트레칭 둘 다 가동 범위를
향상할 수 있다. 어느 것을 선택해서 이용할지는
각자의 목표와 활동성에 달려 있다.

목과 어깨 루틴

목과 어깨의 근육은 사람들이 통증을 완화하거나 일정한 가동 범위를 유지하려고 스트레칭의 도움을 받는 전형적인 부위이다. 그런데 이 부위의 가동성을 개선하려면 등뼈(흉추)도 고려해야 한다.

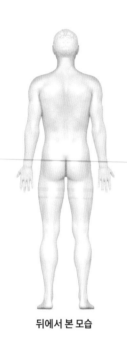

뒤에서 본 모습

목을 제어하는 주요 근육으로는 목갈비근(사각근), 깊은 목뼈(경추) 굽힘근, 목뼈 폄근, 어깨뼈(견갑골) 주변 근육, 목빗근(흉쇄유돌근), 뒤통수밑근(후두하근)이 있다. 목 근육과 어깨 근육은 서로 연관되어 있어 통증, 과다 사용, 부상 때문에 주변 부위에서 결림 같은 증상이 나타나는 것은 드문 일이 아니다. 목 부위의 신경 자극이나 목과 관련된 부상은 팔이나 어깨뼈 부위의 증상을 유발할 수 있다. 이러한 경우에는 스트레칭이 적절하지 않을 수 있으므로 반드시 진찰을 받아 봐야 한다. 가동 범위가 기본 수준인 경우에는 목, 어깨, 등뼈, 그리고

관련 근육들을 대상으로 스트레칭을 실시할 수 있다. 관련 근육들에 대한 근력 운동도 병행해야 한다.

초심자

정적 스트레칭:
15~30초 유지
동적 스트레칭(D):
1~2초 유지하면서 10~15렙 실시

1. 리베이터 스트레칭 68쪽

2. 매뉴얼 서브옥시피털 스트레칭 69쪽

3. 스터노클라이도마스토이드 스트레칭 70쪽

4. 스케일린 스트레칭 72쪽

5. 도어웨이 펙 스트레칭 102쪽

6. 캣 카우 앉은 자세(D) 75쪽

7. 크로스 보디 글루트 스트레칭 130쪽

숙련자

동적 스트레칭:
1~2초 유지하면서 10~15렙 실시

1. 스레드 더 니들: 핸드 비하인드 헤드 96쪽

2. 스탠딩 하프 문 92쪽

3. 퍼피 포즈 86쪽

4. 플로어 에인절 106쪽

5. 스탠딩 소래식 익스텐션 월 스트레칭 84쪽

6. 스레드 더 니들 94쪽

7. 캣 카우 74쪽

척주 루틴

척주에 초점을 맞춘 스트레칭에는 굽힘(굴곡), 폄(신전), 옆굽힘(측방굴곡), 돌림(회전) 동작이 포함된다.
이러한 동작은 척주 관리에 중점을 두고 실시할 수도 있고, 스포츠나 신체 활동과 관련해 실시할 수도 있다.

척주는 몸을 지탱하고 척수를 보호한다. 이 특정 부위를 대상으로 하는 규칙적인 스트레칭 운동은 많은 스포츠에 필수적인 가동 범위를 유지하는 데 도움이 될 수 있다. 하지만 항상 편안한 가동 범위 내에서 실시해야 한다.

동작 선택
적합한 스트레칭을 선택하는 것은 각자가 느끼는 편안한 범위의 정도와 운동 능력에 따라 다르다. 일반적으로 척주 가운데 목뼈의 가동 범위가 가장 넓고, 그다음이 등뼈, 마지막이 허리뼈(요추)이다. 다양한

척주 스트레칭을 스트레칭 루틴에 포함하면 척주 건강을 유지하고 허리통증(요통)을 완화하고 전반적인 삶의 질을 증진하는 데 도움이 될 수 있다. 척주 스트레칭은 교본에 따라 실시하고 자기 신체의 한계를 넘어서지 않는 것이 중요하다. 척추관협착증이나 뼈엉성증(골다공증) 같은 노화 관련 척주 변화로 가동 범위가 제한될 수 있으므로 의료인에게 문의해 자신에게 맞는 최적의 계획을 세우고 스트레칭 동작을 편안한 범위 내에서 실시하거나 변경해야 한다.

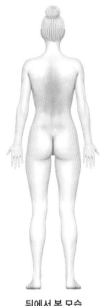

뒤에서 본 모습

> **66 99**
> 척주 부위에 따라 가동 범위가 다르긴 하지만, 어느 부위든 굽힘, 폄, 돌림 동작이 가능하다.

엉덩이와 무릎 루틴

엉덩이와 무릎의 가동성과, 엉덩이와 무릎이 발, 발목과 함께 기능하는 방식은 우리가
걷고, 달리고, 움직이는 데 중요한 역할을 한다. 관절의 가동성을 유지하는 것도 중요하지만,
관절 주변 근육의 근력과 유연성도 길러야 한다.

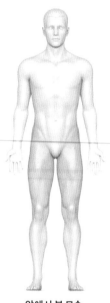

앞에서 본 모습

볼기근(둔근), 엉덩관절(고관절)
벌림근(외전근), 엉덩관절 굽힘근(굴근),
넙다리네갈래근(대퇴사두근),
넙다리뒤근육(햄스트링), 엉덩관절
돌림근(회전근)은 엉덩이와 무릎에 영향을
미치는 주요 근육이다. 중심근육(코어근육)은
골반에 영향을 미칠 수 있으며,
장딴지근(비복근)은 무릎관절(슬관절)을
가로지르기 때문에 무릎에 영향을 미친다.
　이러한 근육들은 평생의 운동 능력에
필수적이며, 특히 스쿼트, 런지, 점프 같은

기능적 움직임에 중요하다. 엉덩관절
굽힘근과 넙다리뒤근육의 유연성은 걷기와
달리기는 물론이고 스포츠 기록 향상에도
도움이 될 수 있다. 나이, 활동 수준, 특정
스포츠나 활동 조건 같은 요인에 따라
필요성이 달라질 수는 있지만, 이러한 관절의
유연성이 좋으면 자세를 올바르게 잡을
수 있고, 효과적인 움직임 패턴을 만들 수
있으며, 관절과 주변 조직의 스트레스를
완화할 수 있다.

초심자

정적 스트레칭:
15~30초 유지

---

1. 피겨 포 스트레칭 128쪽

---

2. 크로스 보디 글루트 스트레칭 130쪽

---

3. 스탠딩 힙 플렉서 스트레칭 136쪽

---

4. 팬케이크 스트레칭 142쪽

---

5. 시티드 버터플라이 스트레칭 146쪽

---

6. 스탠딩 쿼드 스트레칭 156쪽

---

7. 스태틱 햄스트링 스트레칭 160쪽

숙련자

정적 스트레칭:
15~30초 유지
동적 스트레칭(D):
1~2초 유지하면서 10~15렙 실시

---

1. 하프닐 힙 플렉서 록(D) 122쪽

---

2. 햄스트링 록백(D) 121쪽

---

3. 하프닐 카우치 스트레칭 159쪽

---

4. 피겨 포 힙 인터널 로테이션 스트레칭(D)
　132쪽

---

5. 피전 스트레칭 138쪽

---

6. 어덕터 록백(D) 120쪽

---

7. 갈런드 포즈(D) 126쪽

발과 발목 루틴

발과 발목에는 많은 관절이 있을 뿐만 아니라, 이 부위에 영향을 미치는 많은 근육도 있다.
자체기원근육(내인근육)과 바깥기원근육(외인근육)을 포함한 발 근육과 발목은 다리를 안정시키고
지지하고 움직이는 데 핵심적인 역할을 한다.

발 자체기원근육은 발 내부에 위치하며, 발의 활(궁) 구조를 유지하고 운동을 제어하고 발을 안정시키는 역할을 한다. 바깥기원근육은 발 바깥부분이나 종아리(하퇴)에서 일어나며 발목까지 이어져 있다. 이 근육들은 큰 움직임을 담당하며 등쪽굽힘(배측굴곡), 발바닥쪽굽힘(족저측굴곡), 안쪽들림(내번), 가쪽들림(외번) 같은 동작에 근력을 발휘하고 제어하는 역할을 한다(208쪽 용어 설명 참고).

과다 사용, 부상, 고정(부동화)은 발과 발목관절의 굳음(강직)을 유발할 수 있다. 장딴지 근육 결림은 발바닥근막병증(족저근막병증. 발꿈치와 활 주위의 발바닥 염증 질환)과 관련이 있다.

엄지발가락 폄 제한은 안정성과 발목 움직임에 영향을 미칠 수 있다(58쪽 참고).

흔히 발과 발목은 몸의 다른 부위만큼 운동할 필요가 없다고 생각할 수 있지만, 몸 전체의 무게를 지탱하기 때문에 이 부위를 튼튼하고 유연하게 유지하는 것이 중요하다.

이 부위의 근육을 강화하고 늘이는 데 초점을 맞춘 동작을 적절히 실시하면 발과 발목의 기능, 균형감, 전반적인 다리 기능 향상에 도움이 될 수 있다.

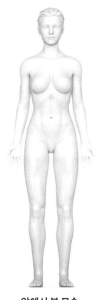

앞에서 본 모습

초심자

정적 스트레칭:
15~30초 유지
동적 스트레칭(D):
1~2초 유지하면서 10~15렙 실시

- - - - - - - - - - - - - - - - - - - -
1. 개스트로크니미어스 월 스트레칭(D) 166쪽

- - - - - - - - - - - - - - - - - - - -
2. 벤트니 캐프 스트레칭 168쪽

- - - - - - - - - - - - - - - - - - - -
3. 토 월 스트레칭 172쪽

- - - - - - - - - - - - - - - - - - - -
4. 앵클 도시플렉션 록(D) 169쪽

숙련자

정적 스트레칭:
15~30초 유지
동적 스트레칭(D):
1~2초 유지하면서 10~15렙 실시

- - - - - - - - - - - - - - - - - - - -
1. 개스트로크니미어스 스텝 스트레칭(D) 164쪽

- - - - - - - - - - - - - - - - - - - -
2. 다운워드 도그 앨터네이팅 니 벤드(D) 169쪽

- - - - - - - - - - - - - - - - - - - -
3. 닐링 토 플렉서 스트레칭 170쪽

- - - - - - - - - - - - - - - - - - - -
4. 벤트니 월 스트레칭 173쪽

전신 루틴

전신 스트레칭 루틴은 간단하면서도 실시하면 몸이 시원해지는 것을 느낄 수 있다. 단독으로 또는 더 규모 있는 운동 루틴의 일부로 실시하기에 좋은 저강도 운동이면서, 전신의 가동성을 유지하기에 적합한 방법이기도 하다. 진행 시간이 짧기 때문에 꾸준히 운동하기에도 용이하다.

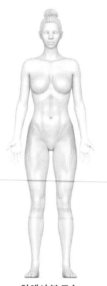

앞에서 본 모습

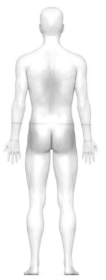

뒤에서 본 모습

전신 루틴은 개인의 필요에 맞게 구성할 수 있지만, 일반적으로 엉덩관절(고관절)처럼 일상적인 움직임에 가장 큰 영향을 미치는 부위나 등뼈(흉추)처럼 스트레칭을 자주 하지 않는 부위를 중심으로 구성할 수 있다.

일관성이 중요하다

규칙적으로 꾸준히 움직이고 운동하는 한 관절 가동 범위는 계속 유지된다. 이것은 전체 가동 범위에 걸친 스트레칭과 근력 강화 운동으로 가능하다. 전신 루틴에는 몸에 가장 많은 영향을 미치는 방식으로 신체 가동성을 유지할 수 있는 동작의

구성과 방법이 담겨 있다.

여기서 소개하는 루틴은 샘플 프로그램이지만, 관련 관절에 대한 다양한 스트레칭을 포함해 개인별 선택지를 시험하고 분석할 수 있다. 자신만의 전신 루틴을 만들 때는 주요 근육군이나 부위별로 1~2개의 스트레칭을 포함하는 것이 좋다. 즉 엉덩이, 어깨, 팔, 손, 다리, 발, 또는 이 책에서 설명한 여타 부위를 포함할 수 있다.

초심자

정적 스트레칭:
15~30초 유지

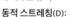

동적 스트레칭(D):
1~2초 유지하면서 10~15렙 실시

---

1. 사이애틱 너브 글라이드(D) 182쪽

---

2. 해피 베이비 포즈 144쪽

---

3. 스탠딩 힙 플렉서 스트레칭 136쪽

---

4. 스탠딩 소래식 로테이션(D) 90쪽

---

5. 코브라 자세 80쪽

---

6. 차일드 포즈 가쪽 자세 응용 동작 78쪽

---

7. 캣 카우(D) 74쪽

숙련자

정적 스트레칭:
15~30초 유지

동적 스트레칭(D):
1~2초 유지하면서 10~15렙 실시

---

1. 다운워드 도그 앨터네이팅 니 벤드(D) 169쪽

---

2. 햄스트링 록백(D) 121쪽

---

3. 스레드 더 니들 인 어덕터 스트레칭(D) 96쪽

---

4. 쿼드라투스 룸보룸 스트레칭 76쪽

---

5. 스탠딩 소래식 익스텐션 월 스트레칭(D) 84쪽

---

6. 월드 그레이티스트 스트레칭(D) 140쪽

---

7. 갈런드 포즈(D) 126쪽

골반바닥 근육 이완

골반바닥(골반저) 근육 과다활동
(hyperactivity)은 엉덩관절이나 척주나
골반의 통증, 비뇨계통 증상이나 배변 장애,
성기능 장애 같은 문제를 일으킬 수 있다.
골반바닥 근육은 골반바닥의 윤곽을 이루며
가로막(횡격막) 같은 호흡 근육과 협력해
운동, 무거운 물건 들기, 일상적인 움직임
등 다양한 활동 중에 최적의 호흡 방식과
중심근육(코어근육) 안정성을 유지한다.
개인의 필요에 따라 이 근육을 강화하거나
이완시키는 훈련을 할 수 있다.

　골반바닥 근육을 늘이려면 특히
엉덩관절과 골반의 자세를 포함하는
스트레칭을 하면서 날숨(호기)과 함께
이완시켜야 한다. 필요한 경우 골반바닥
근육 물리 치료사와 상담해야 한다.

기본 이완

정적 스트레칭:
15~30초 유지
동적 스트레칭(D):
1~2초 유지하면서 10~15렙 실시

1. 캣 카우(D) 74쪽

2. 차일드 포즈 78쪽

3. 어덕터 록백(D) 120쪽

4. 프로그 록백(D) 121쪽

5. 퍼피 포즈 86쪽

6. 피겨 포 스트레칭 128쪽

7. 해피 베이비 포즈 144쪽

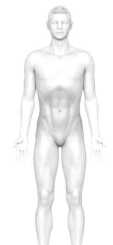

앞에서 본 모습

신경 미끄러짐

신경은 몸의 근육과 각종 조직 속을 지나며
몸의 움직임에 따른 부하에 적응한다(31쪽
참고). 팔다리(사지)의 신경을 따라 나타나는
당김, 통증, 욱신거림, 저림 같은 신경
증상은 부상 등으로 인한 비활동 기간 후에
운동을 실시하는 경우나, 신경 경로 또는
신경뿌리(신경근)를 따라 자극이 가해지는
경우 악화할 수 있다.

　흔히 신경 미끄러짐(활주) 또는 신경
치실이라고 불리는 신경 가동화(mobili-
zation)는 건강한 신경 작동을 촉진하고
증상을 완화하는 데 도움이 될 수 있다.
서로 비슷한 관절들에 대해 관련 있는 동적
스트레칭을 병행할 수 있다. 각자의 필요에
따라 전문가와 상담할 수도 있다.

윗몸(상체)

동적 스트레칭:
1~2초 유지하면서 10~20렙 실시

1. 레이디얼 너브 글라이드 178쪽

2. 미디언 너브 글라이드 180쪽

3. 얼너 너브 글라이드 181쪽

4. 도어웨이 펙 스트레칭 102쪽

5. 스탠딩 하프 문 92쪽

아랫몸(하체)

동적 스트레칭:
1~2초 유지하면서 10~20렙 실시

1. 사이애틱 너브 글라이드 182쪽

2. 티비얼 너브 글라이드 184쪽

3. 피뷸러 너브 글라이드 185쪽

4. 수어럴 너브 글라이드 185쪽

5. 페머럴 너브 글라이드 186쪽

사무직 근로자를 위한 루틴

요즘은 점점 더 많은 사람들이 재택근무를 하다 보니 잠깐잠깐 일어나 움직일 짬도 없이
하루 종일 책상 앞에 앉아 있기도 한다.

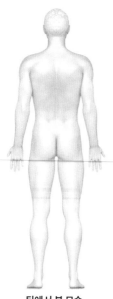

뒤에서 본 모습

신체 활동이 부족하고 장시간 책상 앞에 앉아 있는 것과 관련 있는 흔한 증상으로는 목통증(경통), 어깨통증(견통), 허리통증(요통)이 있다. 가벼운 신체 활동과 스트레칭으로 이러한 문제를 완화할 수 있다.

운동 휴식
사무직 근로자는 근무 시간의 평균 75퍼센트를 앉아서 보내며, 30분 이상 장시간 쉬지 않고 앉아 있는 경우가 많다. 목과 허리의 통증은 장시간 앉아 있는 것과 관련 있으며, 윗몸(상체)의 문제들은 컴퓨터 사용으로 악화될 수 있다.

근무 시간 중에 규칙적인 휴식을 취해 연속으로 앉아 있는 시간을 줄이는 것이 중요하다. 또한 통증을 줄일 뿐만 아니라 집중력, 기분, 기억력 등을 향상할 수 있는 신체 활동을 휴식 시간마다 하는 것이 좋다. 등뼈(흉추) 운동을 하면 목통증을 줄이는 데 도움이 되며, 전신 스트레칭은 전반적인 건강을 개선할 수 있다.

기본 이완

정적 스트레칭:
15~30초 유지
동적 스트레칭(D):
1~2초 유지하면서 10~15렙 실시

1. 리베이터 스트레칭 68쪽

2. 매뉴얼 서브옥시피털 스트레칭 69쪽

3. 스터노클라이도마스토이드 스트레칭 70쪽

4. 캣 카우 앉은 자세(D) 75쪽

5. 쿼드라투스 룸보룸 스트레칭 앉은 자세(D) 77쪽

6. 리스트 익스텐션 & 리스트 플렉션 108쪽

7. 피겨 포 스트레칭 앉은 자세 129쪽

일일 스트레칭 휴식

정적 스트레칭:
15~30초 유지
동적 스트레칭(D):
1~2초 유지하면서 10~15렙 실시

1. 스탠딩 소래식 익스텐션 월 스트레칭(D) 84쪽

2. 쿼드라투스 룸보룸 스트레칭(D) 76쪽

3. 스탠딩 하프 문(D) 92쪽

4. 스레드 더 니들(D) 94쪽

5. 도어웨이 펙 스트레칭 102쪽

6. 체어/엘리베이티드 힙 플렉서 스트레칭 137쪽

7. 시티드 햄스트링 스트레칭 162쪽

노인을 위한 루틴

노화하는 뼈대근육(골격근)도 여전히 적응 능력을 지니고 있다. 노인은 활동성을 유지하기 위해
노력해야 하며, 스트레칭을 통해 협응력과 신경근육 조절에 도움이 되는 저강도 운동을 할 수 있다.

스트레칭은 균형감 운동, 유산소 운동, 중강도 저항 운동(근력 운동)이 적절히 포함된 루틴과 잘 어우러져야 한다(54쪽 참고). 걷기나 여가 활동 같은 일상적인 신체 기능과 목표에 맞게 프로그램을 조정할 수 있다.

노인은 신체 활동으로 심장혈관 질환, 고혈압, 제2형 당뇨병, 인지 건강, 수면 등의 지표를 개선할 수 있다. 또한 사망 위험도 낮출 수 있다. 운동은 낙상, 낙상 관련 부상, 뼈 건강 저하를 예방하는 데에도 도움이 될 수 있다. 엉덩관절(고관절), 척추, 다리 등 일상 생활에서 많이 사용하는 관절을 스트레칭하는 데 주의를 기울여야 한다. 몸통 근육을 스트레칭하면 척주의 가동성을 높일 수 있고, 엉덩관절 굽힘근을 스트레칭하면 걸음걸이를 개선할 수 있다. 다양한 유형의 스트레칭을 시도하되, 무리가 가지 않는 강도 내에서 해야 한다. 일부 연구에 따르면, 65세 미만은 고유감각신경근육촉진(PNF) 스트레칭에 더 잘 반응하는 반면(42쪽 참고), 65세 이상은 정적 스트레칭이 더 효과적일 수 있다(41쪽 참고). 노인이 정적 스트레칭을 통해 유연성을 개선하려면 자세 유지 시간을 더 늘려야 할 수 있다.

> **"**
> 노인을 위한
> 스트레칭 루틴은
> 유연성을 유지하고,
> 가동성을 개선하고,
> 전신 건강을
> 증진하는 데 도움이
> 될 수 있다.

윗몸(상체) 중심

정적 스트레칭:
20~60초 유지
동적 스트레칭(D):
2~3초 유지하면서 10~15렙 실시

1. 캣 카우 앉은 자세(D) 75쪽

2. 쿼드라투스 룸보룸 스트레칭 앉은 자세(D) 77쪽

3. 코브라 자세 응용 동작 82쪽

4. 스탠딩 소래식 로테이션(D) 90쪽

5. 도어웨이 펙 스트레칭 102쪽

아랫몸(하체) 중심

정적 스트레칭:
20~60초 유지
동적 스트레칭(D):
2~3초 유지하면서 10~15렙 실시

1. 크로스 보디 글루트 스트레칭 130쪽

2. 피겨 포 힙 인터널 로테이션 스트레칭(D) 132쪽

3. 스탠딩 힙 플렉서 스트레칭 136쪽

4. 밴트니 캐프 스트레칭(단계마다 정지) 168쪽

5. 시티드 햄스트링 스트레칭 162쪽

걷기를 위한 루틴

걷기는 간단하고 자주 할 수 있어서 활동성을 유지하기에 좋은 운동이다. 엉덩관절, 무릎관절, 발목관절의 근육은 걸을 때 매우 활발하게 작동하며, 지형과 경사에 따라 근육에 가해지는 부하가 달라진다.

몇 가지 간단한 지침을 따르면 걸을 때 부상 입을 위험을 줄일 수 있다. 알맞은 신발을 신고, 목표를 설정하고, 지구력과 인내력을 키우고, 준비 운동을 하고, 몸에 주의를 기울여야 하며, 각자의 일정에 맞춰 적절한 훈련 프로그램을 규칙적으로 실시해야 한다.

아랫몸 중심

걷기에는 몸의 다양한 근육, 그중 특히 아랫몸의 근육이 많이 사용된다. 엉덩관절(고관절) 굽힘근은 다리를 들어 앞으로 나아가는 동작을 시작한다. 넙다리네갈래근(대퇴사두근)은

첫발을 내딛을 때 무릎관절(슬관절)을 펴는 역할을 한다. 정강이 앞부분의 앞정강근(전경골근)은 다리를 앞으로 내밀 때 발목관절(족관절) 등쪽굽힘(배측굴곡)을 도와 발이 들리게 한다. 넙적다리(대퇴) 뒷부분의 넙다리뒤근육(햄스트링)은 걷는 동작에서 무릎관절을 굽히고 양다리가 시계추처럼 앞뒤로 움직이는 것을 제어한다. 볼기근(둔근), 그중 특히 중간볼기근(중둔근)은 엉덩관절을 펴고 골반을 수평으로 유지하는 데 중요한 역할을 한다. 볼기근은 걷기의 발꿈치 들기 단계에서 근력을 발휘하고 골반의

안정성을 유지한다. 장딴지 근육은 발목관절 발바닥쪽굽힘(족저측굴곡)에 중요한 역할을 하며, 각각의 단계에서 몸이 앞으로 나아가게 한다.

걸을 때 이러한 근육들의 특정 기여도는 걷는 속도, 경사도, 개인의 생체 역학 같은 요인에 따라 달라질 수 있다. 하지만 적절한 준비 운동을 하고 유연성을 잃지 않으면 평생 건강한 걷기 능력을 유지할 수 있다.

동적 준비 운동 루틴

동적 스트레칭:
1~2초 유지하면서 10~15렙 실시

1. 개스트로크니미어스 월 스트레칭 166쪽

2. 개스트로크니미어스 스텝 스트레칭 164쪽

3. 시티드 햄스트링 스트레칭 162쪽

4. 스탠딩 힙 서클 148쪽

5. 스탠딩 힙 플렉서 스트레칭 136쪽

6. 스탠딩 하프 문 92쪽

7. 쿼드라투스 룸보룸 스트레칭 76쪽

초심자 가동성 루틴

정적 스트레칭:
15~30초 유지
동적 스트레칭(D):
1~2초 유지하면서 10~15렙 실시

1. 캣 카우(D) 74쪽

2. 코브라 자세 80쪽

3. 스태틱 햄스트링 스트레칭 160쪽

4. 크로스 보디 글루트 스트레칭 130쪽

5. 하프닐 힙 플렉서 스트레칭 134쪽

6. 쿼드러페드 힙 서클(D) 150쪽

7. 스탠딩 쿼드 스트레칭 157쪽

숙련자 가동성 루틴

정적 스트레칭:
15~30초 유지
동적 스트레칭(D):
1~2초 유지하면서 10~15렙 실시

1. 쿼드라투스 룸보룸 스트레칭 76쪽

2. 하프닐 소래식 로테이션 88쪽

3. 프레첼 91쪽

4. 다이내믹 햄스트링 로워(D) 163쪽

5. 햄스트링 록백(D) 121쪽

6. 개스트로크니미어스 월 스트레칭(D) 166쪽

7. 스탠딩 힙 서클(D) 148쪽

달리기를 위한 루틴

달리기는 걷기에 비해 운동 강도가 높고 더 강한 충격이 발생하며, 몸 전체의 근육을 더 많이 사용하면서 협응시켜야 한다. 걷기와 조깅을 섞어서 시작한 후에 점진적으로 달리기를 진행하면 된다.

달리기는 많은 스포츠에 이용되며 그 자체로 하나의 신체 활동이다. 달리기는 힘을 만들어 내고 균형을 유지하고 충격력(impact force)을 흡수하기 위해 여러 근육군 간의 협응과 상호 작용이 필요한 복잡한 운동이다.

부상 위험 줄이기

아랫몸 근육군에 대한 적절한 근력 운동과 조절 훈련은 달리기 능력을 향상하고 부상 위험을 줄이는 데 도움이 될 수 있다. 달리기의 거리, 강도, 시간을 점진적으로 구성하고 적절한 신발을 착용하는 것도 중요하다. 달리기에 필요한 아랫몸 근육을 유지하는 것이 핵심이다.

달리기에는 엉덩관절 굽힘근과 폄근, 무릎관절 굽힘근과 폄근, 발목관절 발바닥쪽굽힘근이 이용된다. 넙다리네갈래근과 볼기근은 힘을 만들어 내고 몸을 앞으로 나아가게 하며, 넙다리뒤근육은 다리의 움직임을 제어하고 안정시킨다. 장딴지 근육은 발목의 추진력과 충격 흡수에 기여한다.

80%
달리기 부상의
80퍼센트는 과다 사용
부상(OVERUSE INJURY),
즉 조직의 탄력성과
달리기 사이의
부조화이다.

동적 준비 운동 루틴

동적 스트레칭:
1~2초 유지하면서 10~15렙 실시

1. 개스트로크니미어스 월 스트레칭 166쪽

2. 개스트로크니미어스 스텝 스트레칭 164쪽

3. 월드 그레이티스트 스트레칭 140쪽

4. 갈런드 포즈 126쪽

5. 스탠딩 힙 서클 148쪽

6. 하프닐 힙 플렉서 록 122쪽

7. 다이내믹 햄스트링 로워 163쪽

초심자 가동성 루틴

정적 스트레칭:
15~30초 유지
동적 스트레칭(D):
1~2초 유지하면서 10~15렙 실시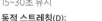

1. 캣 카우(D) 74쪽

2. 스탠딩 쿼드 스트레칭 157쪽

3. 스태틱 햄스트링 스트레칭 160쪽

4. 엘리베이티드 힙 플렉서 스트레칭 137쪽

5. 개스트로크니미어스 월 스트레칭(D) 166쪽

6. 쿼드러페드 힙 서클(D) 150쪽

7. 다이내믹 햄스트링 로워(D) 163쪽

숙련자 가동성 루틴

동적 스트레칭:
1~2초 유지하면서 10~15렙 실시

1. 앵클 도시플렉션 록 169쪽

2. 어덕터 록백 120쪽

3. 다이애거널 플렉서 록 124쪽

4. 햄스트링 록백 121쪽

5. 다이내믹 햄스트링 로워 163쪽

6. 개스트로크니미어스 스텝 스트레칭 164쪽

7. 스탠딩 힙 서클 148쪽

자전거 타기를 위한 루틴

자전거 타기와 고정식 자전거 타기는 모두 주로 아랫몸(하체) 근육을 대상으로 하는 저강도 심장혈관 운동이다. 스트레칭은 가장 많이 쓰이는 근육의 긴장을 완화하고 활동 준비를 하는 데 도움이 될 수 있다.

자전거를 탈 때 주로 가동되는 근육군에는 엉덩관절(고관절) 굽힘근, 넙다리네갈래근(대퇴사두근), 넙다리뒤근육(햄스트링), 볼기근(둔근), 장딴지 근육, 중심근육(코어근육)이 있다. 적절한 근육 협응과 활성화는 효율적인 페달 밟기 기술을 발휘하고, 힘을 만들어 내고, 전반적인 자전거 타기 능력을 향상하는 데 필수적이다.

고정식이 아닌 일반 자전거 타기는 고정식보다 안정성과 제어력을 유지하기 위해 위몸(상체)을 더 많이 사용해야 하지만, 두 운동 모두 중심근육을 포함한 유사한 근육군을 이용한다. 이러한 근육군을 강화하고 조절하면 자전거 타기 효율과 지구력을 향상하고 과다 사용 부상(overuse injury)의 위험을 줄일 수 있다. 넙다리네갈래근은 페달을 아래로 밟을 때 무릎관절을 펴고, 넙다리뒤근육은 페달이 올라갈 때 무릎관절을 굽히는 데 관여한다. 엉덩관절 굽힘근은 페달이 올라갈 때 다리를 들고 무릎을 위로 끌어올려 부드러운 페달 밟기를 돕는다. 양호한 가동성을 유지하려면 스트레칭을 할 때 이러한 근육군을 대상으로 해야 한다

17%
자전거 타기 부상의 최대 17퍼센트는 근육이나 힘줄과 관련 있는 것으로 보고되고 있다.

동적 준비 운동 루틴

동적 스트레칭:
1~2초 유지하면서 10~15렙 실시

1. 다운워드 도그 앨터네이팅 니 벤드 169쪽

2. 어덕터 록백 120쪽

3. 월드 그레이티스트 스트레칭 140쪽

4. 갈런드 포즈 126쪽

5. 스탠딩 힙 서클 148쪽

6. 하프닐 힙 플렉서 록 122쪽

7. 햄스트링 록백 121쪽

초심자 가동성 루틴

정적 스트레칭:
15~30초 유지
동적 스트레칭(D):
1~2초 유지하면서 10~15렙 실시

1. 쿼드러페드 록백(D) 118쪽

2. 스탠딩 소래식 익스텐션 월 스트레칭 84쪽

3. 스탠딩 쿼드 스트레칭 157쪽

4. 스태틱 햄스트링 스트레칭 160쪽

5. 스탠딩 힙 플렉서 스트레칭 136쪽

6. 코브라 자세 80쪽

7. 쿼드러페드 힙 서클(D) 150쪽

숙련자 가동성 루틴

정적 스트레칭:
15~30초 유지
동적 스트레칭(D):
1~2초 유지하면서 10~15렙 실시

1. 하프닐 카우치 스트레칭 159쪽

2. 어덕터 록백(D) 120쪽

3. 다이애거널 플렉서 록(D) 124쪽

4. 햄스트링 록백(D) 121쪽

5. 피겨 포 힙 인터널 로테이션 스트레칭(D) 132쪽

6. 개스트로크니미어스 스텝 스트레칭(D) 164쪽

7. 스탠딩 힙 서클(D) 148쪽

수영을 위한 루틴

수영은 큰 근육군과 작은 근육군을 모두 사용하는 저강도 전신 운동이다.
심장혈관에 유익하면서 근력, 지구력, 유연성을 기를 수 있다.

수영은 어깨세모근(삼각근), 넓은등근(광배근), 돌림근띠(회전근개), 가슴 근육을 포함한 윗몸 근육에 크게 의존한다. 중심근육과 등 근육은 수영 중의 자세, 안정성, 추진력을 유지하는 데 기여한다.

수영은 어깨관절, 엉덩관절, 여타 관절의 넓은 가동 범위를 필요로 한다. 수영하면서 최적의 기술과 효율성으로 팔과 다리를 움직이려면 적절한 유연성을 갖춰야 한다. 유연성은 적절한 스트로크(젓기) 영법을 실행하는 데 매우 중요하며, 더 오랫동안 더 효율적인 스트로크를 구사하면서 신체 정렬(body alignment)을 유지할 수 있게 한다.

척추, 엉덩관절, 어깨관절이 유연하면 수영장 벽을 빠르게 박차고 나아가거나 플립 턴(flip turn) 전환과 다이빙을 할 때 효율적인 자세를 취할 수 있다. 수영 훈련 루틴에 규칙적인 유연성 운동을 포함하면 가동 범위와 스트로크 영법을 향상하고 수영 관련 부상의 위험을 줄이는 데 도움이 될 수 있다.

> **❝ ❞**
> 수영을 하면 심장과
> 허파를 포함한
> 온몸을 움직이며,
> 기분 전환에
> 도움이 된다.

동적 준비 운동 루틴

동적 스트레칭:
1~2초 유지하면서 10~15렙 실시

---

1. 프로그 록백 121쪽

---

2. 스탠딩 소래식 익스텐션 월 스트레칭 84쪽

---

3. 쿼드라투스 룸보룸 스트레칭 76쪽

---

4. 트위스티드 코브라 81쪽

---

5. 래터럴 플렉서 록 125쪽

---

6. 피겨 포 힙 인터널 로테이션 스트레칭 132쪽

---

7. 월드 그레이티스트 스트레칭 140쪽

초심자 가동성 루틴

정적 스트레칭:
15~30초 유지
동적 스트레칭(D):
1~2초 유지하면서 10~15렙 실시

---

1. 프로그 록백(D) 121쪽

---

2. 어덕터 록백(D) 120쪽

---

3. 퍼피 포즈 86쪽

---

4. 크로스 보디 암 스트레칭 105쪽

---

5. 플로어 에인절(D) 106쪽

---

6. 도어웨이 펙 스트레칭 98쪽

---

7. 코브라 자세: 핸즈 파 어웨이 82쪽

숙련자 가동성 루틴

정적 스트레칭:
15~30초 유지
동적 스트레칭(D):
1~2초 유지하면서 10~15렙 실시

---

1. 머메이드(D) 97쪽

---

2. 스레드 더 니들 인 어덕터 스트레칭(D) 96쪽

---

3. 쿼드러페드 힙 서클(D) 150쪽

---

4. 하프닐 카우치 스트레칭 159쪽

---

5. 다이내믹 햄스트링 로워(D) 163쪽

---

6. 개스트로크니미어스 스텝 스트레칭(D) 164쪽

---

7. 스탠딩 소래식 익스텐션 월 스트레칭(D) 84쪽

근력 운동을 위한 루틴

근력 운동 루틴과 병행하는 스트레칭은 다양한 방식으로 실시할 수 있다. 개인별 목표에
맞는 유연성 훈련을 위해 단독 루틴으로 실시할 수도 있고, 준비 운동 또는 정리 운동의
일부로 스트레칭을 할 수도 있다.

저강도 스트레칭과 근력 운동은 제각각 가동 범위를 늘릴 수 있다. 가동 범위가 늘어나면 스트레칭 강도를 조절해 지속적으로 한계에 도전할 수 있다. 다만 간혹 근력이 충분히 발달하지 않아서 스트레칭을 근력 운동과 함께 실시할 수 없는 경우도 있다. 스트레칭과 근력 운동을 병행하면 근력과 유연성, 전신 건강을 증진하는 균형 잡힌 운동 루틴을 실시할 수 있다.

리프팅 요건 충족하기

체육관(헬스장)에서 흔히 볼 수 있고 근력 운동의 기본으로 여겨지는 몇 가지 고전적인 운동이 있다. 이러한 운동은 여러 근육군을 대상으로 하며 근력과 근육량을 키울 수 있는 튼튼한 기초를 제공한다.

스쿼트, 데드리프트, 벤치 프레스, 숄더 프레스, 풀업, 로(row), 런지, 트라이셉스 익스텐션은 전신 근력 운동을 위한 단단한 토대로 이용할 수 있는 몇 가지

일반적인 운동이다. 근력 운동을 보완하기 위해 스트레칭을 선택할 때는 근력 운동 프로그램에서 이용되는 근육군을 대상으로 하는 스트레칭을 선택해야 한다. 예를 들어 데드리프트를 실시하기 전에는 최적의 운동 효과를 위해 동적 스트레칭을 선택한다. 데드리프트 후에는 넙다리뒤근육(햄스트링)과 허리를 위한 스트레칭을 이용한다.

동적 준비 운동 루틴

동적 스트레칭:
1~2초 유지하면서 10~15렙 실시

1. 다이내믹 햄스트링 로워 163쪽

2. 어덕터 록백 120쪽

3. 갈런드 포즈 126쪽

4. 스레드 더 니들 94쪽

5. 쿼드라투스 룸보룸 스트레칭 76쪽

6. 갈런드 포즈: 번갈아 팔 뻗기 127쪽

7. 월드 그레이티스트 스트레칭 140쪽

초심자 가동성 루틴

정적 스트레칭:
15~30초 유지
동적 스트레칭:
1~2초 유지하면서 10~15렙 실시

1. 스레드 더 니들: 핸드 비하인드 헤드(D) 96쪽

2. 스탠딩 소래식 익스텐션 월 스트레칭(D) 84쪽

3. 트위스티드 코브라 81쪽

4. 차일드 포즈: 가쪽 자세 79쪽

5. 크로스 보디 암 스트레칭 105쪽

6. 플로어 에인절(D) 106쪽

7. 쿼드러페드 힙 서클(D) 150쪽

숙련자 가동성 루틴

정적 스트레칭:
15~30초 유지
동적 스트레칭(D):
1~2초 유지하면서 10~15렙 실시

1. 소래식 스트레칭: 암즈 온 어 체어(D) 86쪽

2. 피전 스트레칭 138쪽

3. 스레드 더 니들 인 어덕터 스트레칭(D) 96쪽

4. 하프닐 카우치 스트레칭 159쪽

5. 스탠딩 힙 서클(D) 148

6. 프레첼 91쪽

7. 하프닐 소래식 로테이션(D) 88쪽

운동 선수를 위한 루틴

아랫몸(하체)의 근력과 순발력, 민첩성이 매우 중요한 스포츠에는
여러 가지가 있다. 달리기, 축구, 농구, 미식축구, 육상 스포츠(허들 등),
심지어 스키도 하체의 상당한 힘을 필요로 한다.

개인별 필요에 따라 이 책에 소개된
스트레칭을 실시하거나 운동 종류, 포지션,
선수 유형에 맞는 스트레칭을 할 수도 있다.
예를 들어 무용수는 춤 공연을 준비하는
스트레칭을 하면서 넓은 가동 범위로 움직일
수 있다.

훈련 프로그램
스트레칭은 유연성 향상을 돕는데, 이것은
달리기나 점프에 매우 중요하다. 장딴지
근육, 넙다리뒤근육, 엉덩관절(고관절) 굽힘근
같은 아랫몸 근육의 유연성이 적절하면

달리기를 할 때 더 오래 더 효율적인 넓은
보폭으로 뛸 수 있고 장애물 뛰어넘기 같은
점프 동작을 할 때 가동 범위가 넓어진다.
　달리기나 점프를 하기 전에는 대체로
정적 스트레칭보다 동적 스트레칭이
근육을 준비시키는 데 더 효과적이다. 동적
스트레칭에는 레그 스윙(leg swings)이나
워킹 런지(walking lunge) 같은 근력 운동을
모방해서 응용한 동작도 있다. 이러한 유형의
스트레칭은 관절 가동성을 개선하고 근육을
활성화하고 신경근육의 협응력을 향상하는
데 도움이 된다.

55%
모든 근육 부상의
최대 55퍼센트는
스포츠 활동 중에
발생한다.

동적 준비 운동 루틴

동적 스트레칭:
1~2초 유지하면서 10~15렙 실시

1. 스레드 더 니들 인 어덕터 스트레칭 96쪽
2. 어덕터 록백 120쪽
3. 햄스트링 록백 121쪽
4. 다이내믹 햄스트링 로워 163쪽
5. 래터럴 플렉서 록 125쪽
6. 월드 그레이티스트 스트레칭 140쪽
7. 개스트로크니미어스 월 스트레칭 166쪽

초심자 가동성 루틴

정적 스트레칭:
15~30초 유지
동적 스트레칭(D):
1~2초 유지하면서 10~15렙 실시

1. 하프닐 소래식 로테이션 88쪽
2. 스태틱 햄스트링 스트레칭 160쪽
3. 갈런드 포즈(D) 126쪽
4. 피겨 포 스트레칭 128쪽
5. 크로스 보디 글루트 스트레칭 130쪽
6. 프로그 록백(D) 121쪽
7. 하프닐 힙 플렉서 스트레칭 134쪽

숙련자 가동성 루틴

정적 스트레칭:
15~30초 유지
동적 스트레칭(D):
1~2초 유지하면서 10~15렙 실시

1. 프레첼 91쪽
2. 피전 스트레칭 138쪽
3. 개스트로크니미어스 스텝 스트레칭(D) 164쪽
4. 하프닐 카우치 스트레칭 159쪽
5. 월드 그레이티스트 스트레칭(D) 140쪽
6. 스탠딩 힙 서클(D) 148쪽
7. 스탠딩 힙 플렉서 스트레칭 134쪽

구기 운동과 라켓 운동을 위한 루틴

테니스와 배구 같은 라켓 운동과 구기 운동은 어깨의 광범위한 움직임과 유연성이 필요하다. 팔과 손목 스트레칭은 가동성과 유연성을 향상해 슛이나 스윙을 할 때 더 큰 힘과 제어력을 발휘할 수 있게 한다.

구기 운동과 라켓 운동에서 주로 사용되는 근육에는 어깨세모근(삼각근)과 돌림근띠(회전근개)를 포함한 어깨 근육, 위팔두갈래근(상완이두근)과 위팔세갈래근(상완삼두근)을 포함한 팔 근육, 중심근육(코어근육. 배와 허리 근육), 넙다리네갈래근(대퇴사두근)과 넙다리뒤근육(햄스트링)을 포함한 다리 근육, 손목과 손의 근육이 있다. 이러한 근육은 오버헤드 스트로크(overhead stroke)나 라켓 스윙을 할 때 힘을 만들어 내고 안정성을

제공하고 움직임을 제어한다. 이러한 근육을 강화하고 조절하면 각 스포츠에서의 경기력 향상과 부상 예방에 도움이 된다.

다평면 운동

다평면 운동은 여러 운동면, 즉 시상면(앞뒤), 이마면(좌우), 가로단면(회전)에서 일어나는 움직임을 말한다(14쪽 참고). 구기 운동과 라켓 운동에서는 다평면 움직임이 매우 중요하다. 이러한 운동에서 스트로크는 3가지 운동면 모두에 걸쳐

복잡한 움직임 패턴을 보인다. 예를 들어 테니스 서브는 팔을 앞으로 펴고(시상면), 몸통을 돌리고(가로단면), 몸무게 중심을 옮기는(이마면) 동작을 필요로 한다. 스트로크는 다평면 움직임 덕분에 힘, 정확성, 효율성을 높일 수 있다. 가동성을 향상하려면 이러한 동작을 일으키는 근육들을 대상으로 스트레칭 루틴을 실시해야 한다.

준비 운동 루틴

정적 스트레칭:
15~30초 유지
동적 스트레칭(D):
1~2초 유지하면서 10~15렙 실시

1. 스탠딩 소래식 익스텐션 월 스트레칭 84쪽

2. 스레드 더 니들(D) 94쪽

3. 하프닐 소래식 로테이션(D) 88쪽

4. 다이애거널 플렉서 록(D) 124쪽

5. 어덕터 록백(D) 120쪽

6. 리스트 익스텐션 & 리스트 플렉션 108쪽

7. 펙 마이너 스트레칭 104쪽

초심자 가동성 루틴

정적 스트레칭:
15~30초 유지
동적 스트레칭(D):
1~2초 유지하면서 10~15렙 실시

1. 스탠딩 소래식 로테이션(D) 90쪽

2. 스탠딩 하프 문(D) 92쪽

3. 도어웨이 펙 스트레칭 98쪽

4. 크로스 보디 암 스트레칭 105쪽

5. 플로어 에인절(D) 106쪽

6. 코브라 자세 80쪽

7. 스탠딩 소래식 익스텐션 월 스트레칭(D) 84쪽

숙련자 가동성 루틴

정적 스트레칭:
15~30초 유지
동적 스트레칭(D):
1~2초 유지하면서 10~15렙 실시

1. 월드 그레이티스트 스트레칭(D) 140쪽

2. 스레드 더 니들 인 어덕터 스트레칭(D) 96쪽

3. 스탠딩 힙 서클(D) 148쪽

4. 차일드 포즈: 가쪽 자세 79쪽

5. 프레첼 91쪽

6. 개스트로크니미어스 스텝 스트레칭(D) 164쪽

7. 트위스티드 코브라 81쪽

무술 수련자를 위한 루틴

무술은 폭넓은 가동 범위와 유연성을 필요로 한다. 스트레칭을 하면 유연성이 향상돼 높은 발차기, 주춤서기(기마서기), 유연한 움직임 등을 훨씬 쉽게 할 수 있고 부상 위험도 줄일 수 있다.

배 근육과 등 근육 같은 중심근육을 대상으로 하는 스트레칭은 무술에서 균형과 안정성을 향상하는 데 도움이 된다. 이것은 강한 자세를 유지하고 정확한 동작을 실행하고 상대의 공격에 맞서는 능력을 향상한다. 또한 스트레칭은 엉덩관절(고관절) 굽힘근, 넙다리뒤근육, 장딴지 근육의 유연성을 개선해 더 높은 발차기, 더 넓은 가동 범위, 더 나은 발차기 기술을 달성하는 데 도움이 될 수 있다.

무술에 이용되는 근육은?

무술에서는 높은 발차기, 빠른 발놀림, 역동적인 아랫몸(하체) 움직임이 많이 이용된다. 높은 발차기를 하거나, 올바른 자세로 빠르고 강력한 발차기를 하거나, 발차기와 자세에서 균형을 유지하려면 적절한 다리 유연성이 필수적이다. 엉덩관절 굽힘근, 넙다리뒤근육, 넙다리네갈래근, 장딴지 근육의 유연성이 필요하다. 엉덩관절과 골반의 가동성이 좋으면 기술 간 전환이 유연하고 그래플링(grappling, 맞잡고

싸우기)과 테이크다운(takedown, 넘어뜨리기) 기술이 효과적으로 먹히고 전반적인 민첩성이 향상된다. 척주가 유연하면 무술 동작, 특히 스로(throw, 집어던지기), 그라운드 파이팅(ground fighting, 바닥에서 싸우기), 피하기 같은 기술이 쓰이는 종목에서 유리하다. 윗몸(상체)이 유연하면 그래플링과 방어 기술에도 도움이 된다.

동적 준비 운동 루틴

동적 스트레칭:
1~2초 유지하면서 10~15렙 실시

1. 갈런드 포즈 126쪽

2. 어덕터 록백 120쪽

3. 햄스트링 록백 121쪽

4. 하프닐 힙 플렉서 록 123쪽

5. 래터럴 플렉서 록 125쪽

6. 피겨 포 힙 인터널 로테이션 스트레칭 132쪽

7. 월드 그레이티스트 스트레칭 140쪽

초심자 가동성 루틴

정적 스트레칭:
15~30초 유지
동적 스트레칭(D):
1~2초 유지하면서 10~15렙 실시

1. 프로그 록백(D) 121쪽

2. 퍼피 포즈 86쪽

3. 코브라 자세 80쪽

4. 플로어 에인절(D) 106쪽

5. 도어웨이 펙 스트레칭 98쪽

6. 프레첼 91쪽

7. 차일드 포즈 78쪽

숙련자 가동성 루틴

동적 스트레칭:
1~2초 유지하면서 10~15렙 실시

1. 머메이드 97쪽

2. 플로어 리스트 익스텐션 & 플렉션 110쪽

3. 스레드 더 니들 인 어덕터 스트레칭 96쪽

4. 쿼드러페드 힙 서클 150쪽

5. 다이내믹 햄스트링 로워 163쪽

6. 스탠딩 소래식 익스텐션 월 스트레칭 84쪽

7. 월드 그레이티스트 스트레칭 140쪽

용어 해설

가동 범위 Range of motion 관절에서 일어나는 움직임의 정도.

가동성 Mobility 관절 가동 범위나 움직임 패턴 내에서 적절한 유연성, 안정성, 운동 제어를 통해 제한이나 제약 없이 효율적으로 관절을 움직일 수 있는 능력.

가쪽(외측) Lateral 몸의 정중선에서 먼 위치나 구조.

가쪽돌림(외회전) External rotation 몸의 정중선에서 멀어지는 쪽으로 회전하는 관절 운동.

가쪽들림(외번) Eversion 몸의 정중선에서 멀어지는 쪽으로 발바닥을 돌리는 발과 발목관절(족관절)이 움직임.

골반바닥(골반저) 근육 Pelvic floor 골반바닥에 부착되어 골반안(골반강)의 기관이나 장기를 지지하는 근육군.

골지힘줄기관(골지건기관) Golgi tendon organ(GTO) 근육힘줄이음부에 있는 감각 수용체로서, 장력을 감지하고 과도한 수축력을 억제하고, 근육힘줄 온전성(integrity)을 유지한다.

굽힘(굴곡) Flexion 몸의 두 부분 사이의 각이 작아지는 관절 운동.

궁둥신경(좌골신경) Sciatic nerve 신체에서 가장 큰 신경으로서, 허리엉치신경얼기(요천추신경총)에서 일어나 넓적다리(대퇴) 뒷부분을 따라 내려가 다리와 발의 근육과 피부에 신경을 공급한다.

근력 Force 근육섬유(근섬유)의 능동 장력, 또는 근육의 수축력.

근막 Fascia 기관, 근육, 신경, 여타 몸 구조물을 분리하고 감싸고 지지하는 결합조직 막.

근감소증 Sarcopenia 뼈대근육(골격근)과 근력의 점진적이고 전반적인 감소를 특징으로 하는 증후군. 대체로 노화와 관련이 있다.

근육방추(근방추) Muscle spindle 근육 안에 있는 특화된 감각 수용체로, 근육 길이의 변화와 변화 속도를 감지한다.

근육원섬유(근원섬유) Myofibril 근육잔섬유 다발로 이루어진 근육세포 내 소기관.

근육잔섬유 Myofilaments 근육 수축을 일으키는 단백질 섬유로, 가는근육잔섬유와 굵은 근육잔섬유가 있다.

넓다리신경 Femoral nerve 넓적다리 앞부분과 다리 안쪽에 감각을 제공하는 넓적다리의 신경이며, 넙다리네갈래근(대퇴사두근)을 비롯한 넓적다리의 특정 근육들을 제어한다.

네발 자세 Quadruped 손과 무릎을 바닥에 대고 엎드린 자세. 사족(all fours) 자세.

노신경(요골신경) Radial nerve 위팔세갈래근(상완삼두근)과 아래팔 근육, 손에 감각 기능과 운동 기능을 제공하는 팔의 주요 신경.

능동 장력 Active tension 작동하는 근육에서 근육원섬유의 상호 작용에 의해 만들어지는 힘.

단축성 수축 Concentric contraction 수축하면서 길이가 짧아지는 근육 활동. 양(positive)의 수축.

돌림근띠(회전근개) Rotator cuff 어깨관절(견관절)을 제어하고 안정시키는 근육군으로서, 작은원근(소원근), 가시아래근(극하근), 어깨밑근(견갑하근), 가시위근(극상근)이 포함돼 있다.

뒤(후) Posterior 몸의 뒤쪽 또는 뒤를 향하는 구조. 등쪽(배측).

뒤침(회외) Supination 몸이 위를 향해 놓인 누운 자세(앙와위).

뒤통수밑부위(후두하부) Suboccipital(region) 머리뼈바닥(두개저) 바로 밑의 머리 부위.

등뼈(흉추) Thoracic 척주 가운데 등에 해당하는 부분.

등쪽굽힘(배측굴곡) Dorsiflexion 발과 다리 사이의 각을 줄여 발을 정강이 쪽으로 기울이는 발목관절 운동.

등척성 수축 Isometric 근육 길이나 관절 운동의 변화가 없는 근육 수축.

먼쪽(원위) Distal 구조물의 이는점(기시점)에서 더 먼 위치.

모음(내전) Adduction 팔다리(사지)나 몸의 일부를 몸의 정중선 쪽으로 움직임.

목뼈(경추) Cervical 척주 가운데 목에 해당하는 부분.

몸쪽(근위) Proximal 구조물의 이는점과 더 가까운 위치.

발바닥쪽굽힘(족저측굴곡) Plantarflexion 발과 다리 사이의 각을 늘려 발을 정강이에서 먼 쪽으로 기울이는 발목관절 움직임.

벌림(외전) Abduction 팔다리를 몸의 정중선에서 멀어지는 쪽으로 움직임.

뼈관절염(골관절염) Osteoarthritis 염증, 통증, 굳음(강직), 관절 내 변화를 특징으로 하는 흔하고 광범위한 관절 질환.

수동 장력 Passive tension 근육힘줄 단위(MTU)에서 결합조직 요소가 길어지면서 생겨나는 힘.

수축성 Contractility 근육이 능동 장력을 일으키는 능력.

스트레칭 Stretching 관절 가동 범위를 늘리기 위해 외부 또는 내부의 힘으로 일으키는 움직임.

시상면 Sagittal plane 이마면(전두면, 관상면)과 세로로 수직을 이루는 운동면으로서 몸을 오른쪽과 왼쪽으로 나눈다.

신경발생 Neurogenesis 뇌에서 새로운 신경
세포가 형성되는 과정.

신경역동학 Neurodynamics 근육뼈대계통
(근골격계통)과 관련 있는 신경계통 사이의
상호 작용.

신장성 Extensibility 근육이나 여타 결합조
직 요소의 길어지는 능력.

신장성 수축 Eccentric contraction 수
축하면서 길이가 길어지는 근육 활동. 음
(negative)의 수축.

아래(하) Inferior 몸 표면에서 깊고 먼 위치.

안정성 Stability 동적(신경근육) 요소와 정적
(비수축성) 요소의 영향을 받아 관절의 자세
나 움직임을 제어하는 능력.

안쪽(내측) Medial 몸의 정중선에 가까운 위
치나 구조.

안쪽돌림(내회전) Internal rotation 몸의 정
중선 쪽으로 회전하는 관절 운동.

안쪽들림(내번) Inversion 몸의 정중선 쪽으
로 발바닥을 돌리는 발과 발목관절의 움직
임.

앞(전) Anterior 몸의 앞쪽 또는 앞을 향하는
구조. 배쪽(복측).

어깨 근육 Scapular muscles 어깨뼈(견갑골)
를 움직이고 안정시키는 근육군으로서, 어
깨올림근(견갑거근), 등세모근(승모근), 마름
근(능형근), 앞톱니근(전거근)이 있다.

엎침(회내) Pronation 몸이 바닥을 향해 놓인
엎드린 자세(복와위).

운동겉질(운동피질) Motor cortex 뇌에서 자
발운동(수의운동)을 계획하고, 제어하고, 실
행하는 데 관여하는 이마엽(전두엽) 부위.

위(상) Superior 몸 표면에 가까운 위치.

유연성 Flexibility 근육이 길어지게 하거나
관절이 가동 범위 전체를 움직이게 하는 능
력.

윤활관절 Synovial joint 관절주머니(관절낭)
로 둘러싸인 관절안(관절강)에서 자유롭게
움직이는 관절.

이마면(전두면, 관상면) Coronal plane 몸을
앞과 뒤로 나누는 수직 면.

자신경(척골신경) Ulnar nerve 아래팔(전완)
안쪽 부분, 손목관절(수관절), 넷째와 다섯째
손가락에 감각 기능과 운동 기능을 제공하
는 팔의 주요 신경.

장딴지신경(비복신경) Sural nerve 종아리(하
퇴) 뒷부분을 따라 내려가는 궁둥신경(좌골
신경)의 가지로, 발 가쪽과 장딴지 근육 일부
에 감각을 제공한다.

정강신경(경골신경) Tibial nerve 종아리 안
에 위치한 궁둥신경의 가지로, 발바닥에 감
각을 제공하고 발의 움직임과 안정성에 관여
하는 여러 근육을 제어한다.

정중신경 Median nerve 아래팔, 손목관절,
손에 감각 기능과 운동 기능을 제공하는 팔
의 주요 신경.

종아리신경(비골신경) Fibular nerve 종아리
속을 달리는 궁둥신경의 가지로서, 발등에
감각을 제공하고 발과 발목관절의 움직임에
관여하는 일부 근육을 제어한다.

중추감작 Central sensitization 신경계통의
반응이 커져 통증이 증가하거나 자극에 과
민반응함. 중추성 통증.

척주뒤굽음증(척주후만증) Kyphosis 일반적
으로 등 윗부분 등뼈(흉추) 영역에서 보이는
척주의 자연스러운 바깥 방향 굽이(만곡).

척주앞굽음증(척주전만증) Lordosis 전형적으

로 허리뼈 또는 목뼈 영역에서 나타나는 척주
의 자연스러운 안쪽 방향 굽이.

척추뼈(척추골) Vertebrae 척주를 구성하는 각
각의 뼈.

탄력성 Elasticity 근육이 늘어나거나 짧아졌
다가 원래 길이로 돌아가는 능력.

통증 Pain 실제 조직 손상이나 잠재적 조직 손
상과 관련 있는, 또는 그런 원인과 관련 없지
만 유사하게 나타나는 불쾌한 감각과 감정.

폄(신장) Extension 몸의 두 부분 사이의 각이
커지는 관절 운동.

허리뼈(요추) Lumbar 척주 가운데 허리에 해
당하는 부분.

횡단면 Transverse plane 몸을 위와 아래로
나누는 수평 운동면. 가로단면.

흥분성 Excitability 근육이 운동신경세포의
신호 같은 자극에 반응하는 능력.

찾아보기

215

참고 문헌

8-9 스트레칭이란 무엇인가?

Herbert R.D., de Noronha M., Kamper S.J., "Stretching to prevent or reduce muscle soreness after exercise", Cochrane Database Syst Rev. 2011 Jul 6;(7):CD004577. doi: 10.1002/14651858.CD004577. pub3. PMID: 21735398.

Andersen J.C., "Stretching before and after exercise: effect on muscle soreness and injury risk", *J Athl Train*, 2005 Jul–Sep;40(3):218-20. PMID: 16284645; PMCID: PMC1250267.

Afonso J., Clemente F.M., Nakamura F.Y., Morouço P., Sarmento H., Inman R.A., Ramirez-Campillo R., "The Effectiveness of Post-exercise Stretching in Short-Term and Delayed Recovery of Strength, Range of Motion and Delayed Onset Muscle Soreness: A Systematic Review and Meta-Analysis of "Randomized Controlled Trials", *Front Physiol.*, 2021 May 5;12:677758. doi: 10.3389/fphys.2021.677581. PMID: 34025459; PMCID: PMC8133317.

12-13 움직임의 해부학

Schwartz A. B., "Movement: How the Brain Communicates with the World", *Cell*, 2016 Mar 10;164(6):1122–1135. doi: 10.1016/j.cell.2016.02.038. PMID: 26967280; PMCID: PMC4818644.

Gadhvi M., Waseem M., "Physiology, Sensory System", [Updated 2022 May 8]. In: StatPearls[Internet]. Treasure Island (FL): StatPearls Publishing; 2023 Jan-. Available from: https://www.ncbi.nlm.nih.gov/books/NBK547656/.

Dean J. C., "Proprioceptive feedback and preferred patterns of human movement", *Exerc Sport Sci Rev.*, 2013 Jan, 41(1):36-43. doi: 10.1097/JES.0b013e3182724bb0. PMID: 23038242; PMCID: PMC5997460.

Panidi, I., Bogdanis, G. C., Terzis, G., et al. (2021), "Muscle Architectural and Functional Adaptations Following 12-Weeks of Stretching in Adolescent Female Athletes", *Frontiers in Physiology*, vol. 12, article 701338.

Nakamura, M. et al. (2020), "Effects of Static Stretching Programs Performed at Different Volume-Equated Weekly Frequencies on Passive Properties of Muscle-Tendon Unit", *Journal of Biomechanics*, vol. 103, article 109670.

Freitas S. R, Mendes B., Le Sant G., Andrade R.J., Nordez A., Milanovic Z., "Can chronic stretching change the muscle-tendon mechanical properties? A review", *Scand J Med Sci Sports*, 2018 Mar;28(3):794-806. doi: 10.1111/sms.12957. Epub 2017 Oct 9. PMID: 28801950.

18-19 근육 사슬과 근육군

Lee, D., Vleeming, A., Jones, M.,*The Pelvic Girdle: An Integration of Clinical Expertise and Research*, Edinburgh: Elsevier/Churchill Livingstone, 2011.

Bordoni B., Myers T. A .,"Review of the Theoretical Fascial Models: Biotensegrity, Fascintegrity, and Myofascial Chains", *Cureus*, 2020 Feb 24;12(2):e7092. doi: 10.7759/cureus.7092. PMID: 32226693; PMCID: PMC7096016.

Wilke J., Krause F., Vogt L., Banzer W., "What Is Evidence-Based About Myofascial Chains: A Systematic Review", *Arch Phys Med Rehabil*, 2016 Mar;97(3):454-61. doi: 10.1016/j.apmr.2015.07.023. Epub 2015 Aug 14. PMID: 26281953.

Bergmark A., "Stability of the lumbar spine. A study in mechanical engineering", *Acta Orthop Scand Suppl*, 1989;230:1-54. doi: 10.3109/17453678909154177. PMID: 2658468.

20-21 근육의 작동 원리

Lieber, R. L. (2002) *Skeletal Muscle Structure, Function, and Plasticity*, Lippincott Williams & Wilkins, Philadelphia.

Robbins, Dan, Chapter 7 Muscle Biomechanics in: Innocenti, B. Galbusera, F. (2022) *Human Orthopaedic Biomechanics*, Academic Press. 1st Edition, pp. 121–135.

O'Sullivan, K., McAuliffe, S., DeBurca, N. (2012), "The Effects of Eccentric Training on Lower Limb Flexibility: A Systematic Review", *British Journal of Sports Medicine*, vol. 46, no. 12, pp. 833–834.

Baechle, T. R., & Earle, R. W. (2008), *Essentials of strength training and conditioning*, 3rd ed. Champaign, IL, Human Kinetics.

Dougas, J., Pearson, S., Ross, A., McGuidan, M. (2017), "Chronic Adaptations to Eccentric Training: A Systematic Review", *Sports Medicine*, vol. 47, no. 917–941.

22-23 근육의 해부학

McMahon, T. A. (1984), *Muscles, Reflexes, and Locomotion*, Princeton University Press, New Jersey.

26-27 뼈대계통(골격계통): 척주와 골반

Kim D., Davis D. D., Menger R. P., "Spine Sagittal Balance", [Updated 2022 Aug 8]. In: StatPearls[Internet]. Treasure Island (FL): StatPearls Publishing; 2023 Jan-. Available from: https://www.ncbi.nlm.nih.gov/books/NBK534858/

Herrington L., "Assessment of the degree of pelvic tilt within a normal asymptomatic population", *Man Ther.*, 2011 Dec;16(6):646–8. doi: 10.1016/j.math.2011.04.006. Epub 2011 Jun 11. PMID:

21658988.

Suits W. H., "Clinical Measures of Pelvic Tilt in Physical Therapy", *Int J Sports Phys Ther.*, 2021 Oct 1,16(5):1366-1375. doi: 10.26603/001c.27978. PMID: 34631258; PMCID: PMC8486407.

28-29 관절

Luan L., El-Ansary D., Adams R., Wu S., Han J., "Knee osteoarthritis pain and stretching exercises: a systematic review and meta-analysis", *Physiotherapy*, 2022 Mar;114:16-29. doi: 10.1016/j. physio.2021.10.001. Epub 2021 Oct 11. PMID: 35091326.

30-31 신경계통

Ellis R.F., Hing W. A., "Neural mobilization: a systematic review of randomized controlled trials with an analysis of therapeutic efficacy", *J Man Manip Ther.* 2008,16(1):8-22. doi: 10.1179/106698108790818594. PMID: 19119380; PMCID: PMC2565076.

Shacklock M. O., *Clinical Neurodynamics: A New System of Neuromusculoskeletal Treatment*, Oxford, UK: Butterworth Heinemann; 2005.

32-33 통증의 본질과 이론

Raja, Srinivasa N. A., Carr, Daniel B. B, Cohen, Miltonc, Finnerup, Nanna B. D. E., Flor, Hertaf, Gibson, Stepheng, Keefe, Francis J. H., Mogil, Jeffrey S. I, Ringkamp, Matthias J., Sluka, Kathleen A. K., Song, Xue-Junl, Stevens, Bonniem, Sullivan, Mark D. N.,Tutelman, Perri R. O., Ushida, Takahirop, Vader, Kyleq, "The revised International Association for the Study of Pain definition of pain: concepts, challenges, and compromises", *PAIN*, 161(9):p 1976–1982, September 2020. | DOI: 10.1097/j.pain.0000000000001939.

Smart K.M., Blake C., Staines A., Thacker M., Doody C., "Mechanisms-based classifications of musculoskeletal pain: part 1 of 3: symptoms and signs of central sensitisation in patients with low back (± leg) pain", *Man Ther.*, 2012 Aug;17(4):336–44.

El-Tallawy S. N., Nalamasu R., Salem G. I., LeQuang J. A. K., Pergolizzi JV, Christo P.J., "Management of Musculoskeletal Pain: An Update with Emphasis on Chronic Musculoskeletal Pain", *Pain Ther.*, 2021 Jun;10(1):181-209. doi: 10.1007/s40122-021–00235-2. Epub 2021 Feb 11. PMID: 33575952; PMCID: PMC8119532.

Lima L. V., Abner T. S. S., Sluka K.A., "Does exercise increase or decrease pain? Central mechanisms underlying these two phenomena", *J Physiol.*, 2017 Jul 1;595(13):4141-4150. doi: 10.1113/ JP273355. Epub 2017 May 26. PMID: 28369946; PMCID:

PMC5491894.

Yam M. F., Loh Y. C., Tan C. S., Khadijah Adam S., Abdul Manan N., Basir R., "General Pathways of Pain Sensation and the Major Neurotransmitters Involved in Pain Regulation", *Int J Mol Sci,*. 2018 Jul 24;19(8):2164. doi: 10.3390/ijms19082164. PMID: 30042373; PMCID: PMC6121522.

Bonezzi C., Fornasari D., Cricelli C., Magni A., Ventriglia G., "Not All Pain is Created Equal: Basic Definitions and Diagnostic Work-Up", *Pain Ther.*, 2020 Dec;9(Suppl 1):1-15. doi: 10.1007/s40122-020-00217-w. Epub 2020 Dec 14. PMID: 33315206; PMCID: PMC7736598.

Moseley, Lorimer (2007), "Reconceptualising pain according to modern pain science", *Physical Therapy Reviews*, 12. 169–178.

34-35 움직임과 뇌의 기능

Cotman, C. W., & Berchtold, N. C. (2002), "Exercise: a behavioral intervention to enhance brain health and plasticity", *Trends in Neurosciences*, 25(6), 295–301.

Erickson, K. I., Voss, M. W., Prakash, R. S., Basak, C., Szabo, A., Chaddock, L., Colcombe, S. J. (2011), "Exercise training increases size of hippocampus and improves memory", *Proceedings of the National Academy of Sciences*, 108(7), 3017–3022.

Varma V. R., Chuang Y.F., Harris G.C., Tan E.J., Carlson M.C., "Low-intensity daily walking activity is associated with hippocampal volume in older adults", *Hippocampus*, 2015 May;25(5):605-15. doi: 10.1002/hipo.22397. Epub 2014 Dec 26. PMID: 25483019; PMCID: PMC4425252.

36-39 관절 가동 범위와 유연성

Diong J., Carden P.C., O'Sullivan K., Sherrington C., Reed D.S., "Eccentric exercise improves joint flexibility in adults: A systematic review update and meta-analysis", *Musculoskelet Sci Pract.*, 2022 Aug;60:102556. doi: 10.1016/j.msksp.2022.102556. Epub 2022 Mar 25. PMID: 35390669.

Apostolopoulos N., Metsios G. S., Flouris A. D., Koutedakis Y., Wyon M.A., "The relevance of stretch intensity and position – a systematic review.", *Front Psychol.*, 2015 Aug 18;6:1128. doi: 10.3389/fpsyg.2015.01128. PMID: 26347668; PMCID: PMC4540085.

Reddy, R. S. & Alahmari, K. A. (2016), "Effect of Lower Extremity Stretching Exercises on Balance in Geriatric Populations" *International Journal of Health Sciences*, vol. 10, no. 3, pp. 389–395.

Hasarangi, L. B. S. & Jayawardana, D. G. S K. (2018), "Comparison of Hamstring Flexibility Between Patients with Chronic Lower Back Pain and the Healthy Individuals at the National Hospital of Sri Lanka", *Biomedical Journal of Scientific & Technical Research*, vol. 5, no. 2.

Daylor, Victoria B .F. A.; Gensemer, Cortney PhD; Norris, Russell A. PhD, Bluestein, Linda MD, "Hope for Hypermobility: Part 1—An Integrative Approach to Treating Symptomatic Joint Hypermobility", *Topics in Pain Management*, 38(8):p 1–9, March 2023. | DOI: 10.1097/01.TPM.0000924780.91929.b3.

40-43 스트레칭의 종류

Page, P., "Current concepts in muscle stretching for exercise and rehabilitation", *Int J Sports Phys Ther.*,2012 Feb;7(1):109-19. PMID: 22319684; PMCID: PMC3273886.

Woolstenhulme M. T., Griffiths C. M., Woolstenhulme E. M., Parcell A. C., "Ballistic stretching increases flexibility and acute vertical jump height when combined with basketball activity", *J Strength Cond Res*, 2006 Nov;20(4):799–803. doi: 10.1519/R-18835.1. PMID: 17194248.

Mahieu N.N., McNair P., De Muynck M., Stevens V., Blanckaert I., Smits N., Witvrouw E., "Effect of static and ballistic stretching on the muscle-tendon tissue properties", *Med Sci Sports Exerc.*, 2007 Mar;39(3):494–501. doi: 10.1249/01.mss.0000247004.40212.f7. PMID: 17473770.

Iwata M., Yamamoto A., Matsuo S., Hatano G., Miyazaki M., Fukaya T., Fujiwara M., Asai Y., Suzuki S., "Dynamic Stretching Has Sustained Effects on Range of Motion and Passive Stiffness of the Hamstring Muscles", *J Sports Sci Med.*, 2019 Feb 11;18(1):13–20. PMID: 30787647; PMCID: PMC6370952.

Behm D. G., Blazevich A. J., Kay A. D., McHugh M., "Acute effects of muscle stretching on physical performance, range of motion, and injury incidence in healthy active individuals: a systematic review", *Appl Physiol Nutr Metab.*, 2016 Jan;41(1):1-11. doi: 10.1139/apnm-2015-0235. Epub2015 Dec 8. PMID: 26642915.Training Versus Stretching for Improving Range of Motion: A Systematic Review and Meta-Analysis", *Healthcare*, volume 9, number 4, article 427.

Alizadeh, S., Daneshjoo, A., Zahiri, A., et al. (2023.) "Resistance Training Induces Improvements in Range of Motion: A Systematic Review and Meta-Analysis", *Sports Medicine*, epub ahead of print.

Hindle K. B., Whitcomb T. J., Briggs W. O., Hong J., "Proprioceptive Neuromuscular Facilitation (PNF): Its Mechanisms and Effects on Range of Motion and Muscular Function", *J Hum Kinet*, 2012 Mar;31:105-13. doi: 10.2478/v10078-012-0011-y. Epub 2012 Apr 3. PMID: 23487249; PMCID: PMC3588663.

44-47 스트레칭의 효과와 이점

Hotta K, Muller-Delp J., "Microvascular Adaptations to Muscle Stretch: Findings From Animals and the Elderly", *Front Physiol.*, 2022 Jul 4;13:939459. doi: 10.3389/fphys.2022.939459. PMID: 35860661; PMCID: PMC9289226.

Shariat A., Cleland J.A., Danaee M., Kargarfard M., Sangelaji B., Tamrin S. B. M., "Effects of stretching exercise training and ergonomic modifications on musculoskeletal discomforts of office workers: a randomized controlled trial", *Braz J Phys Ther.*, 2018 Mar–Apr;22(2):144–153. doi: 10.1016/j.bjpt.2017.09.003. Epub 2017 Sep 6. PMID: 28939263; PMCID: PMC5883995.

Vecchio L. M., Meng Y., Xhima K., Lipsman N., Hamani C., Aubert I., "The Neuroprotective Effects of Exercise: Maintaining a Healthy Brain Throughout Aging", *Brain Plast.*, 2018 Dec 12;4(1):17–52. doi: 10.3233/BPL-180069. PMID: 30564545; PMCID: PMC6296262.

Thomas E., Bellafiore M., Petrigna L., Paoli A., Palma A., Bianco A., "Peripheral Nerve Responses to Muscle Stretching: A Systematic Review", *J Sports Sci Med.*, 2021 Mar 8;20(2):258-267. doi: 10.52082/jssm.2021.258. PMID: 34211318; PMCID: PMC8219270.

Sudo, Mizuki & Ando, Soichi (2019), "Effects of Acute Stretching on Cognitive Function and Mood States of Physically Inactive Young Adults", *Perceptual and Motor Skills*, 127. 10.1177/0031512519888304.

Pa J., Goodson W., Bloch A., King A. C., Yaffe K., Barnes D.E., "Effect of exercise and cognitive activity on self-reported sleep quality in community-dwelling older adults with cognitive complaints: a randomized controlled trial", *J Am GeriatrSoc.*, 2014 Dec;62(12):2319–26. doi: 10.1111/jgs.13158. PMID: 25516028; PMCID: PMC4356237.

Wipfli, B., Landers D., Nagoshi C., Ringenbach, S. (2011), "An examination of serotonin and psychological variables in the relationship between exercise and mental health", *Scandinavian Journal of Medicine & Science in Sports*, 21: 474–481. https://doi.org/10.1111/j.1600-0838.2009.01049.x

Ko J., Deprez D., Shaw K., Alcorn J., Hadjistavropoulos T., Tomczak C., Foulds H., Chilibeck P. D., "Stretching is Superior to Brisk Walking for Reducing Blood Pressure in People With High-Normal Blood Pressure or Stage I Hypertension", *J Phys Act Health*, 2021 Jan 1;18(1):21–28. doi: 10.1123/jpah.2020-0365. Epub 2020 Dec 18. Erratum in: J Phys Act Health. 2021 Apr 1;18(4):469. PMID: 33338988.

Otsuki T., Takanami Y., Aoi W., Kawai Y., Ichikawa, H., Yoshikawa T., Miyachi, M. (2008), "Arterial stiffness acutely decreases after whole-body passive stretching in hypertensive individuals", *European Journal of Applied Physiology*, 104(2), 228–235.

Nakamura M., Ikezoe T., Takeno Y., Ichihashi N., Kozakai, R. (2012), "Acute and prolonged effect of static stretching on the passive

stiffness of the human gastrocnemius muscle tendon unit in vivo.",
Journal of Orthopaedic Research, 30(3), 309–313.

48-49: 스트레칭과 건강 관리

American College of Sports Medicine. (2018), *ACSM's guidelines for exercise testing and prescription*, Lippincott Williams & Wilkins.

McHugh, M. P., & Cosgrave, C. H. (2010), "To stretch or not to stretch: the role of stretching in injury prevention and performance", *Scandinavian Journal of Medicine & Science in Sports*, 20(2), 169–181.

ACSM (2009), American College of Sports Medicine position stand, "Progression models in resistance training for healthy adults", *Medicine & Science in Sports & Exercise*, 41(3), 687-708.

Nelson R. T. , Bandy W. D., "Eccentric Training and Static Stretching Improve Hamstring Flexibility of High School Males", *J Athl Train.*, 2004 Sep;39(3):254–258. PMID: 15496995; PMCID: PMC522148.

50-53 부상 회복과 통증 완화를 위한 스트레칭

Bahr R., Krosshaug T., "Understanding injury mechanisms: a key component of preventing injuries in sport", *British Journal of Sports Medicine*, 2005;39:324-329.

McHugh M. P., Cosgrave C. H., "To stretch or not to stretch: the role of stretching in injury prevention and performance", *Scandinavian Journal of Medicine & Science in Sports*, 2010 Apr;20(2):169–81. doi: 10.1111/j.1600-0838.2009.01058.x. Epub 2009 Dec 18. PMID: 20030776.

Witvrouw E, Mahieu N, Danneels L, McNair P., "Stretching and injury prevention: an obscure relationship", *Sports Med.*, 2004;34(7):443–9. doi: 10.2165/00007256-200434070-00003. PMID: 15233597.

Witvrouw E., Mahieu N., Roosen P., McNair P., "The role of stretching in tendon injuries", *British Journal of Sports Medicine*, 2007 Apr;41(4):224–6. doi: 10.1136/bjsm.2006.034165. Epub 2007 Jan 29. PMID: 17261561; PMCID: PMC2658965.

Geneen, L. J., Moore, R. A., Clarke, C., Martin, D., Colvin, L. A., & Smith, B. H. (2017), "Physical activity and exercise for chronic pain in adults: an overview of Cochrane Reviews", *Journal of Pain Research*, 10, 381–387.

Zeidan, F., Gordon, N. S., Merchant, J., & Goolkasian, P. (2010). "The effects of brief mindfulness meditation training on experimentally induced pain", *The Journal of Pain*, 11(3), 199-209.

Zeidan, F., Grant, J. A., Brown, C. A., McHaffie, J. G., & Coghill, R. C. (2012). "Mindfulness meditation-related pain relief: Evidence for unique brain mechanisms in the regulation of pain", *Neuroscience Letters*, 520(2), 165–173.

Morone, N. E., Lynch, C. S., Greco, C. M., Tindle, H. A., & Weiner, D. K. (2008). "'I felt like a new person.' The effects of mindfulness meditation on older adults with chronic pain: Qualitative narrative analysis of diary entries", *Journal of Gerontological Nursing*, 34(4), 20–27.

Wiese-Bjornstal, D. M. (2009). "Sport Injury and College Athlete Health across the Lifespan", *Journal of Intercollegiate Sport*, 2(1), 64–80. https://doi.org/10.1123/jis.2.1.64

Dubois B., Esculier J., "Soft-tissue injuries simply need PEACE and LOVE", *British Journal of Sports Medicine* 2020;54:72–73. Wang Z. R., Ni G. X., "Is it time to put traditional cold therapy in rehabilitation of soft-tissue injuries out to pasture?", *World J Clin Cases*, 2021 Jun 16;9(17):4116–4122. doi: 10.12998/wjcc.v9.i17.4116. PMID: 34141774; PMCID: PMC8173427.

54-57 스트레칭과 건강한 노화

McCormick, R., Vasilaki, A., "Age-related changes in skeletal muscle: changes to life-style as a therapy", *Biogerontology*, 19, 519–536 (2018). https://doi.org/10.1007/s10522-018-9775-3.

Rider R. A., Daly J., "Effects of flexibility training on enhancing spinal mobility in older women", *J Sports Med Phys Fitness*, Jun 1991;31(2):213–217.

Rodacki A. L., Souza R. M., Ugrinowitsch C., Cristopoliski F., Fowler N. E., "Transient effects of stretching exercises on gait parameters of elderly women", *Man Ther.*, Apr 2009;14(2):167–172

Feland J. B., Myrer J. W., Schulthies S. S., Fellingham G. W., Measom G. W., "The effect of duration of stretching of the hamstring muscle group for increasing range of motion in people aged 65 years or older.", *Phys Ther*, May 2001;81(5):1110–1117

Page P., "Current concepts in muscle stretching for exercise and rehabilitation", *Int J Sports Phys Ther.*, 2012 Feb;7(1):109-19. PMID: 22319684; PMCID: PMC3273886.

58-59 스트레칭을 하면 안 되는 경우

Hip joint variations: Pun, S., Kumar, D., Lane, N. E., Villar, R. N. (2016), "Hip morphology in the Asian population with and without developmental dysplasia", *The bone & joint journal*, 98-B(2), 202–207.

Ankle and hindfoot variations: Sailer, J., Margetić, P., Margetić, B. (2019), "Anatomical variation in the ankle and foot: from incidental finding to inductor of pathology. Part I: ankle and hindfoot", *Skeletal radiology*, 48(10), 1487–1498.

Knee joint variations: Qi, X. Z., & Xu, Z. J. (2020), "Association Between the Morphology of Proximal Tibiofibular Joint and the Presence of Knee OA", *Orthopaedic surgery*, 12(2), 503–510.

190-191 스트레칭 루틴이란?

Opplert J., Babault N., "Acute Effects of Dynamic Stretching on Muscle Flexibility and Performance: An Analysis of the Current

Literature", *Sports Med.*, 2018 Feb;48(2):299–325. doi: 10.1007/
s40279-017-0797-9. PMID: 29063454.

Takeuchi K., Nakamura M., Matsuo S., Akizuki K., Mizuno T., "Effects
of Speed and Amplitude of Dynamic Stretching on the Flexibility
and Strength of the Hamstrings", *J Sports Sci Med.*, 2022 Dec
1;21(4):608-615. doi: 10.52082/jssm.2022.608. PMID: 36523896;
PMCID: PMC9741718.

198 사무직 근로자를 위한 루틴

Louw S., Makwela S., Manas L., Meyer L., Terblanche D., Brink Y.,
"Effectiveness of exercise in office workers with neck pain: A
systematic review and meta-analysis", *S Afr J Physiother*, 2017 Nov
28;73(1):392. doi: 10.4102/sajp.v73i1.392. PMID: 30135909; PMCID:
PMC6093121.

201 달리기를 위한 루틴

van der Worp M. P., ten Haaf D.S., van Cingel R., de Wijer A.,
Nijhuis-van der Sanden M.W., StaalJB, "Injuries in runners; a
systematic review on risk factors and sex differences", *PLoS One*,
2015 Feb 23;10(2):e0114937. doi: 10.1371/journal.pone.0114937.
PMID: 25706955; PMCID: PMC4338213.

202 자전거 타기를 위한 루틴

Rooney D., Sarriegui I., Heron N., "As easy as riding a bike': a
systematic review of injuries and illness in road cycling", *BMJ Open
Sport Exerc Med.*, 2020 Dec 9;6(1):e000840. doi: 10.1136/
bmjsem-2020-000840. PMID: 34422283; PMCID: PMC8323466.

저자에 대하여

리다 말렉 Leada Malek 물리 치료학 박사이자 스포츠 임상 전문가. 미국 NSCA(National Strength and Conditioning Association) 공인 근력 및 컨디셔닝 전문가이며 물리 치료학을 가르치고 있다. 정신 건강과 신체 건강이 똑같이 중요하다고 믿으며, 운동을 건강과 장수를 위한 하나의 라이프 스타일로 알리는 데 열정을 쏟고 있다. 말렉 박사의 전문성은 《옥시젠(Oxygen)》, 《위민스 헬스(Women's Health)》, 《셰이프(Shape)》, 《유에스 뉴스 앤드 월드 리포트(U.S. News & World Report)》 등 주요 잡지에 소개되었다. 소셜 미디어에서 활발히 활동하며 많은 이들과 지식을 공유하고 있다. 스포츠와 무용 전문가를 포함한 다양한 수준의 운동 선수들과 함께 일한 폭넓은 경험을 바탕으로 인체의 복잡성과 움직임의 의학적 가치를 잘 이해하고 있다. 복잡한 주제를 이해하기 쉽게 설명하고 운동 프로그램을 통해 개인의 역량을 키워 주는 능력을 지니고 있다. 치료나 교육을 하지 않을 때는 사랑하는 사람들과 시간을 보내고 새로운 맛집을 탐색하거나 여행을 하며, 라이브 음악을 즐겨 듣는다.

옮긴이 권기호 서울 대학교 수의학과를 졸업하고 ㈜사이언스북스의 편집장을 지냈다. 『스트레칭의 과학』, 『근력 운동의 과학』, 『요가의 과학』, 『포토 아크, 새』, 『포토 아크』, 『생명의 편지』, 『나는 어떻게 만들어졌을까?』, 『인체 완전판』(공역), 『현대 과학의 여섯 가지 쟁점』(공역) 등을 번역했다.

감사의 말

리다 말렉 이 책을 쓰는 것은 나의 전문가 경력에서 가장 도전적이고 보람 있는 경험 중 하나였으며, 많은 이들의 도움 없이는 불가능했을 것입니다. 집필을 도와주고 전문 지식을 제공해 준 DK 편집팀에 깊은 감사를 표합니다. 나를 믿고 이 창의적인 작업에 초대해 준 알래스테어(Alastair)에게, 보이지 않고 곳에서 끝없이 헌신해 준 수전(Susan)과 에이미(Amy)에게, 아름다운 일러스트를 제공해 준 아란(Arran)에게도 감사드립니다.

사랑과 지원을 아끼지 않은 가족과, 배움을 멈추지 말라고 가르쳐준 삼촌에게 감사하며, 그분들에게 내가 자랑스럽기를 바랍니다. 나를 응원해 준 모든 친구들, 특히 가장 힘들었던 시기에 격려해 준 르네(René), 힘을 북돋워 준 매니저이자 친구인 제니(Jenny)에게 고마움을 전합니다. 책이 나오기까지 나를 응원해준 애자일 피지컬 세러피(Agile Physical Therapy), 나를 물리 치료사로 만들어 준 모든 스승과 동료에게도 특별히 감사드립니다.

끝으로, 시간을 내어 이 책을 탐독해 준 독자들에게 진심으로 감사하며 이 책이 여러분의 책장에서 또 하나의 가치 있는 책이 되기를 바랍니다.

돌링 킨더슬리(DK) 교정을 맡은 앨리스 매키버(Alice McKeever), 색인을 담당한 버네사 버드(Vanessa Bird)에게 감사드립니다.

도판 저작권

스트레칭의 과학

1판 1쇄 찍음 2024년 12월 1일
1판 1쇄 펴냄 2024년 12월 31일

지은이 리다 말렉
옮긴이 권기호
펴낸이 박상준
펴낸곳 (주)사이언스북스

출판등록 1997. 3. 24.(제16-1444호)

(우)06027 서울특별시 강남구 도산대로1길 62
대표전화 515-2000 팩시밀리 515-2007
편집부 517-4263 팩시밀리 514-2329
www.sciencebooks.co.kr

한국어판 ⓒ (주)사이언스북스, 2024.
Printed in China.

ISBN 979-11-94087-01-4 14510
ISBN 979-11-90403-38-2 (세트)

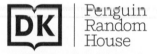
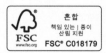

이 책은 지속 가능한 미래를 위한 DK의 작은 발걸음의 일환으로 Forest
Stewardship Council ® 인증을 받은 종이로 제작했습니다. 자세한 내용은
다음을 참조하십시오. www.dk.com/uk/information/sustainability